Susanne Hedin-Andén

PNF –
Grundverfahren und funktionelles Training

Susanne Hedin-Andén

PNF - Grundverfahren und funktionelles Training

Bank- und Mattentraining
Gangschulung

278 Abbildungen

SEMPER BONIS ARTIBUS
Gustav Fischer Verlag
Stuttgart · Jena · New York · 1994

Adresse der Autorin:
Susanne Hedin-Andén, Mäster Johansgatan 8, 416 62 Göteborg, Schweden

Zeichnungen von Zara Höglund

Die Deutsche Bibliothek – CIP-Einheitsaufnahme

Hedin-Andén, Susanne:
PNF – Grundverfahren und funktionelles Training : Bank- und Mattentraining, Gangschulung / Susanne Hedin-Andén. – Stuttgart ; Jena ; New York : G. Fischer, 1994
ISBN 3-437-00702-5

Gesetzt in der Optima 10/12 und 9/10 Punkt auf Berthold Workstation, gedruckt auf Scheufelen BVS plus, holzfrei matt vollgestrichen, 115 g/m², chlorfrei gebleicht.
Satz: Typobauer Filmsatz, Ostfildern
Reproduktionen: Typobauer Filmsatz, Ostfildern und PC-Design Peter Kellner, Ludwigsburg
Druck: Karl Grammlich, Pliezhausen
Einband: Röck Großbuchbinderei, Weinsberg
Herstellung: Ines Kruse

Printed in Germany

Vorwort

«Pröva icke vart varje Ditt steg för Dig –
endast den som ser långt skall finna det rätta.»

Freie Übersetzung:

«Prüfe nicht, wohin dich deine einzelnen Schritte führen –
nur wer weit blickt, wird das Richtige finden.»

Aus «Vägmärken» von DAG HAMMARSKJÖLD,
Generalsekretär der Vereinten Nationen
1953–1961

Die Anregung, die Methode der Propriozeptiven Neuromuskulären Fazilitation, PNF, zu erlernen, erhielt ich in den Jahren 1971–1973 von meiner PNF-Lehrerin in der Krankengymnastikschule des Oskar-Helene-Heims in Berlin. Nach fünf Jahren Wartezeit konnte ich die Kenntnisse 1976 in Vallejo, Kalifornien, USA vertiefen, unter der Leitung von MARGARET «MAGGIE» KNOTT, eine der Begründerinnen der PNF.

Danach habe ich meine Kenntnisse in Kursform umgesetzt und in den 1- bis 4wöchigen Kursen angewandt, die ich seit 1978 abhalte und die jetzt in das Europäische IPNFA-Programm integriert sind. Praktisch-klinisch habe ich parallel in der Neurologie, Orthopädie und Rehabilitation gearbeitet, in den letzten fünf Jahren arbeitsmedizinisch in der betrieblichen Gesundheitsvorsorge.

Der Anlaß, dieses Buch zu schreiben, war mein Wunsch, die PNF-Methode mit einer vereinfachten Pädagogik darzustellen. Ermutigt wurde ich dabei auch durch die während meiner Kurse in Skandinavien und Deutschland von Schülern und Kollegen häufig gestellte Frage nach einem Buch, das die Art meines Unterrichts wiedergibt. Der Gustav Fischer Verlag hat die Realisierung dieses Wunsches unterstützt. Das Ziel ist eine pädagogische, didaktische Vereinfachung des oft komplizierten Konzeptes der PNF, um diese nützliche und in der Praxis vielfach einsetzbare Behandlungsmethode weiterzuverbreiten. Ob dieses Ziel erreicht wurde, muß von den Lesern beurteilt werden.

Die Verwirklichung meines Wunsches hat lange gedauert und war oft mühsam: bereits 1985 habe ich mit den Arbeiten zu diesem Buch begonnen, konnte sie aber durch unterschiedliche Lebensumstände erst jetzt abschließen. Es bestand nicht nur die Schwierigkeit, aus dem umfangreichen Gebiet der PNF das unter meinen Gesichtspunkten Wesentlichste herauszusuchen, hinzu kam auch die Herausforderung, das ganze Buch in deutscher Sprache zu schreiben.

Leider wird PNF häufig allein dem neurologischen Fachgebiet zugeordnet, da sie vor allem in ihrer Anfangszeit bei Patienten mit neurologischen Diagnosen angewendet wurde. PNF ist aber genausogut bei orthopädischer Symptomatik einsetzbar; und es ist wichtig, die Symptomatik und nicht nur die Diagnosen zu sehen! Stretching, das heutzutage sehr bekannt und modern geworden ist und vielfältig angewandt wird, stammt beispielsweise u.a. aus der PNF-Methode.

PNF ist eine Idee, ein Denkprozeß, ein Konzept, wie die Muskulatur und ihre Funktionen am besten fazilitiert/stimuliert oder inhibiert/gehemmt werden können, damit der Mensch die gegebenen Reize optimal funktionell nutzen kann. Da PNF auch Bewegungslehre («Kinesiologie») ist, läßt sie sich auch in die Ergonomie beim Trainieren von Arbeitstechniken gut integrieren.

In der Krankengymnastik weht heute ein Wind der Veränderung, und auch die Neurophysiologie entwickelt sich ständig weiter. Zur Zeit wird ein «System-Modell» des Nervensystems diskutiert. Dieses «System-Modell» geht davon aus, daß das Gehirn aufgabenorientiert ist. Hieraus ergibt sich die Notwendigkeit, funktionelle Aufgaben zu trainieren. Das ältere «Hierarchische Modell» beschreibt, wie höhere motorische Zentren nachgeordnete Zentren kontrollieren, die wiederum eher einfach und automatisch die Motorik steuern. Dies deutet darauf hin, daß die Besserung motorischer Dysfunktionen in einer bestimmten Reihenfolge erfolgt. Unabhängig davon ist es aber wesentlich, das Wiedererlernen einer Funktion in einen größeren Zusammenhang zu stellen und Neurophysiologie (zentrales und peripheres Nervensystem), Anatomie, Biomechanik/Kinesiologie (Muskeln und Gelenke), Muskelphysiologie und das persönliche Verhalten in die Behandlung zu integrieren. Die Muskulatur wird nur kräftig in der Situation, in der sie geübt wird. Deshalb müssen zur Wiederherstellung die speziellen funktionellen Aktivitäten trainiert werden. Eine Behandlung z.B. auf der Matte, der Bank oder im Barren kann als Vorbereitung für funktionelle Aktivitäten angesehen werden. Von großer Bedeutung ist auch das Umsetzen des vorbereitenden Trainings in die Alltagssituationen. Unterschiedliche Teilaufgaben werden deshalb in wechselnden Ausgangsstellungen und Situationen geübt und zu einer funktionellen Gesamtheit zusammengesetzt. Diese Aufgaben sollten den Situationen des täglichen Lebens entsprechen, altersgerecht und – wenn möglich – arbeitsorientiert sein.

Natürlich soll der Patient funktionelle Aufgaben unabhängig vom Therapeuten bewältigen können, wie z.B. das Anziehen, das Greifen oder das Aufstehen. Auf dem Weg dahin können wir jedoch Bewegungsinstruktionen geben, die die Bewegung führen, den Muskeltonus erhöhen oder vermindern, das Gleichgewicht und die Körpermitte finden helfen sowie Muskelkraft und Bewegungskoordination trainieren. Durch alle diese Maßnahmen können funktionelle Aufgaben auch selbständig erlernt werden. Hierfür ist die PNF-Methode mit ihren zusätzlichen extero- und propriozeptiven Reizen und diagonalen, funktionellen Bewegungsmustern ausgezeichnet geeignet. Daher hat meiner Meinung nach sowohl das «System-Modell» als auch das «Hierarchische Modell» des Nervensystems seinen Platz in der PNF.

Der eingangs zitierte Satz von DAG HAMMARSKJÖLD entspricht dem Grundgedanken der Rehabilitation in der Weise, daß unterschiedliche, kleine, mühsame Teile des Trainings zum Schluß ein Ganzes bilden und so den Menschen die Möglichkeit geben, das Training in eine funktionelle Aktivität umzusetzen, z.B. wenn sie am Ende der Rehabilitation wieder gehen können.

Göteborg, im September 1993 SUSANNE HEDIN-ANDÉN

Zu diesem Buch

Dieses Buch ist als Leitfaden für die Praxis gedacht, kann aber auch für den Unterricht in der PNF-Methode und in diesem Sinne als Nachschlagewerk benutzt werden. Es ist jedoch nicht als ein «Kochbuch der PNF» zu sehen, obwohl es einen Anreiz vermitteln kann, wie man mit PNF behandelt. Es ist so konzipiert, daß man z.B. eine Sequenz nachschlagen kann, ohne vorher das ganze Buch gelesen haben zu müssen. Den Kapiteln vorangestellt wurde jeweils eine Übersicht, die die wichtigsten Punkte des Kapitels schlagwortartig zusammenfaßt.

PNF verbindet man häufig vorwiegend mit Extremitätenmustern; ein Buch mit Basisinformation unter Betonung der Rumpfarbeit, mit Schulter- und Beckenmustern und Anleitung zum Funktionstraining hat bis jetzt gefehlt. Ziel ist es, wie schon im Vorwort erwähnt, PNF etwas «zugänglicher» zu machen, und ich habe deshalb versucht, die verschiedenen Trainingssequenzen in unterschiedlichen funktionellen Situationen darzustellen.

Die ersten drei Kapitel beschreiben die *Grundverfahren der PNF:* Geschichte, «Philosophie» bzw. Grundgedanken (**Kapitel 1**), Grundprinzipien mit extero- und propriozeptiven Reizen und Bewegungsmustern (**Kapitel 2**), und schließlich die unterschiedlichen Techniken und Behandlungsverfahren (**Kapitel 3**). Tabellarische Übersichten der Techniken und Behandlungsverfahren werden in den eher praktisch orientierten Kapiteln 4–7 wiederholt. In diesen Kapiteln werden die Anwendungen der Grundlagen beschrieben.

Kapitel 4 geht auf den zentralen Punkt des Trainings ein: die Rumpfarbeit sowie die Zusammensetzung und praktische Durchführung der Scapula- und Beckenmuster in unterschiedlichen Kombinationen auf der Bank.

Kapitel 5 fokussiert auf das Mattentraining, bei dem das funktionelle Training im Vordergrund steht. Hier werden Scapula- und Beckenmuster in verschiedener Weise, teilweise in Kombination mit anderen Körperteilen eingesetzt. Das Training geht von der motorischen Entwicklung aus und stellt eine Lernsequenz dar, aus der das ausgesucht wird, was für den Patienten adäquat und funktionell wichtig ist. So werden beispielsweise unterschiedliche Ausgangsstellungen und Übungen zu Stabilisation, Gewichtsverlagerung, Gleichgewichtstraining und Fortbewegungen dargestellt.

Kapitel 6 betont die Gangschulung mit systematischem Aufbau des Trainings und praktischen Beispielen.

Kapitel 7 beschreibt das Selbsthilfetraining «ADL» mit einigen Beispielen aus dem täglichen Leben und einer Darstellung des Trainings.

Für das Literaturverzeichnis am Ende des Buches wurden aus der umfangreichen Literatur über PNF sowohl praxisorientierte Artikel als auch theoriebezogene ausgewählt; alle Titel über PNF konnten nicht aufgeführt werden. Aus Gründen der Übersichtlichkeit wurden in die einzelnen Ka-

pitel keine Literaturhinweise aufgenommen und das Literaturverzeichnis entsprechend den verschiedenen Aspekten gegliedert.
Mein Wunsch ist es, daß das Buch in der klinischen Praxis zu Ideen und Variationen hinsichtlich unterschiedlicher konkreter Übungsbeispiele inspiriert. Vor allem hoffe ich, daß es einen wertvollen Beitrag zum Unterricht in den verschiedenen Situationen leisten kann.

Viel Erfolg und Spaß mit den vielen Facetten der PNF-Methode!

«Jag ser det nu med ögon som jag inte hade då.»

Freie Übersetzung:

«Ich sehe es jetzt mit Augen, die ich damals nicht hatte.»

ARTURO BAREA

Danksagung

Ich möchte meinen Lehrern der PNF-Methode danken: SUSAN «SUE» ADLER, USA, GREGORY «GREGG» JOHNSON, USA, CAROLINE OEI, Norwegen, und nicht zuletzt der zu früh verstorbenen MARGARET «MAGGIE» KNOTT. MAGGIE hat schon 1976 meine Idee einer photographisch-pädagogischen Präsentation der PNF unterstützt. Diese Idee führte zu Diaserien über die praktischen Teile der PNF, die seitdem in meinen Kursen benutzt und für die Illustration des Buches weiterentwickelt wurden.

Ich danke auch INGE BERLIN, Deutschland, für die Zusammenarbeit bei den gemeinsamen Kursen in Deutschland, die meine Kenntnisse der praktisch-klinischen Anwendung der PNF erweitert haben.

Vielen Dank an MARIE LUISE «HINK» MANGOLD, USA, für die ergonomischen Beiträge zum Unterricht in PNF bezüglich der «Körpermechanik».

Danken möchte ich auch allen, die mich in Schweden bei der praktischen Arbeit zu diesem Buch in den unterschiedlichen Stadien unterstützt haben:

KIRSTEN LEHMANN und MARIE LOMSKA-MEDBO für die vielen kritischen und wertvollen Diskussionen und die konstruktive Vorprüfung der Texte und Bilder.

BRIGITTA CLAËSSON für interessante Diskussionen über PNF und für die Prüfung von Teilen des Text- und Bildmaterials.

KERSTIN FRÄNDIN für die sachliche Prüfung des Kapitels 6, Theorie des normalen Ganges.

NIKLAS HEDIN (Kapitel 4), MARIE LOMSKA-MEDBO (Kapitel 5), LOTTA NORÉN (Kapitel 6 und 7), die sich alle stets fröhlich abends nach der Arbeit als Modelle für die Fotoarbeiten zur Verfügung stellten.

LEIF JONSSON, Scand Video AB, für das geduldige Fotografieren.

ZARA HÖGLUND, Reklamhuset AB, für die mühsame Arbeit der Umsetzung der Fotos in zeitlose Graphiken.

FOLKE GRAUERS für die Hilfestellung bei allen Fehlern, die man mit einem Textverarbeitungssystem machen kann.

ULF ANDÉN und meiner Familie für die Inspiration, für die Unterstützung meiner Ideen, die Geduld und den Glauben an mich.

Allen Kollegen der Kurse und den IPNFA-Instruktoren für inspirierende Diskussionen.

EVA MOBERG, Deutschland, für die konstruktive, kritisch-sachliche Prüfung des Inhaltes und des deutschen Textes sowie für die nette, lange Freundschaft!

Dem Gustav Fischer Verlag für die gute Zusammenarbeit und das geduldige Abwarten der Fertigstellung des Manuskriptes.

«Det är alltid för tidigt att ge upp.»

Freie Übersetzung:
«Es ist immer zu früh aufzugeben.»

Unbekannter Verfasser

Inhaltsverzeichnis

KAPITEL 4
Rumpfmuster (Scapula und Becken) 65

KAPITEL 1

Propriozeptive Neuromuskuläre Fazilitation – PNF –

Übersicht

Geschichte

Die Propriozeptive Neuromuskuläre Fazilitation – PNF – wurde anfänglich in den USA im Kabat Kaiser Institute, Washington D. C., vor allem in den Jahren 1946–1951 entwickelt. Die Grundsteine der Methode wurden von dem klinischen Neurophysiologen Dr. Herman Kabat und der Krankengymnastin Margaret (Maggie) Knott gelegt. Der Industrielle Henry Kaiser stellte den finanziellen Rückhalt des Institutes.

Dr. Kabat entwickelte die Methode, arbeitete zusammen mit Margaret Knott an Patienten und testete die Methode klinisch in den Jahren 1946–1954. Nach 1954 führte M. Knott die Arbeit alleine in Vallejo (Kalifornien) weiter, bis zu ihrem Tod 1978.

Die **theoretischen Grundlagen** in der Entwicklungsphase der PNF bauten einerseits auf den neurophysiologischen Arbeiten, die es bis dahin gab, andererseits auf der Beobachtung des diagonalen Bewegungsverhaltens bei Sportlern auf. Besonders großes Interesse richtete sich u. a. auf die Arbeiten des Neurophysiologen Sherrington, auf welchen einige Behandlungstechniken beruhen (siehe Kapitel 3).

Margaret Knott fing an, die damalige Krankengymnastik und ihre geraden Bewegungsrichtungen kritisch zu betrachten. Daraufhin begann sie mit Unterstützung von Dr. Kabat, die *Krankengymnastik nach neurophysiologischen Gesichtspunkten* zu analysieren.
Sie gingen u. a. vom *maximalen Widerstand* und vom *Dehnreiz/«Stretch»* aus. Um Muskelarbeit einzuleiten und durch Irradiation (Verbreitung von Nervenimpulsen) in schwachen Muskelgruppen maximale Kraft zu entwickeln, müssen diese zuerst gedehnt und muß der kräftigeren Muskulatur optimaler Widerstand gegeben werden.
Das *diagonale Bewegungsverhalten* bei der Ausführung bestimmter Sportarten hat darauf hingewiesen, daß der Dehnreiz/«Stretch» nur in zuerst diagonal vorgedehnter Muskulatur auslösbar ist (siehe Kapitel 2).

Als Neurophysiologe erarbeitete Dr. Kabat die theoretischen Grundlagen und wurde dadurch mit dem Konzept der PNF stark identifiziert, was zur Folge hatte, daß die PNF besonders in Europa die *Kabat-Methode* genannt wurde.
Heutzutage hat sich wohl die Abkürzung *«PNF»* (für: Propriozeptive Neuromuskuläre Fazilitation) allgemein durchgesetzt. Dieser Ausdruck beschreibt die Methode präziser, da die ursprünglich von Dr. Kabat durchgeführte Behandlung auf dem (Behandlungs-)Tisch stattfand und erst, nachdem er von Vallejo weggegangen war, als Training auf der Matte, im Stehen/Gehen und als Training der ADL-Funktionen weiterentwickelt wurde.

Praktisch wurde das Konzept der Propriozeptiven Neuromuskulären Fazilitation anfänglich bei Patienten mit *neurologischen Funktionsstörun-*

gen, wie vor allem Multiple Sklerose und Querschnittslähmung, angewandt.
Große Erfahrungen wurden während der Poliomyelitisepidemie in den 50er Jahren gesammelt.

Durch die Behandlung zerebral geschädigter Kinder entstand der Bedarf nach einem Trainingsprogramm, das auf die *normale motorische Entwicklung des Kindes* eingeht und diese fördert. Daraus haben sich das «Mattenprogramm», die «Gangschulung», das «Selbsthilfetraining»/«ADL» und die «Transfers» entwickelt.

Allmählich wurden auch Patienten mit anderer Symptomatik, z. B. im Fachgebiet der *Orthopädie*, mit PNF behandelt.

Heutzutage wird die PNF-Methode in vielen Fachgebieten mit unterschiedlichster Symptomatik angewandt.

Bei der Behandlung innerhalb der *Chirurgie*, der *Orthopädie* sowie der *Rheumatologie* muß aber auf das pathologisch veränderte Gewebe Rücksicht genommen werden. Dabei müssen die Festigkeit der knöchernen Bestandteile und die biomechanischen Faktoren beachtet werden.

Auch innerhalb der *präventiven Sportmedizin* ist PNF durch das sog. «Stretching» verbreitet, wobei u.a. die beiden Techniken «Halten–Entspannen/‹Hold–Relax›» bzw. «Anspannen–Entspannen/‹Contract–Relax›» angewandt werden.

Zeittafel

1946 begann die Entwicklung der PNF in Washington D. C., USA.

1948 wurde die Arbeit im neu eröffneten *Kaiser Foundation Rehabilitation Center (KFRC)* in Vallejo (Kalifornien, USA) fortgesetzt.

1952 kam die Krankengymnastin Dorothoy Voss als Assistentin zu Margaret Knott nach Vallejo.
Die enge Zusammenarbeit mit Margaret Knott bezüglich der praktisch-empirischen Entwicklung des PNF-Konzepts erstreckte sich bis in die 60er Jahre hinein.
Voss sah die Notwendigkeit eines Matten-, Gang- und Selbsthilfetrainings/«ADL», auf das motorische Entwicklung aufbaut.

Seit **1952/53** werden *drei- bis sechsmonatige Kurse in Vallejo* angeboten; die Teilnehmer kommen aus der ganzen Welt, um die PNF theoretisch und praktisch gründlich zu erlernen. Dadurch wird das PNF-Konzept weltweit verbreitet.

1954 verließ Dr. Kabat Vallejo.

1956 wurde das *erste PNF-Buch, «Proprioceptive Neuromuscular Facilitation»,* von Margaret Knott und Dorothy Voss veröffentlicht. Davor verließ Frau Voss Vallejo und war bis 1975 bei der Northwestern University

Medical Center in Chicago, Illinois, tätig. MARGARET KNOTT blieb bis zu ihrem Tod die Leiterin der krankengymnastischen Abteilung des Rehabilitationszentrums in Vallejo.

1968 erschien die *zweite, neu bearbeitete Auflage* des ursprünglichen Buches mit speziellen Kapiteln über Matten-, Gang- und Selbsthilfetraining/ «ADL».

1973 wurde das neue Krankenhaus in Vallejo in Betrieb genommen. Die Rehabilitationsabteilung hat 48 Betten. Die Atmosphäre ist sehr anregend und auf das Selbständig-Werden des Patienten gerichtet. Das Behandlungsprogramm ist intensiv, mit schematisch geplanten Aktivitäten während des größten Teils des Tages. Die Patienten sollen trainiert und befähigt werden, so selbständig und unabhängig wie möglich, auf ihre eigenen Kräfte vertrauend, in den Alltag entlassen zu werden.

1978 starb MARGARET KNOTT. Dadurch verlor die Krankengymnastik sowohl eine beruflich ungewöhnlich kompetente als auch eine große Persönlichkeit. Sie hat durch ihr Wirken bahnbrechende Möglichkeiten zur Rehabilitation im Rahmen der Krankengymnastik entwickelt.

1978–1979 war als Leiterin der Krankengymnastik-Abteilung des KFRC die Krankengymnastin CAROLYN OEI-HVISTENDAHL, jetzt in Oslo, Norwegen, tätig. Sie hatte fast 10 Jahre unter der Leitung von MARGARET KNOTT gearbeitet.
Leiterin in Vallejo ist seit **1979** die Krankengymnastin MARIE-LOUISE (HINK) MANGOLD.

1985 wurde eine *dritte, neu bearbeitete Auflage* des von M. KNOTT und D. VOSS begründeten PNF-Buches veröffentlicht.
Neue Verfasserinnen sind neben DOROTHY VOSS die Krankengymnastinnen M. IONTA und B. MYERS.

Es gibt viele, die die Arbeit von MARGARET KNOTT weiterführen wollen. Eine ihrer langjährigsten Mitarbeiterinnen ist die Krankengymnastin SUSAN (SUE) ADLER (Kalifornien, USA). Sie hat nach MARGARET KNOTTS Tod die von ihr begonnene Arbeit weitergeführt und weiterentwickelt, speziell die Ausbildung zum «PNF-Instruktor».
Der letzte Teil dieser weiterentwickelten Ausbildung wird derzeit nur in Bad Ragaz in der Schweiz angeboten. Die Ausbildung soll eine einheitliche Basis für den Unterricht in PNF-Kursen und den Unterricht in Krankengymnastikschulen ermöglichen. Die vorbereitenden Teile der Instruktorenausbildung, d. h. Grund- und Aufbaukurse, können zur Zeit von ausgebildeten und IPNFA-anerkannten Instruktoren an mehreren Stellen in Europa vermittelt werden.
Eine internationale Instruktorengruppe ist seit 1985 tätig, um das PNF-Konzept (nach M. KNOTT) in Europa zu verbreiten und weiterzuentwickeln. Aus der Arbeit dieser Gruppe ist 1990 die Internationale PNF Assoziation (IPNFA) entstanden. Diese Organisation kann dem Bedürfnis einer größeren Anzahl von Krankengymnasten Rechnung tragen und

kontinuierlich hohe Standards in Ausbildung, klinischer Praxis und Forschung ermöglichen.
In den USA wird die Erinnerung an MARGARET KNOTT u. a. durch den «Maggie Knott Memorial Fund» bewahrt. Ziel dieser Gründung ist die Organisation von Ausbildungsseminaren, die finanzielle Unterstützung von Studien zur Weiterentwicklung der PNF und die finanzielle Unterstützung von Patienten, z. B. für Hilfsmittel.

Die weitere *Entwicklung von PNF* ist außerordentlich wichtig und auch durch weitere *wissenschaftliche Forschungsarbeit* zu vertiefen, um die Pionierarbeit MAGGIE KNOTTS und ihren Einsatz in der Versorgung der Patienten weiterzuführen.

Es ist wichtig, daß das *PNF-Konzept* von M. KNOTT *in der Praxis* weiterlebt!

Definition

Der Name «**P**ropriozeptive **N**euromuskuläre **F**azilitation» – **PNF** – beschreibt, was das Konzept bedeutet, und sei zum vollen Verständnis am besten Wort für Wort definiert.

«**P**»: Ein **Propriozeptor** ist ein *Geweberezeptor*, der auf Stimuli vom umgebenden Gewebe reagiert, z. B. die Muskelspindel, die auf mechanische Kontraktionsveränderungen reagiert.
Die Propriozeptoren sind in den *Muskeln*, *Sehnen* und *Gelenken* lokalisiert.

Übersicht der Hauptrezeptoren:

Muskelrezeptoren:
- Muskelspindel
- Freie Nervenendigungen

Sehnenrezeptoren:
- Golgi-Sehnenorgane/Sehnenspindel

Gelenkrezeptoren:
- Vater-Pacini-Körperchen
- Ruffini-Körperchen
- Freie Nervenendigungen

Nicht nur die Propriozeptoren, sondern auch die **Exterozeptoren** werden in der PNF-Behandlung genutzt. Die Exterozeptoren sind in *Haut, Auge, Ohr* und *Gleichgewichtsorgan* lokalisiert.

Die Proprio- und Exterozeptoren können mit Hilfe der PNF-Grundprinzipien (Kap. 2) unterschiedlich aktiviert werden. Dadurch wird Exitation/Stimulierung oder Inhibition/Hemmung der Muskelaktivität fazilitiert.

«N»: Das Wort **«Neuromuskulär»** bezieht sich auf das Zusammenspiel zwischen *Nerv* und *Muskel*. Die motorische Einheit (= eine Vorderhornzelle + ihr Axon/Ausläufer + die Muskelfasern, die sie versorgt) symbolisiert diesen neuromuskulären Zusammenhang. Bei der Behandlung sollten so viele motorische Einheiten wie möglich rekrutiert werden.

«F»: Das Wort **«Fazilitation»** bedeutet *Erleichterung* und *Förderung*.
Die Entladung der *Vorderhornzellen* ist das Ziel der Förderung. Die Reizung der Nervenzelle ist durch den Einfluß von mehreren Impulsen aus verschiedenen Richtungen möglich. Bei der Behandlung von Patienten sollten deswegen möglichst viele unterschiedliche Reize genutzt werden, die so eine maximale Rekrutierung von mo-

torischen Einheiten erzielen und dadurch eine optimale motorische Aktivität in der Peripherie erleichtern.

Die Zusammenfassung «Propriozeptive Neuromuskuläre Fazilitation» – PNF – kann dann wie im Buch von KNOTT u. VOSS (1968) definiert werden als: *«Methods of promoting or hastening the response of the neuromuscular mechanism through stimulation of the proprioceptors»*.
Eine freie Übersetzung könnte lauten: «Methoden der Erleichterung im Zusammenspiel von Muskeln und Nerven durch adäquate Stimulation von Propriozeptoren (und Exterozeptoren)».

PNF ist nicht «Technik».
(Innerhalb der PNF gibt es aber mehrere *Behandlungstechniken* zur Fazilitation und Inhibition.)

PNF ist nicht «Kraft».
(Der Therapeut muß nicht sehr kräftig sein, um den Patienten mit PNF behandeln zu können. Der Patient muß auch nicht schwach sein, um mit PNF behandelt zu werden.)

PNF ist nicht eine Behandlungsmethode für einige Patienten mit bestimmten Diagnosen.

Was ist dann PNF?

PNF ist ein **Behandlungskonzept von physischen Funktionsstörungen.**

PNF ist, den **Patienten als eine funktionelle Einheit** in seiner Vielfalt zu erkennen.

PNF ist eine **bestimmte Art, zu denken, zu beobachten und zu agieren** im Zusammenhang mit Funktionsstörungen (= PNF-«Philosophie»/Grundgedanken).

«Philosophie» (Grundgedanken)

Um die Funktionen des Patienten im täglichen Leben mit Hilfe der Propriozeptiven Neuromuskulären Fazilitation zu verbessern, gibt es für die Behandlung gewisse Grundgedanken. Diese sind von großer Bedeutung für die Einstellung des Therapeuten zum Patienten, für den Aufbau der Behandlung und dadurch für das Ergebnis. Es sind:

1. **Positiver Einstieg / Positive Einstellung.**
2. **Reserven mobilisieren.**
3. **Einfache (primitive) Bewegungen.**
4. **Irradiation.**
5. **Funktionelles Training gegen Widerstand.**
6. **Intensives Trainingsprogramm.**

1. Positiver Einstieg / Positive Einstellung

Alle Menschen wünschen eine Verbesserung ihrer Situation, aber sind nicht immer zum Training bzw. zur Behandlung motiviert.

Es ist wichtig, *wie* der Therapeut auf den Patienten eingeht. Der Therapeut sollte eine *positive Einstellung* zur Behandlungssituation haben, um den *Patienten motivieren* zu können.
Der *Mensch als Patient* sollte *als Ganzes* gesehen werden. Es wird nicht nur ein Körperteil, «ein Knie» oder «eine Hüfte» behandelt. Der Körperteil wird im Blick auf die Ganzheit, in einem funktionellen Zusammenhang betrachtet.

Angefangen wird *mit dem kräftigeren, besseren* und meist *koordinierten Körperteil*; damit werden indirekt Körperteile mit herabgesetzter Funktion beeinflußt. Dadurch wird dem Patienten nicht nur gezeigt, daß er etwas Positives leisten kann, sondern es wird auch das neurophysiologische Phänomen der Irradiation/«Overflow» erreicht (siehe Punkt 4) mit dem Ziel einer insgesamt verbesserten Funktion.

2. Reserven mobilisieren

Hiermit ist gemeint, daß jeder Mensch im Zentralen Nervensystem noch nicht ausgenutzte Potentiale hat. Im Zusammenhang mit PNF werden diese als «schlummernde Potentiale» bezeichnet; sie können unter gewissen Umständen aktiviert und «entwickelt» werden.
In der Behandlung arbeiten wir mit dem Ziel, die physischen und psychi-

schen Reserven des Patienten herauszulocken und zu mobilisieren, um die motorische Aktivität zu verbessern.
Beispiele: In einer Notsituation werden schlummernde Potentiale mobilisiert, um sich aus der Situation zu retten. Oder: Ein guter Tennisspieler ist kein guter Tennisspieler, nur weil er Potentiale dafür hat; er muß sie auch durch *Training* und *Wiederholung* der motorischen Fertigkeiten *entwikkeln.*

3. Primitive / einfache Bewegungen

Es werden so primitive – im Sinne von einfache – Bewegungen wie nötig genutzt; besonders die, die dem *normalen motorischen Bewegungsablauf* entsprechen.
Angefangen wird in Ausgangsstellungen und mit Bewegungen, die den motorischen Fähigkeiten und dem Trainingsniveau des Patienten entsprechen. Die motorische Entwicklung kann als ein *Lernvorgang* gesehen werden.
Die Lernsequenz beinhaltet einfache, primitive Bewegungen, z. B. Rollübungen, Übungen aus der Bauchlage, wie z. B. mit Ellenbogenstütz. Differenziertere Ausgangsstellungen und Bewegungen sind z. B. Sitzen und der Positionswechsel in den Kniestand bis z. B. in den einseitigen Kniestand.
Am Anfang werden Stabilisation und Bewegung trainiert, später die Muskelkraft für eine verbesserte motorische Aktivität.

4. Irradiation

Irradiation bedeutet *Ausdehnung/Verbreitung der ankommenden Reize*, welche oft «Overflow» genannt wird.
Bei einer Muskelkontraktion, und *besonders einer statischen* gegen adäquaten Widerstand, werden nicht nur die motorischen Vorderhornzellen des betroffenen Muskels von den sensorischen Einflüssen erreicht, sondern der Effekt wird diffus über das gesamte Rückenmark verteilt.

Die Ausdehnung kann verlaufen:
– innerhalb ein und derselben Muskelkette;
– von Kopf bis Fuß; von kranial nach kaudal und umgekehrt;
– von Seite zu Seite.

Aus diesem Grund:
– lasse man schwache Muskeln mit kräftigeren arbeiten;
– arbeite man mit Muskeln, die synergistisch agieren (= Muskelketten);
– arbeite man bilateral symmetrisch/asymmetrisch und bilateral symmetrisch/asymmetrisch reziprok.

Schwache Muskulatur in einer Muskelkette kann nur aktiviert werden, wenn die kräftigere Muskulatur maximal aktiviert wird. Die Förderung der

Kontraktion der kräftigeren Muskeln muß optimal sein, um die schwächeren zur Arbeit zu bringen. Dies kann z. B. durch zunehmenden Widerstand oder mehrfache Wiederholungen erreicht werden.
Wenn es der kräftigeren Muskulatur nicht möglich ist maximal zu kontrahieren, muß dennoch die schwächere Muskulatur aktiviert werden. Auch diese kann einen «Overflow» ergeben, trotz schwacher Stimulation.

Irradiation kann mit Vorteil auch bei Patienten mit Schmerzen (und ansonsten normaler Innervation) eingesetzt werden, z. B. für eine Entspannung (siehe Kapitel 3). Das Konzept der Behandlung von Schmerzen besteht darin, weit weg vom Schmerz zu arbeiten und die Muskulatur zu aktivieren, um die Spannung und dadurch den Schmerz herabzusetzen, und sich so dann allmählich der schmerzenden Region zu nähern.

Beachte

- Irradiation wird erreicht, wenn kräftigere Muskeln durch *optimalen Widerstand* aktiviert werden. So können mit Vorteil kräftigere Muskeln für die Irradiation benutzt werden!
- Man nutze auch große Bewegungen und Kombinationsbewegungen aus, um eine Irradiation zu erreichen!
- Indirektes Training des betroffenen Körperteils der Extremität mittels Irradiation, z. B. bei Frakturen, Arthritiden, Verbrennungen, kann durch Training mit dem jeweiligen Körperteil / der jeweiligen Extremität der Gegenseite erreicht werden.

5. Funktionelles Training gegen Widerstand

Ein wichtiger Grundgedanke ist, daß das *Training funktionell*, d. h. der Alltagssituation des Patienten angepaßt sein soll. Behandeln Sie den ganzen Patienten und nicht nur einzelne Körperteile! Wichtig ist, daß die Behandlung von einzelnen Körperteilen in einen funktionellen Zusammenhang umgesetzt wird! Widerstand wird einerseits für die Bahnung der Bewegungen benutzt, andererseits um dem Patienten durch die gegebenen Stimuli Erleichterung zu verschaffen.

Ziel ist es, die *Selbständigkeit des Patienten zu verbessern und zu steigern* durch:
- bessere Wahrnehmung der Bewegungen;
- größere Beweglichkeit;
- bessere Muskelkraft;
- bessere Koordination;
- besseres Gleichgewicht.

Dadurch kann z. B. erreicht werden, daß der Patient selbständig aus dem Bett steigen kann.

Bei fast allen Aktivitäten wird *zunehmender, immer kräftiger werdender Widerstand* gegeben. Der Widerstand kann aber auch ein *abnehmender* sein, d. h. er wird *immer geringer* und fördert damit die Kontrolle der Bewegung. Diese Arten von Widerstand und ihre Anwendung ziehen sich wie ein roter Faden durch die ganze PNF-Behandlung, die gegebenenfalls auch im Bett beginnt. So ist z. B. das Aufstehen und Hinlegen ein Teil des Selbsthilfetrainings, was mit anderen «Transfers», Rollstuhlaktivitäten sowie mit dem Training der Fortbewegung fortgesetzt wird.

Verschiedene Ausgangsstellungen und Bewegungen auf der Matte, sowohl statisch wie dynamisch, sind Teile des funktionellen Trainings. Die Bewegungsübergänge aus der Bauchlage bzw. Rückenlage bis zum Stand und zum Gang in Anlehnung an die normale motorische Entwicklung werden gegen *optimalen/angepaßten Widerstand* ausgeführt.

Auch beim individuellen manuellen Training auf der Bank werden Widerstandsübungen zur Unterstützung und zur Vorbereitung auf das Funktionstraining genutzt.
Es ist wichtig, in Erinnerung zu behalten, daß der Widerstand sehr gering sein kann, aber immer dem Bedarf und der Kraft des Patienten angepaßt sein sollte. Bei geringer Kraft wird der Muskulatur nur wenig Widerstand gegeben, was für den Patienten aber maximal sein kann (Kapitel 2: Angepaßter Widerstand).

6. Intensives Übungsprogramm

Um die Reserven optimal mobilisieren zu können, ist es nicht nur äußerst wichtig, die Punkte 1 bis 5 genauestens zu beachten, sondern auch, daß das Übungsprogramm eine *optimale Intensität* beinhaltet.
Bei der Behandlung ist es wichtig, *Aktivitäten zu variieren und Ausgangsstellungen zu wechseln*, um eine schnelle Muskel- und allgemeine physische wie psychische Ermüdung zu vermeiden.
Das Training über mehrere Stunden pro Tag beinhaltet abwechselnde Übungen auf der Bank, auf der Matte und im Gehbarren, um nur einige zu erwähnen.
Auch *mehrere Therapeuten* können für das Gesamtprogramm des Patienten verantwortlich sein, um ihn maximal zu fördern.

KAPITEL 2

Grundprinzipien

Übersicht

Exterozeptive Reize

1. Taktiler Stimulus – Manueller Kontakt
2. Visueller Stimulus
3. Verbaler Stimulus

Propriozeptive Reize

4. Dehnstimulus / «Stretch»
5. Gelenkstimuli
6. Angepaßter Widerstand

Bewegungsdiagonalen

Zusammensetzung der Bewegungsdiagonalen und Aufbau des Bewegungsmusters

Summation der Reize

Irradiation

Übersicht der 7 Grundprinzipien der PNF, welche zusammengenommen eine Summation der Reize ergeben können, die ihrerseits zu einer Irradiation führen kann:

Exterozeptive Stimuli: 1–3

1. Taktiler Stimulus
2. Visueller Stimulus
3. Verbaler Stimulus: Kommando

Propriozeptive Stimuli: 4–6

4. Dehnstimuli: Dehnreiz/«Stretch»
5. Gelenkstimuli: Traktion und Approximation
6. Angepaßter Widerstand

\+ 7. Bewegungsdiagonalen

= Summation der Reize

Irradiation

Exterozeptive Reize

Die physische Kommunikation in der Behandlung mit dem Patienten baut u.a. auf *sensorischen Stimuli*, sog. **exterozeptiven Reizen**, auf.

Damit ist gemeint:

- **Das Fühlen:** Der Therapeut soll manuellen Kontakt mit der Haut des Patienten haben.
- **Das Sehen:** Der Patient soll der Bewegung, wenn möglich, mit den Augen folgen.
- **Das Hören:** Dem Patienten wird gesagt, was er tun soll.

1. Taktiler Stimulus – Manueller Kontakt

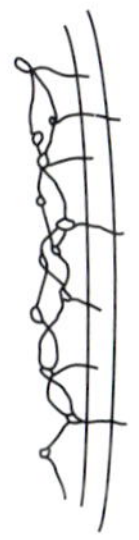

Der manuelle Kontakt vermittelt Druck als Förderung und Erleichterung / «*Fazilitation*».

Haut- und Berührungsrezeptoren arbeiten zusammen.

Druck und Beibehaltung des Druckes stimulieren die Exterozeptoren; dies beruht darauf, daß der Druck gegen die Bewegungsrichtung gegeben wird.

Der Druck zeigt dem Patienten auch, in welche Richtung er
– halten soll *(statisch)*;
– sich bewegen soll *(dynamisch)*.

Der Druck wird durch den *Griff* des Therapeuten gegeben. Der Griff soll fest, aber nicht schmerzhaft sein; am günstigsten auf den Muskel oder den Körperteil ausgeübt, der arbeiten soll. Der Patient soll gegen den Griff Spannung aufbauen und sich eventuell bewegen.

Ziel des Griffes

a) Fazilitation/Förderung und Erleichterung der Aktivität in der erwünschten Bewegungsrichtung oder auf die erwünschte Seite.
b) Entlastung des Gewichtes (des Körperteils) im Bedarfsfall.
c) Führung/Bahnung der Bewegung.
d) Widerstand geben.

Beachte Der Griff darf keine Schmerzen verursachen!

Übungsbeispiel

– Der sitzende Patient / Partner wird aufgefordert, den Arm mit gestrecktem Ellenbogen zu heben (Flexion).
Gleichzeitig übt man mit einer Hand an der dorsalen Seite des distalen Unterarms Widerstand gegen die Bewegung aus.

– Man führt die Übung noch einmal aus, vermittelt aber zusätzlich mit der anderen Hand am Schulterblatt einen konstanten Druck. Dies sollte die Aktivität erleichtern.

Lumbrikalgriff

Der Grundgriff wird «Lumbrikalgriff» genannt (Abb. 2-1). Das Aussehen des Griffes steht in direkter Beziehung zu seinem Namen: Flexion in den Metakarpophalangeal-Gelenken (nach der englischen Schreibweise abgekürzt: MCP-Gelenke) und Extension in den distalen und proximalen Interphalangeal-Gelenken (abgekürzt: DIP- und PIP-Gelenke).

Nur mit diesem Griff kann ein optimaler Widerstand gegen Rotation geleistet werden.

Der Griff kann offener oder geschlossener sein (Abb. 2-2 und 2-3); die Hand kann hierdurch «vergrößert» oder «verkleinert» und dadurch Art und Größe der Griff-Fläche modifiziert werden (z. B. Rumpf, Extremität, Finger).

Vorteil des Griffes

Der Griff vermittelt guten manuellen Kontakt mit der Haut des Patienten, ohne auf der «falschen» Seite des zu behandelnden Körperteils zu greifen.

Beachte

Beim Lumbrikalgriff am Rumpf ist der Daumen meist angelegt/adduziert (siehe Kapitel 4 bis 7).

Übungsbeispiel

Man nimmt während der Flexion des Armes den manuellen Kontakt mit dem korrekten Lumbrikalgriff am distalen Unterarm vor, mit zusätzlichem Druck am Schulterblatt.

2. Visueller Stimulus

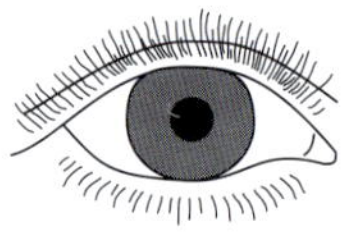

Für vermehrte Fazilitation sollte der Patient die Bewegung mit den Augen verfolgen, besonders bei herabgesetzter Sensibilität.
Die visuelle Stimulation ist eine wichtige Rückkoppelung für die Kontrolle der Stellung und der Richtung der Übung.

Spiegel können den direkten Blickkontakt zum arbeitenden Körperteil nicht ersetzen, da die Körperseiten leicht verwechselt werden. Spiegel können manchmal als Zusatz, z. B. für Übungskorrekturen oder für das Selbsttraining, verwendet werden.

Übungsbeispiel

Man führe jetzt das beschriebene Beispiel mit geschlossenen bzw. geöffneten Augen aus. (Dadurch, daß mit geöffneten Augen mehr Stimuli gegeben werden, wird auch die Muskelaktivität größer.)

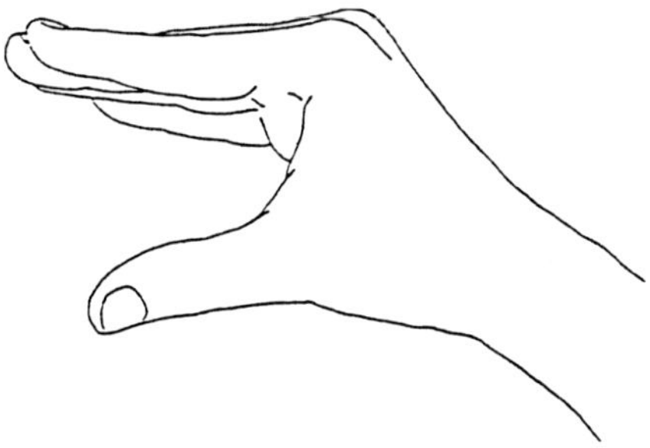

Abb. 2-1: Grundgriff für den manuellen Kontakt; sog. «Lumbrikalgriff».

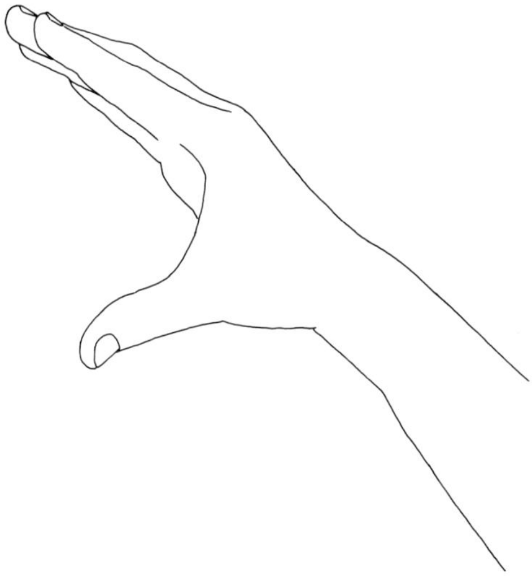

Abb. 2-2: Grundgriff für den manuellen Kontakt; sog. «Lumbrikalgriff»: «*Vergrößerung*» der Hand durch offenen Griff.

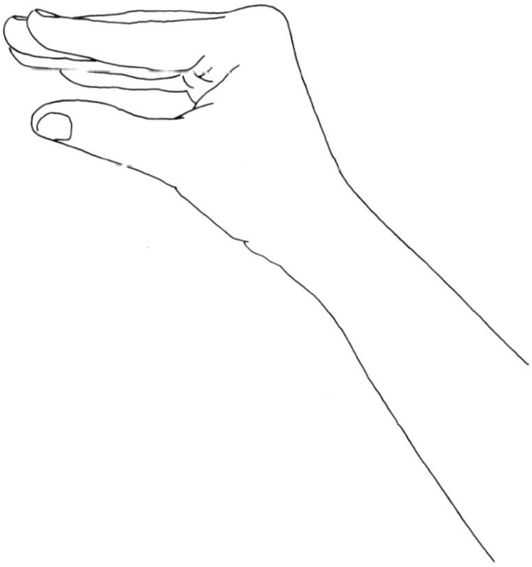

Abb. 2-3: Grundgriff für den manuellen Kontakt; sog. «Lumbrikalgriff»: «*Verkleinerung*» der Hand durch geschlossenen Griff.

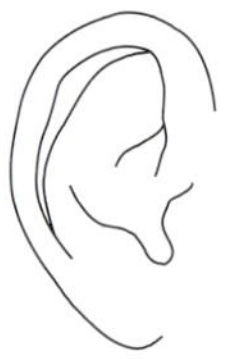

3. Verbaler Stimulus

Als verbaler Reiz wird das *Kommando* eingesetzt, eventuell mit vorangegangener kurzer Information. Um den Patienten optimal zu fordern, sollten Annäherung und Stimme dem Patienten gegenüber variiert werden. Man verwende klare, kurze Kommandos mit unterschiedlicher Tonhöhe und Lautstärke. Dies vermittelt dem Patienten Rhythmus und Stärke der Muskelaktivität oder der Bewegung, die erreicht werden sollten.

A. Vorbereitungskommando

Das Vorbereitungskommando wird durch *ruhige, ausführliche* und *instruktive Anweisungen* vorbereitet.
Oft wird die Unterweisung durch Führen des Körperteils entsprechend dem geplanten Bewegungsablauf unterstützt.

Beachte Nicht zu lange Zeit für die Erklärung verwenden, doch ist es wichtig, sich zu vergewissern, daß der Patient verstanden hat!

B. Aktionskommando

Dies bedeutet kurze, klare «Kommandos» zur Ausführung der Bewegung oder Muskelarbeit.
Beim Aktionskommando muß beachtet werden, daß Kommando und Bewegungen dicht aufeinander folgen (das sog. «*Timing*»).

Kennzeichen des Kommandos

- Einfach.
- Kurz und klar.
- Hörbar.
- Energisch.
- Fordernd.
- Suggestiv.
- *Nur eine* Richtung angeben.

Zusammenfassung Das Kommando soll *dosiert* sein, d. h. der Art der Muskelarbeit oder Aktivität angepaßt und z. B. mehr oder weniger energisch sein.

Die Kommandos sollten nach der gewünschten Art der Aktivität, Bewegung oder Muskelkontraktion präzisiert werden.

- **Für statische Muskelarbeit:** z. B. «Halten», «Bleiben».
- **Für dynamische Muskelarbeit:** z. B. «Herunterdrücken», «Hochziehen».
- **Für willkürliche/aktive Entspannung:** z. B. «Nachlassen», «Lockerlassen».

Übungsbeispiel Die Übung «Flexion des Armes» jetzt mit einem adäquaten Kommando kombinieren, z. B. «Arm hochheben».

Propriozeptive Reize

Außer den *exterozeptiven* Reizen (taktile, visuelle und verbale Stimuli) werden weitere Stimuli der Gewebe, sog. **propriozeptive Reize**, genutzt:

- **Dehnung:** Der Muskel wird, wenn es für die Aktivität erforderlich ist, durch Vordehnung und Dehnreiz stimuliert.
- **Traktion oder Approximation:** Die Gelenke werden zusätzlich auseinandergezogen (=Traktion) oder zusammengedrückt (=Approximation).
- **Adäquater/optimaler Widerstand:** Der willkürlichen statischen bzw. dynamischen Muskelarbeit wird, wenn erforderlich, Widerstand entgegengesetzt.

4. Dehnstimulus/«Stretch»

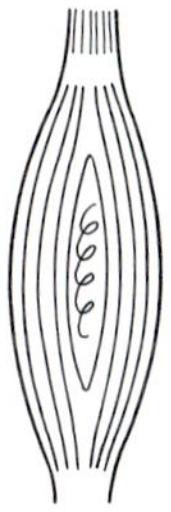

Ein Muskel kann sich mit größerer Kraft kontrahieren, nachdem er gedehnt wurde. Aus diesem Grund kann ein Dehnreiz/«Stretch» als Stimulus verwendet werden.

Bei Dehnreiz/«Stretch» wird der *Streckreflex*, ein sog. **Muskeleigenreflex**, genutzt; ein *spinaler Reflex*, der *monosynaptisch* ist.

Fast alle Skelettmuskeln im Körper zeigen diesen Reflex.

Ziel
a) Fazilitation/Förderung und Erleichterung einer Muskelkontraktion.
b) «Schlummernde Potentiale» für eventuelle Kontraktionen testen.
c) Inhibition/Hemmung und Entspannung einer Muskelkontraktion.
d) Verstärkung einer Kontraktion.
e) Muskuläre Ermüdbarkeit verringern.

Zu a) Dehnreiz/«Stretch» am Anfang des Bewegungsweges wird zur Bewegungseinleitung ausgeführt.
Der Dehnreiz wird am entspannten und vorgedehnten Muskel zu Bewegungsbeginn angewandt, um eine willkürliche Bewegung einzuleiten = Erster Dehnreiz/«Initial Stretch».
Man beginnt das Bewegungsmuster mit einem «Initial Stretch», auf den, wenn möglich, eine willkürliche Kontraktion gegen angepaßten Widerstand erfolgt.

Zu b) Außer als Starter einer Bewegung wird der Dehnreiz am Anfang des Bewegungsmusters ausgeführt, um die *Potentiale für eine willkürliche Kontraktion zu testen*.
Beachte: Muskulatur mit schlaffer Parese *nicht überdehnen!*

Zu c) Zwei Möglichkeiten der Inhibition/Hemmung:

1. Wenn der Dehnreiz am Anfang des Bewegungsweges immer öfter wiederholt wird, kann eine Entspannung des gedehnten Muskels, sog. *autogene Hemmung*, erreicht werden. Ebenso kann dies durch die evtl. darauffolgende Kontraktion erzielt werden.
2. Eine Entspannung kann in tonuserhöhter Muskulatur zustande kommen, wenn der Dehnreiz in der antagonistischen Muskulatur ausgelöst wird. Dies kann dadurch erreicht werden, daß in der auf die Dehnung nachfolgenden Kontraktion eine sog. *reziproke Hemmung* entsteht.

Zu d) und e) Der «Stretch» kann auch während des Bewegungsweges auf kontrahierte Muskulatur ausgeführt werden, als «Restretch» (= Erneuter Dehnreiz/«Stretch»), wie im Abschnitt «Wiederholte Kontraktionen», Kapitel 3, beschrieben.

Ausführung a) bis c)

- Der Patient soll *entspannt* sein.
- Die Extremität oder der entsprechende Körperteil wird in eine Dehnlage gebracht, wo alle beteiligten Muskeln des Bewegungsmusters *vorgedehnt* sind.
- Berücksichtigen Sie alle *3 Hauptkomponenten* des Bewegungsmusters und besonders die *Rotation* (siehe Abschnitt «Bewegungsdiagonalen», S. 31).
- In der Dehnstellung wird der Muskeleigenreflex ausgelöst. Die Extremität wird *kurz und schnell über den Punkt der Vordehnung hinaus weiter gedehnt, unter Berücksichtigung aller Bewegungskomponenten.*
- Daraufhin folgen das *Kommando* und gleichzeitig, wenn möglich, die erwünschten *Muskelkontraktionen*. Diesen wird ein *angepaßter Widerstand* gegeben.

Beachte

- Vordehnung ist die Voraussetzung für den Dehnreiz/«Stretch» und das Auslösen des Muskeleigenreflexes.
- Eine zu lang anhaltende Dehnung führt zur Hemmung und Entspannung/*Inhibition* der Muskulatur.

Kontraindikationen

- Schmerzen.
- Nicht geheilte Frakturen.

Übungsbeispiel Bei der Flexion des Armes einen zusätzlichen Dehnreiz anwenden.

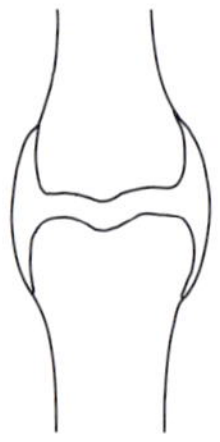

5. Gelenkstimuli

Die Gelenke und die gelenkumgebenden Strukturen haben auch Propriozeptoren, die stimuliert werden können.

- Die Gelenkflächen können auseinandergezogen werden: **Traktion**.
- Die Gelenkflächen können komprimiert werden: **Approximation**.

A. Traktion

Bei Traktion:
- werden die Gelenkflächen auseinandergezogen;
- werden die Gelenkrezeptoren gereizt;
- wird die Bewegung gefördert und erleichtert;
- werden vorwiegend Bewegungen gegen die Schwerkraft ausgeführt.

Indikation
- Vorwiegend Bewegungen gegen die Schwerkraft.
- Schmerzen.

Kontraindikation
- Nicht geheilte Frakturen.
- Subluxationen.
- Schmerzen bei der Traktion.
- Arthroplastiken.

Übungsbeispiel Man wende bei der Flexion des Armes eine zusätzliche Traktion in der Längsrichtung der Extremität an.

B. Approximation

Bei Approximation:
- werden die Gelenkflächen komprimiert;
- werden die Gelenkrezeptoren gereizt;
- wird Stabilität gefördert;
- werden vorwiegend Bewegungen mit der Schwerkraft ausgeführt;
- werden Haltungsreflexe stimuliert *(«posturale Reflexe»)*.

Man unterscheidet 2 Arten der Approximation:
a) Schnelle Approximation.
b) Beibehaltene Approximation.

a) Schnelle Approximation

Sie kann verwendet werden, um *posturale Reflexe/Haltungsreflexe* zu stimulieren, z. B. während des Stehens und Gehens. Dies wird gemacht, um eine bessere Extension bzw. eine Stimulation und Kontraktion der Antigravitationsmuskeln zu erhalten.

Schnelle Approximation kann auch bei Bewegungsmustern für die Extremitäten ausgeführt werden, wenn eine verstärkte Stabilität um ein Gelenk in Flexion oder Extension für den Arm und Extension für das Bein in einem Teil des Bewegungsweges erwünscht ist.

Wiederholte schnelle Approximation/«Reapproximation»:
Die Approximation kann, wenn dies für die Aktivität erwünscht ist, mehrmals wiederholt werden.

Beachte Approximation immer in Längsrichtung der Extremitäten durchführen.

b) Beibehaltene Approximation

Bei beibehaltener Approximation wird das Gelenk komprimiert und die Kompression während des Bewegungsweges beibehalten. Beibehaltene Approximation kann auch in der Gehschule in der Standphase benutzt werden.

c) Schnelle und beibehaltene Approximation

Es kann eine Kombination beider Approximationsarten ausgeführt werden. Dies wird genutzt, um die Reflexantwort, die auf die schnelle Approximation folgt, beizubehalten. Dies wird oft in der Gehschule ausgenützt (siehe Kapitel 6).

Kontraindikation

- Schmerzen. (Versucht werden kann eine Approximation *unterhalb* der Schmerzgrenze.)
- Gelenkerkrankungen (rheumatoide Arthritis, andere Formen der Arthritis, Arthrose).
- Arthroplastiken.
- Frakturen. (Wenn die Fraktur belastet werden kann – meist vorsichtige Approximation möglich – mit behandelndem Arzt besprechen!)

6. Angepaßter Widerstand

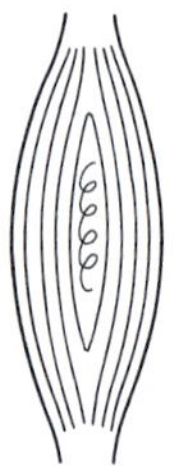

Der Widerstand, der während einer PNF-Behandlung ausgeübt wird, wurde früher «maximaler Widerstand» genannt. Diese Benennung ergab Schwierigkeiten bei der Interpretation des Widerstandes, z. B. in der Auffassung, der Therapeut müsse stark sein, um einen Patienten behandeln zu können. So war es aber nicht gemeint. «Maximal» stand für die maximalen Kräfte des Patienten. Da PNF vor allem dazu verwendet wird, die Muskulatur zu fazilitieren, die so schwach ist, daß der Patient nicht alleine trainieren kann, ist es angemessener, den Ausdruck «angepaßter Widerstand» zu verwenden.

Die Muskelkraft ist innerhalb des Bewegungsweges unterschiedlich hoch. Deshalb wird der Widerstand während des verfügbaren Bewegungsweges auch ständig verändert.

Auch aus diesem Grund wurde die Benennung des Widerstandes in «*angepaßter/adäquater Widerstand*» geändert.

Definition von «angepaßter Widerstand»

- Größtmöglicher Widerstand für *dynamische Muskelarbeit*, mit gleichzeitiger Zulassung der vollen Beweglichkeit auf eine weiche, flüssige und koordinierte Art.
- Größtmöglicher Widerstand für *statische Muskelarbeit*, ohne daß der Halt des Patienten unterbrochen wird.

Beachte

- Unser Widerstand kann sehr gering sein – soll aber dem Bedürfnis des Patienten optimal angepaßt sein!
- Geringerer Widerstand fördert eher die Kontrolle der Bewegung bzw. Kontrolle der Muskelarbeit. Größerer Widerstand fördert eher die Kraft und Ausdauer der Muskelarbeit.

Übungsbeispiel Der Therapeut gibt gegen die dynamische Flexion des Armes zusätzlich angepaßten Widerstand.

Körperhaltung

Die eigene Körperhaltung ist außerordentlich wichtig, um den Widerstand optimal ausüben zu können. Der eigene Körper wird als Gewicht ausgenutzt, als *Zug- und Schubkraft,* und der Widerstand wird durch die Arme und die Lumbrikalgriffe der Hände an den Patienten weitervermittelt.

- Man steht, wenn möglich, *breitbeinig oder in Schrittstellung* in der diagonalen Bewegungsrichtung.
- Man steht entweder in *Verlängerung der Diagonale oder parallel zur Bewegungsdiagonale.*
- Der *Rücken wird gerade gehalten,* mit der Wirbelsäule in neutraler = physiologischer Stellung.
- Das *Becken* ist in der *individuellen Mittelstellung.*
- Die *Schultern sollten nicht hochgezogen werden* (abhängig von Stellung und Größe des Patienten).
- Bei der Gangschulung sollten die *Arme möglichst gerade sein* (abhängig von Stellung und Größe des Patienten).

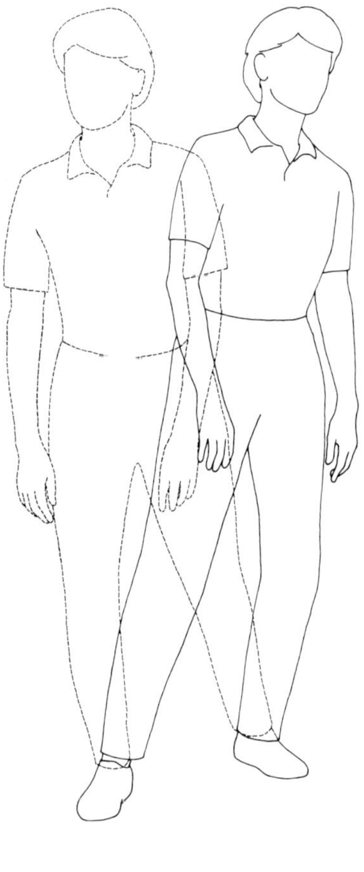

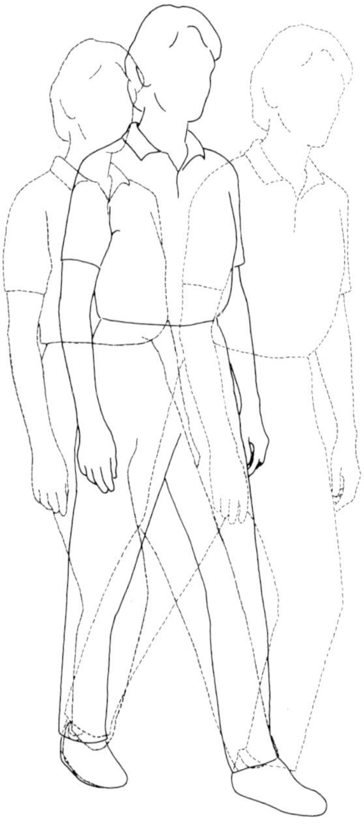

Abb. 2-4 (links): Körperhaltung: Verlagerung des Körpergewichtes.

Abb. 2-5 (rechts): **Körpermechanik:** Durch *Gewichtsverlagerung* werden *Zug- und Schubkräfte* ausgeübt.

- *Das Körpergewicht des Therapeuten wird als Zug- oder Schubkraft eingesetzt.*
  Dadurch wird auch der Schwerpunkt des Therapeuten während der Aktivität vor-, rück- oder seitwärts verlagert.
- Wenn nötig, werden *kleine Schritte* angewandt.

Es wird nicht so viel Kraft gebraucht, wenn der eigene Körper optimal eingesetzt wird!

Übungsbeispiel Das Übungsbeispiel «Flexion des Armes» wird mit den Beinen in Schrittstellung und unter Verlagerung des Körpergewichtes ausgeführt.

Arten der Muskelarbeit

Es gibt zwei Arten von Muskelarbeit, bei denen angepaßter Widerstand ausgeübt wird:

A. Dynamische Muskelarbeit.
B. Statische Muskelarbeit.

In der klassischen Terminologie der PNF, wie sie in der Literatur auch noch zu finden ist, wird die Muskelarbeit als isotonische und isometrische Muskelkontraktion bezeichnet.
Die Definition dieser Arten der Muskelkontraktion stammt aus neurophysiologischen Tierversuchen und scheint der Verfasserin für den Menschen nicht ganz geeignet zu sein. Die Begründung bezieht sich auf die Biomechanik bei Muskelarbeit.

Die Definition der *isotonischen Kontraktion* ist:
Die Spannung bleibt gleich.

Die Definition der *isometrischen Kontraktion* ist:
Keine Veränderung der Muskellänge.

Da eine dynamische Bewegung nicht durch eine Muskelkontraktion mit gleichbleibender Spannung erfolgen kann, hat die Verfasserin im Einverständnis mit der IPNFA eine durchgehende Veränderung der Terminologie vorgenommen. Die isometrische Kontraktion wurde in *statische Muskelarbeit* und die isotonische Kontraktion in *dynamisch konzentrische/exzentrische Muskelarbeit* umgeändert.

Die Gründe hierfür sind folgende:

Isoton bedeutet «gleiche Spannung».

Die Definition «gleiche Spannung» bezieht sich auf artifizielle Experimente im Labor und ist nicht direkt auf den Menschen übertragbar, da der Muskel seine Spannung während des Bewegungsweges verändern muß, z. B. aufgrund von Hebelarmen oder der Geschwindigkeit der Bewegung. Die Spannung kann also nicht gleich bleiben!

Also:
– Veränderung der Muskellänge.
– Eine gewisse Geschwindigkeit ist vorhanden.

So scheint die biomechanische Definition ***dynamisch*** (= Geschwindigkeit ist nicht gleich) = *Variation der Spannung* eher adäquat.

Beachte

Damit wird die Veränderung der Spannung im Muskel während des Bewegungsweges durch Längenveränderungen der Hebelarme und Veränderungen der Bewegungsgeschwindigkeit beschrieben.

Die dynamische Muskelarbeit kann in
– **dynamisch konzentrische** und
– **dynamisch exzentrische Muskelarbeit**
aufgeteilt werden (siehe S. 26f.).

Isometrisch bedeutet «gleiche Länge»; die Muskellänge verändert sich nicht.

Diese Definition ist nicht ganz korrekt, da anfänglich eine Verkürzung der kontraktilen Elemente des Muskels eintritt, auch wenn das Gelenk unbewegt bleibt.

– Die Spannung verändert sich.
– Die Geschwindigkeit ist Null.

Statisch bedeutet, daß keine Gelenkbewegung stattfindet, auch wenn die Muskelspannung variiert.
Der Ausdruck isometrisch wäre nach dieser Definition noch adäquat zu benutzen, aber da die Kombination alte/neue Definition verwirrend sein kann, wird der Terminus «statische Muskelarbeit» analog zu dynamischer Muskelarbeit benutzt.

Der Terminus **Kontraktion** wird biomechanisch definiert als eine Verkürzung des Muskels mit einer Verminderung des Abstandes von Ursprung und Ansatz. Deswegen wird der Ausdruck ***Muskelarbeit***, abgeleitet aus dem amerikanischen «muscle work/muscle action», verwendet, unabhängig davon, ob der Muskel sich verkürzt, verlängert oder die Länge beibehält.

Im folgenden Text werden also die folgenden Termini benutzt:

– **Dynamisch konzentrische Muskelarbeit.**
– **Dynamisch exzentrische Muskelarbeit.**
– **Statische Muskelarbeit.**

A. Dynamische Muskelarbeit

Diese ist die am einfachsten durchzuführende Muskelarbeit.
Sie wird durch Bewegung erreicht!
Die *Spannung im Muskel variiert.*
Die *Muskellänge verändert sich.*

Die dynamische Muskelarbeit kann, wie vorher erwähnt, in zwei Gruppen unterteilt werden:
a) Dynamisch konzentrische Muskelarbeit.
b) Dynamisch exzentrische Muskelarbeit.

a) Dynamisch konzentrische Muskelarbeit

Spannungsentwicklung im Muskel während der Verkürzung des Muskels. – Bei dieser Muskelarbeit nähern sich Ursprung und Ansatz des arbeitenden = agonistischen Muskels einander an.

Der angepaßte Widerstand gegen dynamisch konzentrische Muskelarbeit:

Ausführung

- Der Widerstand wird während des Bewegungsweges optimal angepaßt, d. h. er paßt sich dem Hebelarm und der Bewegungsgeschwindigkeit an, damit die Bewegung weich und koordiniert wird. Die Bewegung darf nicht «ruckartig» sein!
- Kommando: z. B. «Hochziehen!» oder «Herunterdrücken!».
- Erst wenn das Ende der Bewegungsbahn erreicht ist, wird der Patient aufgefordert, zusätzlich *bewußt* zu *entspannen.*

Indikation

- Schwäche der Muskulatur.
- Verminderte Ausdauer der Muskulatur.
- Koordinationsstörung.
- Herabgesetzte motorische Kontrolle.
- Bewegungseinschränkung.

b) Dynamisch exzentrische Muskelarbeit

Spannungsentwicklung im Muskel während einer Verlängerung des Muskels. – Bei dieser Muskelarbeit entfernen sich Ursprung und Ansatz des arbeitenden = agonistischen Muskels voneinander.

Der angepaßte Widerstand gegen dynamisch exzentrische Muskelarbeit:

Ausführung

- Der Widerstand wird während des Bewegungsweges optimal angepaßt, d. h. er paßt sich dem Hebelarm und der Bewegungsgeschwindigkeit an, damit die Bewegung weich und koordiniert wird. Die Bewegung darf nicht «ruckartig» werden!
- Kommando, z. B.: «Langsam zurückgehen!» oder «An meiner Hand bleiben!».
- Erst wenn das Ende der Bewegungsbahn erreicht ist, wird der Patient aufgefordert, *bewußt* zu *entspannen.*

Indikation
- Schwäche der Muskulatur.
- Verminderte Ausdauer der Muskulatur.
- Koordinationsstörung.
- Herabgesetzte motorische Kontrolle.
- Bewegungseinschränkung.

Eine Kombination der dynamisch konzentrischen und der exzentrischen Muskelarbeit* ist wegen der Unterschiede in der Spannungsentwicklung und des Energieumsatzes der beiden Kontraktionsformen zu empfehlen. Ein weiterer Grund ist der, daß diese Art der Muskelarbeit funktionell ist, d. h., daß die exzentrisch-konzentrische Muskelarbeit oft im Alltag benutzt wird.

B. Statische Muskelarbeit

Die statische Muskelarbeit ist die schwierigste Form der Muskelarbeit, da sie eine gute Zusammenarbeit von Therapeut und Patient fordert, um die Spannung im Muskel optimal aufzubauen. Auch das Vermitteln eines angepaßten Widerstands ist schwieriger als bei der dynamischen Arbeit, da bei statischer Muskelarbeit ein Gefühl für die Spannungsentwicklung im Muskel notwendig ist.
Es wird keine Gelenkbewegung ausgeführt, sondern die *Beibehaltung der Position/Stellung* angestrebt.
Der *Muskel hat etwa die gleiche Länge*, aber seine *Spannung erhöht sich*.

Der angepaßte Widerstand gegen statische Muskelarbeit:

Ausführung
- Der Widerstand wird *langsam* und *zunehmend* bis zum Maximum erhöht, d. h. bis kurz vor die Grenze, wo die Muskelarbeit unterbrochen werden würde, d. h. wo der Patient nicht mehr stillhalten könnte (z. B. aufgrund mangelnder Kraft oder Koordination). Es darf *keine Gelenkbewegung* zustande kommen!
- Kommando: «Halten!» oder «Bleiben!».
- *Langsam* wieder *abbauen*.
- Erst wenn der Widerstand ganz abgebaut ist, wird der Patient aufgefordert, *bewußt* zu *entspannen*.
- Kommando: z. B.: «Nachlassen!» oder «Lockerlassen!».

Beachte
- Dem Patienten Zeit lassen, eine langsam zunehmende Muskelarbeit aufzubauen und langsam wieder abzubauen!
- Kommando: *«HALTEN»* so lange, bis das Kommando für bewußte Entspannung gegeben wird (= die Muskelarbeit ganz abgebaut ist)!

---

* Siehe Kapitel 3: Kombinationen dynamischer konzentrischer, beibehaltener konzentrischer und exzentrischer Muskelarbeit.

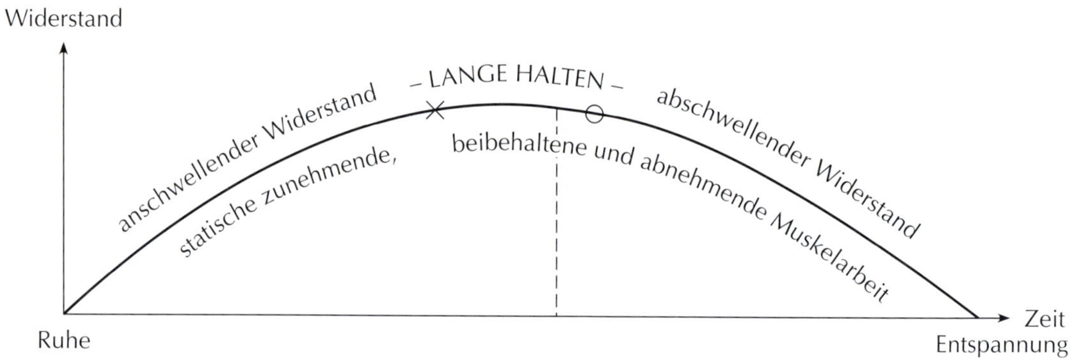

Abb. 2-6: Illustration der **statischen Muskelarbeit**.
x: Optimale Muskelarbeit erreicht; sie wird bis kurz vor «o» beibehalten, dann langsamer Abbau des Widerstands.
o: Punkt, an dem der Patient nicht mehr stillhalten kann.
- - -: Wenn der Widerstand zu schnell abgebaut wird: Auslösung von Gleichgewichtsreaktionen.

Indikation

– Koordinationsstörungen.
– Gleichgewichtsstörungen.
– Schmerzen.
– Hypermobilität/Instabilität.

Beachte Statische Muskelarbeit kann für Patienten mit gewissen Gehirnschädigungen sowie für Kinder und ältere Personen schwierig auszuführen sein.

Bewegungsdiagonalen

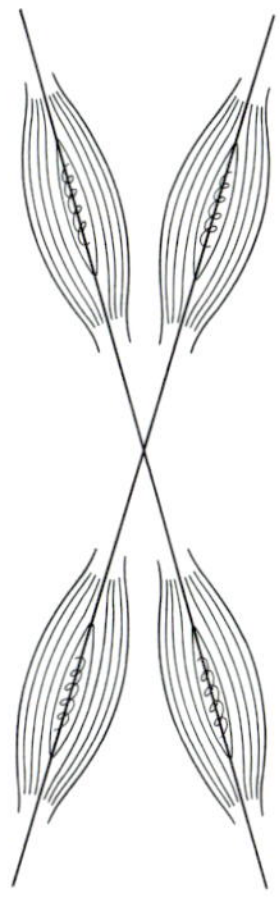

Die exterozeptiven und propriozeptiven Reize werden an **Bewegungsdiagonalen** ausgeübt, um eine optimale muskuläre Antwort oder motorische Aktivität zu erreichen.

Man versteht unter Bewegungsdiagonalen die **diagonal-spiralförmigen funktionellen Grundbewegungen**, die man bei normalen gesunden Menschen im täglichen Leben oder z. B. bei Sportaktivitäten sieht. Diese Bewegungen haben die gleiche Verlaufsrichtung wie die Sehnen und Muskelfasern. Das gleiche gilt auch für die Richtung der Muskulatur.

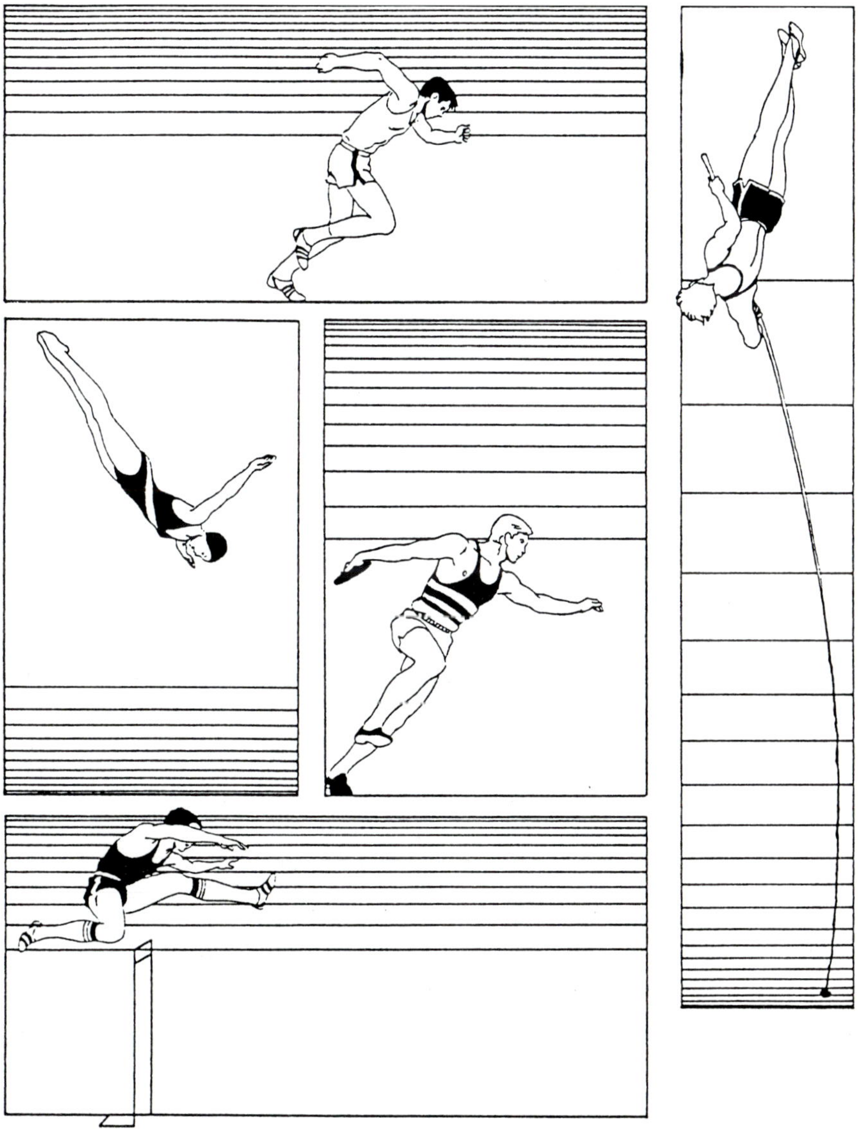

Abb. 2-7: Sportaktivitäten (aus: T. Tierney, School and Education Illustrations, Dover publication 1987).

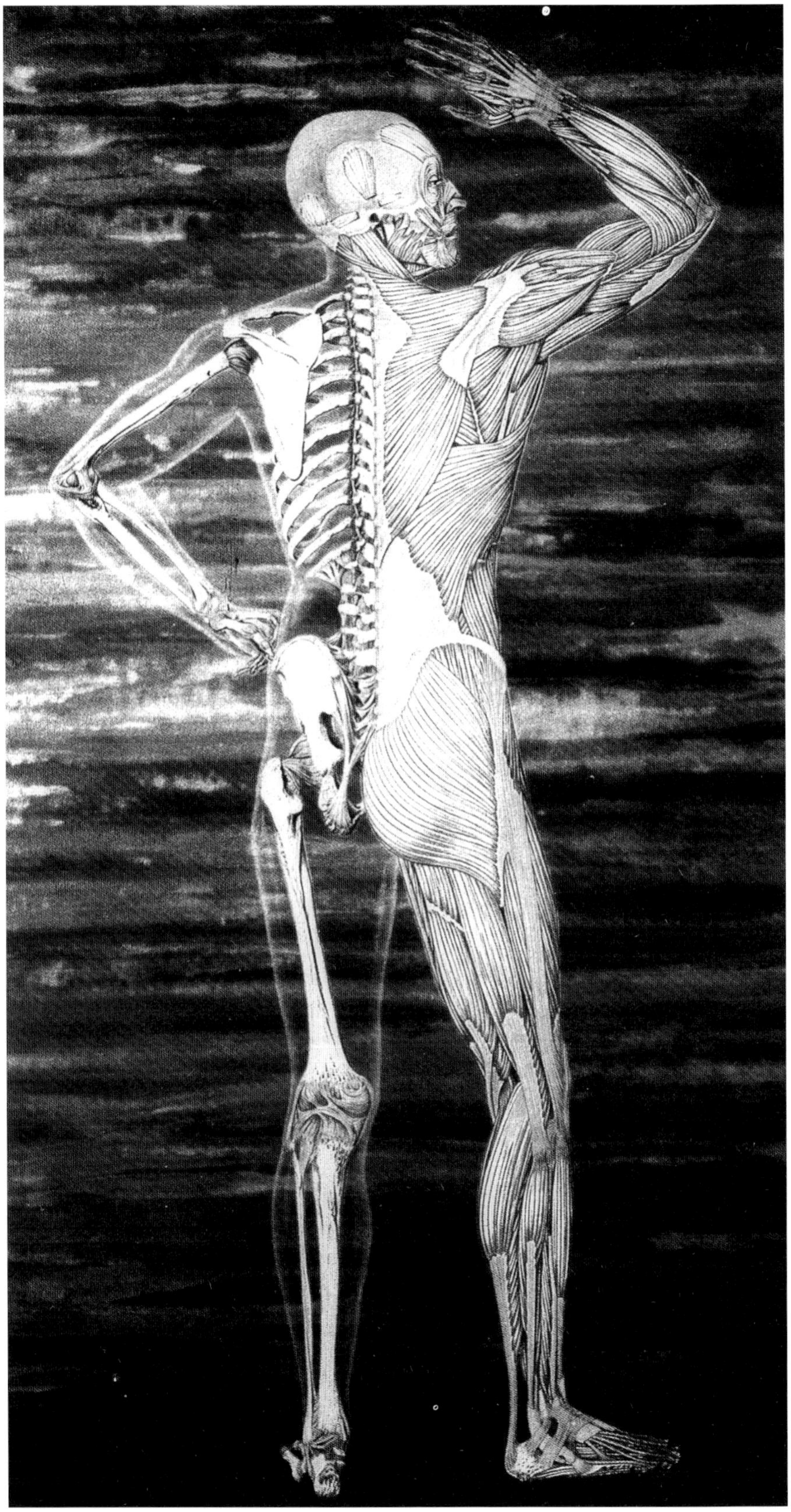

Abb. 2-8: Die **Muskeln** sind **diagonal-rotatorisch am Skelett** angelegt. Fast keine Bewegung wird achsengerecht ausgeführt. (Mit freundlicher Genehmigung von Rehband Anatomiska AB, Sollentuna, Schweden.)

Zusammensetzung der Bewegungsdiagonalen und Aufbau des Bewegungsmusters

Die dreidimensionalen Grundbewegungen in PNF bilden **zwei Bewegungsdiagonalen**.
Jede Bewegungsdiagonale wird aus zwei synergistischen Bewegungsmustern, zusammengesetzt, einem für die Extension und einem für die Flexion.

So entstehen **vier Bewegungsmuster** jeweils für:
- die untere bzw. obere Extremität;
- den Rumpf, der noch in oberen und unteren Rumpf unterteilt wird;
- den Kopf/Nackenbereich.

Es werden **drei Hauptkomponenten** in den Bewegungsmustern für die Extremitäten unterschieden:
1. Flexion – Extension.
2. Abduktion – Adduktion.
3. Innenrotation – Außenrotation.

Diese 3 Hauptkomponenten beziehen sich auf das *proximale* Gelenk, d. h. auf Schulter- bzw. Hüftgelenk.

Beachte Die Diagonale gibt die Bewegungsrichtung an. Das Muster beschreibt alle Komponenten der zu bewegenden Gelenke oder Körperteile.

Benennung des Musters

Das Bewegungsmuster wird nach der *Endstellung* des Bewegungsmusters und nach der Stellung des *proximalen Gelenkes* benannt.

Rotation

Rotation ist die wichtigste Bewegungskomponente, weil:
- die beste Dehnung mit Rotation zustande kommt;
- Rotation stabilisierend ist, weil die Rotatoren kleine, gelenknahe Muskeln sind;
- die Muskeln ein Gelenk nicht achsengerecht, sondern diagonal mit einer Rotationskomponente bewegen (im Verhältnis zur Längsachse von Körper/Extremität).

«To be in the groove» – «In der Spur (= Diagonale) bleiben»
Dies war ein Lieblingsausdruck von Margaret Knott, der mehrere Bedeutungen hat:

- Die Diagonalen sollen *alle Bewegungskomponenten beinhalten*.
- Der Therapeut soll während der Ausführung der Aktivität *in der Diagonale stehen*. Er hat so mehr Kraft und arbeitet ergonomischer.

- Die *Diagonalen* (Bewegungsbahnen = «Spur») sind im Verhältnis zur Mittellinie des Körpers *festgelegt* und sind *schmal/steil* in der Bedeutung, daß sie nahe dieser Mittellinie verlaufen. In den Diagonalen entwickelt die Muskulatur mehr Kraft als außerhalb.

Übungsbeispiel Man führt nochmals die Flexion des Armes aus; Endstellung: Faustbreite vom Ohr entfernt. (Man beachte die unterschiedliche Muskelkraft!)

Bewegungsfolge /«Timing»

Bewegungsfolge oder «Timing» ist die Sequenz, die verwendet wird, um alle Komponenten eines Bewegungsmusters zu aktivieren. Dies wird auf zwei Arten betont:

a) Normale Bewegungsfolge.
b) Betonte Bewegungsfolge.

a) Normales «Timing»/ Normale Bewegungsfolge

- Proximal nach distal.
- Distal nach proximal.

Die Ziele der Behandlung können bei Kindern und Erwachsenen, bezüglich der Bewegungsfolge, unterschiedlich sein. Trotzdem können beide Bewegungsfolgen bei erwachsenen Patienten verwendet werden, um die Bewegung zu schulen.
Ziel können Bewegungen von distal nach proximal sein, aber Bewegungen der Extremitäten können vielleicht nicht direkt von distal nach proximal ausgeführt werden. Dann muß man zuerst proximal arbeiten, um z. B. Stabilität als Grundlage für die distalen Bewegungen herzustellen.

«Timing» bei PNF bedeutet, daß alle Muskeln eines Bewegungsmusters gleichzeitig aktiviert werden, obwohl die *distalen* Muskelkomponenten (Finger-Hand für die obere und Zehen-Fuß für die untere Extremität) sichtbar zuerst arbeiten und dann die *proximalen Bewegungskomponenten* (Schulter- bzw. Hüftgelenk).

b) «Timing for emphasis»/ Betonte Bewegungsfolge

Bei der Behandlung von Funktionsproblemen kann dieser grundsätzliche Vorgang benutzt werden.
Das Ziel ist, bestimmte schwächere Körperteile durch Irradiation von kräftigeren zu unterstützen. Es wird die Betonung z. B. auf die Kniegelenkbeugung gelegt. Die Bewegung im Kniegelenk wird dann z. B. von der kräftigeren Hüftgelenksmuskulatur unterstutzt, durch Zurückhalten weiterer Bewegungen im Hüftgelenk unter Zulassung wiederholter Flexionsbewegungen im Kniegelenk. Der Griff ist dorsal am Fuß und am Oberschenkel anzusetzen, wie für den Grundgriff der jeweiligen Bewegungsmuster beschrieben.

So kann auch die kräftigere Schultergürtelmuskulatur für die Irradiation der schwächeren Bauchmuskulatur benutzt werden, um dadurch eine Rollbewegung zustande zu bringen und/oder eine Kräftigung des Rumpfes zu erreichen.

«Timing for emphasis»/Betonte Bewegungsfolge wird ausführlicher in Kapitel 3 beschrieben.

Übungsbeispiel Zum Schluß führe man jetzt das Übungsbeispiel mit Flexion des geraden Armes mit den korrekten drei Bewegungskomponenten aus. Kombinieren Sie mit den schon bekannten extero-propriozeptiven zusätzlichen Stimuli.

Becken:	ant. Elev.
Hüftgelenk:	Flexion Adduktion Außenrotation
Kniegelenk:	*
Sprunggelenk:	Dorsalextension Supination
Zehengelenke:	Extension

Becken:	post. Elev.
Hüftgelenk:	Flexion Abduktion Innenrotation
Kniegelenk:	*
Sprunggelenk:	Dorsalextension Pronation
Zehengelenke:	Extension

Hüftgelenk

Becken:	ant. Depr.
Hüftgelenk:	Extension Adduktion Außenrotation
Kniegelenk:	*
Sprunggelenk:	Plantarflexion Supination
Zehengelenke:	Flexion

Becken:	post. Depr.
Hüftgelenk:	Extension Abduktion Innenrotation
Kniegelenk:	*
Sprunggelenk:	Plantarflexion Pronation
Zehengelenke:	Flexion

* Die Bewegungsdiagonalen können ausgeführt werden mit:

1. gestrecktem Knie:
2. Kniebeugung:
3. Kniestreckung:

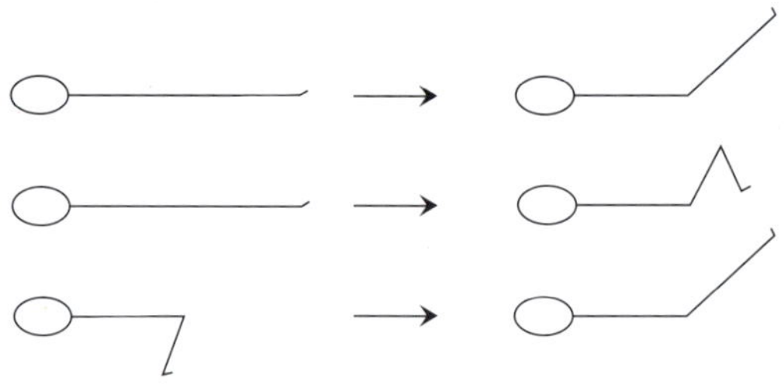

Beachte:
In den unteren Extremitäten folgen immer eine Dorsalextension des Sprunggelenkes mit einer Flexion des Hüftgelenkes und eine Plantarflexion des Fußgelenkes mit einer Extension des Hüftgelenkes.
Eine Pronation des Sprunggelenkes ist immer verbunden mit einer Hüftgelenksabduktion und Innenrotation bzw. eine Supination des Sprunggelenkes mit einer Hüftgelenksadduktion und Außenrotation.

Abb. 2-9: Übersicht der Bewegungsmuster der unteren Extremitäten, links.

Schulterblatt:	ant. Elev.	Schulterblatt:	post. Elev.
Schultergelenk:	Flexion Adduktion Außenrotation	Schultergelenk:	Flexion Abduktion Außenrotation
Ellenbogengelenk:	*	Ellenbogengelenk:	*
Unterarm:	Supination	Unterarm:	Supination
Handgelenk:	Volarflexion rad. Abd.	Handgelenk:	Dorsalextension rad. Abd.
Fingergelenke:	Flexion (rad.)	Fingergelenke:	Extension (rad.)
Daumen:	Adduktion	Daumen:	Abduktion

Schultergelenk

Schulterblatt:	ant. Depr.	Schulterblatt:	post. Depr.
Schultergelenk:	Extension Adduktion Innenrotation	Schultergelenk:	Extension Abduktion Innenrotation
Ellenbogengelenk:	*	Ellenbogengelenk:	*
Unterarm:	Pronation	Unterarm:	Pronation
Handgelenk:	Palmarflexion	Handgelenk:	Dorsalflexion
Finger:	Flexion (uln.)	Finger:	Extension (uln.)
Daumen:	Adduktion	Daumen:	Abduktion

* Die Bewegungsdiagonalen können ausgeführt werden mit:

1. gestrecktem Ellenbogen: 2. Ellenbogenbeugung: 3. Ellenbogenstreckung:

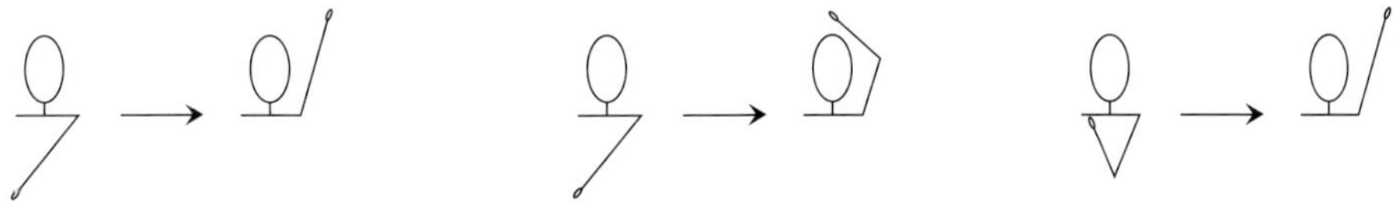

Beachte:
In den oberen Extremitäten folgt immer Außenrotation im Schultergelenk und Supination im Unterarm mit Schultergelenksflexion bzw. Innenrotation im Schultergelenk und Pronation im Unterarm mit Schultergelenksextension.

Abb. 2-10: Übersicht der Bewegungsmuster der oberen Extremitäten, links.

Ausführung der Bewegungsdiagonalen der Extremitäten

- **Unilateral (Einseitig):** Eine Extremität bewegen.
- **Bilateral (Beidseitig):**

a) *Symmetrisch:* Die gleichen Extremitäten zur selben Zeit in dieselbe Richtung bewegen, z. B. nach oben-außen.
b) *Asymmetrisch:* Die gleichen Extremitäten zur selben Zeit zur selben Seite bewegen, z. B. nach oben-rechts.
c) *Reziprok:* Die gleichen Extremitäten zur selben Zeit in entgegengesetzte Richtungen bewegen, z. B. eine nach oben-außen und eine nach unten-außen.

Die bilateralen reziproken Bewegungen können sowohl *symmetrisch* als auch *asymmetrisch* sein.

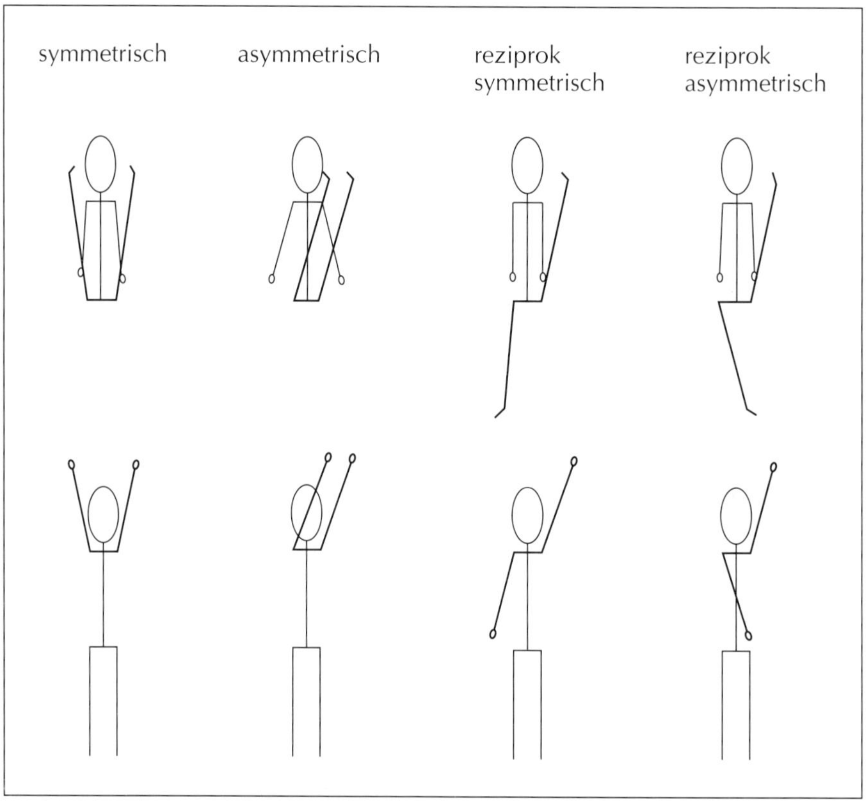

Abb. 2-11: Illustration der bilateralen Bewegungsdiagonalen (nach: D. E. Voss, Northwestern University Medical Center, Chicago, Illinois, USA).

Summation der Reize

Die Grundprinzipien können zusammengelegt eine Summation der Reize ergeben, die ihrerseits zur Irradiation führt.

Arten der Summation:

A. Spatiale/räumliche Summation
Verschiedene Arten von Stimuli, die fast gleichzeitig an verschiedene Stellen gegeben werden, können sich addieren und in einer Anregung der motorischen Neuronen resultieren.

B. Temporale/zeitliche Summation
Verschiedene Stimuli innerhalb einer gewissen Zeit können sich addieren, woraus eine Anregung der motorischen Neuronen erfolgt.

Beide Summationen können gleichzeitig eintreten; das Resultat dieser Summation von Stimuli ist dann eine *erhöhte Aktivität.*
Aus diesem Grund sollen wir gleichzeitig so viele und so verschiedene Stimuli wie möglich an verschiedenen Stellen an dem zu behandelnden Körperteil ansetzen. Das Ziel ist es, so viele motorische Einheiten wie möglich zu aktivieren und so eine optimale motorische Antwort zu bekommen.

Die Summation der Reize ist die Basis der PNF!

Aus diesem Grund muß immer folgendes beachtet werden:
Manueller Kontakt, visueller Stimulus, verbaler Stimulus, Dehnreiz/ «Stretch», Traktion oder *Approximation* und *angepaßter Widerstand,* d.h. **alle Grundprinzipien!**

Irradiation

Bei Verwendung von Widerstand gegen die diagonalen Bewegungsmuster in Kombination mit den verschiedenen extero- und propriozeptiven Stimuli erhält man eine Summation der Reize, die das Phänomen Irradiation (siehe Kapitel 1 «Philosophie» [Grundgedanken]) ergeben kann. Die Irradiation kann eine verbesserte funktionelle Aktivität bzw. kräftigere Muskelarbeit bewirken. Die vermehrte Muskelarbeit kann auch zur Entspannung von verspannter Muskulatur bzw. zur Herabsetzung von Schmerzen beitragen.

KAPITEL 3

Techniken und Behandlungsverfahren

Übersicht

Techniken

1. Rhythmische Bewegungseinleitung
2. Wiederholte Kontraktionen
   A. Dehnreiz/«Stretch» auf vorgedehnter Muskulatur
   B. Dehnreiz/«Stretch» auf kontrahierter Muskulatur
3. Langsame Umkehr (sog. Dynamische Umkehr)
4. Rhythmische Stabilisation (sog. Statische Umkehr)
5. Anspannen–Entspannen
6. Halten–Entspannen

Behandlungsverfahren

1. Stabilisierung
2. Stabilisierende Umkehr
3. Kombinationen dynamischer Muskelarbeit
4. Betonte Bewegungsfolge

Übersicht der Techniken

1. **Rhythmische Bewegungseinleitung**
   («Rhythm Technique»)

2. **Wiederholte Kontraktionen**
   («Repeated Contractions»)

   A. **Dehnreiz/«Stretch» auf vorgedehnter Muskulatur**
   («Stretch from tension of elongation»)

   B. **Dehnreiz/«Stretch» auf kontrahierter Muskulatur**
   («Stretch from tension of contraction»)

3. **Langsame Umkehr (sog. dynamische Umkehr)**
   («Slow Reversal») («Isotonic Reversal»)
   (dynamisch)

4. **Rhythmische Stabilisation (sog. statische Umkehr)**
   («Rhythmic Stabilization») («Isometric Reversal»)
   (statisch)

5. **Anspannen–Entspannen**
   («Contract–Relax») (dynamisch)

6. **Halten–Entspannen**
   («Hold–Relax») (statisch)

Übersicht der Behandlungsverfahren

1. **Stabilisierung**
   («Stabilizing»/«Holds») (statisch)

2. **Stabilisierende Umkehr**
   («Stabilizing Reversal») («statisch/dynamisch»)

3. **Kombinationen dynamischer Muskelarbeit**
   («Combination of isotonics»)

4. **Betonte Bewegungsfolge**
   («Timing for emphasis»)

Übersicht der Techniken und Behandlungsverfahren

PNF beinhaltet *Techniken*, mit welchen man die Aktivität in der betroffenen Muskelgruppe *fazilitieren/steigern* oder *inhibieren/vermindern* kann.

Außer den klassischen PNF-Techniken gibt es *Behandlungsverfahren*, die gut beim Funktionstraining verwendbar sind.
Ein Behandlungsverfahren wird von der Verfasserin definiert als: «ein ‹Vorgang›, der mehrere Grundprinzipien oder klassische Techniken benutzt, eventuell miteinander kombiniert».

Die *Wahl der Technik oder des Behandlungsvorganges* ist abhängig vom *Ziel* der Aktivität.
Ein Muskel wird nur für die Aktivität oder in dem Teil der Bewegungsbahn stark, in welchem er gefördert wird. Deswegen ist es wichtig, daß der Muskel aus verschiedenen Gelenkstellungen trainiert wird, um die Kraft optimal zu bessern.
Auch aus diesem Grund sollen verschiedene Techniken und Arten der Muskelarbeit kombiniert und aus verschiedenen Ausgangsstellungen geübt werden. Nur so wird der Patient optimal gefördert.

Techniken

1. Rhythmische Bewegungseinleitung

Allgemeines Diese Technik ist nur für den *agonistischen* Muskel / die agonistische Bewegungsrichtung zu verwenden.

Definition Rhythmische wiederholte Bewegung durch den *verfügbaren* Bewegungsweg; nur *eine* Bewegungsrichtung *(agonistische)* wird jeweils geschult.

Ziel
- Bahnung von dynamischer Muskelarbeit.
- Die Fähigkeit, Bewegungen einzuleiten, zu verbessern.
- Bewußtmachung der Bewegung/der motorischen Kontrolle.
- Entspannung.
- Vergrößerung des Bewegungsausmaßes.

Indikation
- Tonuserhöhung (z. B. Rigidität, Spastizität).
- Zustand mit volontär erhöhter Muskelspannung.
- Sensibilitätsstörung (z. B. herabgesetzte Propriozeption).
- Schwierigkeiten mit der Bewegungseinleitung.
- Situation, in der der Patient eine Bewegung lernen bzw. wieder erlernen soll.

Ausführung

a) Zuerst *passive, führende Bewegung* durch den verfügbaren Bewegungsweg.
Kommando: «Von mir bewegen lassen!»
Ziel: z. B. – willkürliche Entspannung,
– Verständnis für eine bestimmte Bewegung.

b) Danach *unterstützte aktive Bewegung* gegen langsam zunehmenden Widerstand.
Kommando: «Etwas mithelfen!»
Ziel: z. B. – Gefühl für die bestimmte Muskelaktivität,
– unterstützte Bewegung gegen Widerstand.

c) Zum Schluß *aktive Bewegungen gegen zunehmenden Widerstand.*
Kommando: «Noch mehr mithelfen!» (z. B. «Ziehen!»)
Ziel: z. B. – optimale Muskelarbeit der gedachten Bewegung,
– aktive Bewegung gegen optimalen Widerstand.

Beachte
- Der *Rhythmus* bei den Bewegungen ist sehr wichtig, um die Entspannung zu erreichen, bevor die passiven Bewegungen in unterstützte und aktive Bewegungen gegen Widerstand übergehen können.
- Die antagonistische Bewegung kann, wie oben beschrieben, auch geschult werden.

– Eine Kombination der beiden Bewegungsrichtungen ist möglich, aber *nicht gleichzeitig!*
– Die «Rhythmische Bewegungseinleitung» ist verwendbar, um dem Patienten eine neue Aktivität oder ein neues Bewegungsmuster beizubringen.

2. Wiederholte Kontraktionen

A. Dehnreiz/«Stretch» auf vorgedehnter Muskulatur.
B. Dehnreiz/«Stretch» auf kontrahierter Muskulatur:
a) Ohne «Halten»; b) mit «Halten».

Die Grundgedanken zu Dehnreiz/«Stretch» wurden schon in Kapitel 2, S. 19f. näher besprochen.
Hier wird «Stretch» als Behandlungstechnik erläutert.

Allgemeines Beim Dehnreiz/«Stretch» wird vor allem der spinale Dehnreflex/Muskeleigenreflex ausgenützt.
Der Muskeleigenreflex und «Stretch» können verwendet werden bei:

A. Vorgedehnter Muskulatur.
B. Kontrahierter Muskulatur.

Um eine Bewegung zu lernen, ist die *Wiederholung* sehr effektiv; durch Ausnützung des Muskeleigenreflexes wird die Kontraktion kraftvoller, und die Muskulatur ermüdet nicht so schnell.
Neurophysiologisch baut diese Technik u.a. auch auf *Nachpotentialen* auf, d.h. daß nach einer maximalen Muskelkontraktion eine Zeitperiode folgt, in der die Impulse weiterfließen.

Kontraindikation
– Schmerz.
– Ungeheilte Fraktur.
– Subluxation.

Beachte Muskulatur mit schlaffer Parese *nicht überdehnen!*

A. Dehnreiz/«Stretch» auf vorgedehnter Muskulatur

Definition Wiederholter Dehnreiz/*wiederholter «Initial Stretch»* am *Bewegungsanfang,* um eine Bewegung zu initiieren.

Auslösung der Muskeleigenreflexe am Bewegungsanfang.

Ziel
– Einleitung der Bewegung.
Wiederholter Dehnreiz am Anfang des Bewegungsweges wird zur Bewegungseinleitung ausgeführt.

– Wecken von «schlummernden» Potentialen.
Außer als Bewegungsstarter wird der «Stretch» am Anfang des Bewegungsmusters ausgeführt, um die Potentiale für eine willkürliche Kontraktion zu testen. Diese kann auf den Reflex als aktive Antwort folgen.

– Entspannung.
  a) Wenn der Dehnreiz am Anfang an gleicher Stelle des Bewegungsweges immer wiederholt wird, kann eine Ermüdung des Muskels erreicht werden, sog. *autogene Hemmung*, was zur Entspannung von hypertonen Muskeln ausgenützt werden kann.
  b) Eine sog. *reziproke Hemmung* der verspannten Muskulatur kann dadurch erreicht werden, daß der Dehnreiz auf zur verspannten Muskulatur antagonistisch wirkender Muskulatur wiederholt ausgelöst und mit nachfolgender Muskelarbeit der Widerstand gegeben wird.

Ausführung

Ausgangsstellung: Passiv = Die *Muskulatur* wird vom Therapeuten *gedehnt.*

– Die *Muskulatur* ist *entspannt.*
– Die Extremität oder der Körperteil wird mit Hilfe von *Traktion* passiv in eine Dehnlage gebracht, wo alle Komponenten des Musters unter *Vordehnung* stehen.
– Alle 3 Bewegungskomponenten werden berücksichtigt, besonders die Rotation, und alle stehen unter Spannung.
– In dieser dehnenden Ausgangsstellung wird der Dehnreflex dadurch ausgelöst, daß die Extremität oder der Körperteil *schnell und kurz über den Punkt der Vordehnung hinaus* bewegt wird, wobei alle beteiligten Muskeln gedehnt werden. Dieser «Stretch» wird «Initial Stretch» genannt.
– Dann folgt, wenn möglich, *dosierte aktive Muskelarbeit* mit angepaßtem Widerstand und ein gleichzeitiges Kommando.
– *Eventuell* zurück zur Ausgangsposition, um *neu anzufangen.*

B. Dehnreiz/«Stretch» auf kontrahierter Muskulatur: a) Ohne «Halten»; b) mit «Halten»

Definition

Dynamische Muskelarbeit des Bewegungsmusters, dazu wiederholte Dehnreize (*«Restretch»*) bei fortgesetzter dynamischer Muskelarbeit.

Der «Stretch» wird so während des Bewegungsweges wiederholt ausgelöst.

Dieser «Stretch» wird *«Restretch»* genannt, was «erneuter Stretch» bedeutet, im Vergleich zu *«Initial Stretch»*, was nur «der erste Stretch» bedeutet. Alle darauffolgenden «Stretch-Manöver» werden also «Restretch» genannt!

Ziel
- Verstärkung der Muskelkontraktion.
- Kräftigung.
- Verzögerung der Muskelermüdung.
- Verbesserung der Muskelausdauer.
- Vergrößerung des Bewegungsausmaßes.

a) Ohne «Halten»

Ausführung *Ausgangsstellung: Aktiv* = Die *Muskulatur* ist *kontrahiert*.

Der Dehnreiz kann *nur* ausgelöst werden, wenn der Muskel unter *Spannung* steht, was auch bei einem kontrahierten Muskel der Fall ist.

Nach dem «Initial Stretch», gefolgt von dynamischer Muskelarbeit, wird während des Bewegungsweges im *gesamten Muster* wiederholt neu gedehnt.

«Stretch» / «Restretch» werden also während des Bewegungsweges *kombiniert*: Schnell, weich, dosiert und dem Patienten angepaßt!

Beachte
- Dehnung und Kommando gleichzeitig.
- Der Patient darf beim «Restretch» *nicht entspannen*.
- Kommando: z. B. «Weiterziehen!».
- Man wartet die aktive Antwort des Dehnreizes ab und hilft nicht bei der Bewegung.

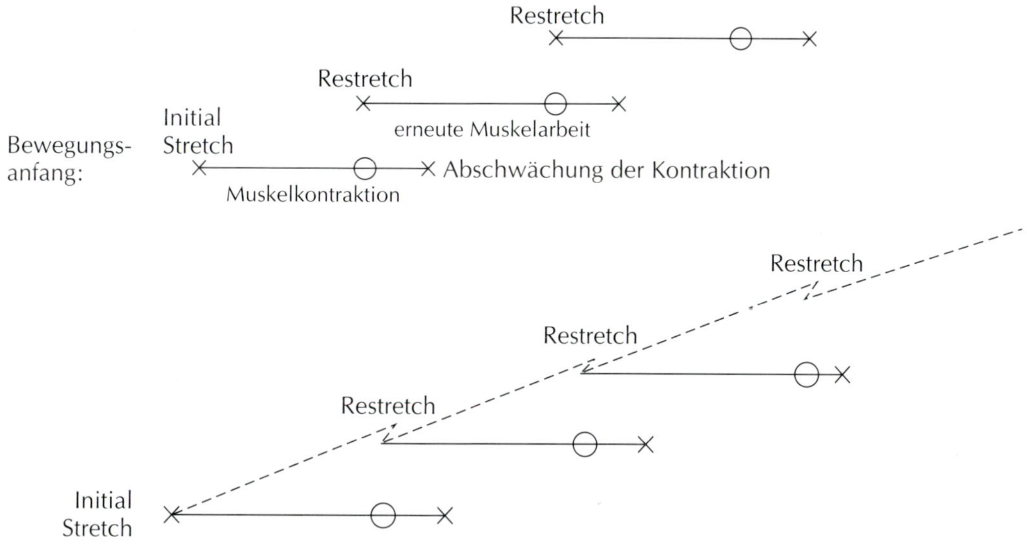

Abb. 3-1: Schema der Kombination «Initial Stretch—Restretch».
x: Begrenzung der Kontraktion / Muskelarbeit.
o: Bei Abschwächung der Kontraktion (x): etwas im Bewegungsweg zurückgehen, um im Muskel Spannung zu bekommen. Dann wieder «Stretch» = «Restretch», um eine erneute / verstärkte Muskelarbeit zu unterstützen.
- - -: Neues Bewegungsausmaß, das bei jedem «Restretch» zugelassen wird.

- Man lasse den Patienten nach jedem «Restretch» im Bewegungsweg weiterkommen, die weitere Bewegung wird nicht durch zuviel Widerstand blockiert!
- Die Anzahl der Dehnreize ist vom Bedarf des Patienten abhängig.

b) Mit «Halten»

Sonderform **Wiederholte Kontraktionen mit «Halten»**

(«Repeated Contractions with ‹Hold›»)

Dies ist eine Erschwerung der «Wiederholten Kontraktionen» dadurch, daß die *dynamische Muskelarbeit mit einer statischen Muskelarbeit kombiniert* wird.

Definition *Dynamische* Muskelarbeit des Bewegungsmusters, eventuell mit wiederholten Dehnreizen unterstützt. Dazu wird eine *statische* Muskelarbeit, sog. «Halten» aufgebaut; abgeschlossen wird mit wiederholten Dehnreizen bei fortgesetzter dynamischer Muskelarbeit.

Ziel Summation der Muskelarbeit in einem kräftigeren Teil des Bewegungsweges, um Irradiation auf schwächere Teile zu erreichen. Siehe auch «Wiederholte Kontraktionen», S. 43ff.

Ausführung

- Nach dem *«Initial Stretch»* wird, gefolgt von *dynamischer Muskelarbeit,* während des Bewegungsweges im *gesamten Muster wiederholt* neu *gedehnt*.
- Wenn eine *Abschwächung* der Kontraktion zu spüren ist, wird eine *statische Muskelarbeit* aufgebaut, sog. «Halten».
- *Gefolgt von erneuter dynamischer Muskelarbeit* wird mit *wiederholten Dehnreizen* unterstützt.

Beachte

- Dem Patienten *genügend Zeit* geben, um die statische Muskelarbeit aufzubauen und beim «Halten» zu sichern.
- Der Patient soll sich *willkürlich aus der Haltearbeit* bewegen.
- Diese Sonderform wird selten gelehrt, da eine korrekte statische Muskelkontraktion schwer aufzubauen ist – wie auch die Kombination statische-dynamische Muskelarbeit.
  Der Patient muß zuerst die statische Kontraktionsform lernen. Das «Halten» kann dadurch ein Teilziel der Behandlung werden.
  – Siehe auch «Wiederholte Kontraktionen», S. 43 u. 45 («Beachte»).

Zu A. und B.:

Folgende Ausdrücke sind zusammengefaßt beim Dehnreiz/«Stretch» wichtig:

«Tension» = Spannung (in der Muskulatur).
Wird durch Traktion und passive Entfernung von Ursprung und Ansatz der Muskulatur erreicht.

«Tight» = Straff (Muskulatur).
Alle beteiligten Komponenten, besonders die rotatorischen, sind durch die Vordehnung unter Spannung.

«Tap» = Dehnreiz.
Schneller, kurzer, zusätzlicher Dehnreiz für alle Bewegungskomponenten über den Punkt der Vordehnung hinaus.

3. Langsame Umkehr (sog. Dynamische Umkehr)

Diese Technik wurde von MARGARET KNOTT als *«Langsame Umkehr»* beschrieben. Der Name schließt Tempovariationen in der Behandlung aus, was bei der Behandlung von z. B. Sportverletzungen sehr wichtig ist, um Kraft, Koordination und Schnelligkeit der Bewegung zu schulen. Diese Technik ist dazu sehr gut geeignet.
Der Zusatzbegriff *«Dynamische Umkehr»* schließt auch Tempovariationen mit ein. Er wurde von den Physiotherapeuten SUSAN ADLER, GREGORY JOHNSON und VICKY SALIBA, Calif., USA, eingeführt.

Allgemeines Bei dieser Technik werden agonistische und antagonistische Bewegungsmuster verwendet; eine sog. *Umkehrtechnik.*

Viele Bewegungen im täglichen Leben werden von einer Aktivität des Antagonisten eingeleitet, um die Agonisten in eine Dehnstellung zu bringen, wonach besser Kraft entwickelt wird (z. B. Ausholen zum Wurf, Greifen und wieder Loslassen, Gehen und Laufen).

Die Technik ist auf dem Gesetz der «sukzessiven Induktion» («Successive Induction») des Neurophysiologen SHERRINGTON aufgebaut:
«Der Agonist ist in einem Zustand zur optimalen Förderung einer Kontraktion nach einer maximalen Kontraktion und Entspannung des Antagonisten.»

Außer der «Successive Induction» kann auch eine *«reziproke Inhibition»* erreicht werden.

Diese Technik ist also nur *dynamisch*. Dadurch ist sie für die meisten Patienten ausführbar. Müdigkeit tritt nicht so schnell ein, weil man ständig zwischen Agonist und Antagonist wechselt.

Definition Widerstand gegen *dynamische Muskelarbeit, abwechselnd* Agonist und Antagonist *ohne Entspannung* dazwischen.

Ziel
- Fazilitation/Stimulierung von aktiven Bewegungen.
- Kräftigung.
- Ausdauertraining.
- Koordinationsschulung.
- Vergrößerung des Bewegungsausmaßes.
- Inhibition/Hemmung und Entspannung *(reziproke Inhibition).*

Ausführung

a) Langsame Ausführung (langsame Umkehr).
b) Schnelle Ausführung.

- Man *beginnt* mit dem *kräftigsten* Bewegungsmuster (größte Potentiale).
- Man *wechselt* zum schwachen Bewegungsmuster.
- Man wechselt zwischen Agonist–Antagonist mit *zunehmendem Widerstand* bis zum Maximum.
- Man *beendet* mit dem *schwachen* Bewegungsmuster.

Griff

- *Bein:* Den Griff zuerst *distal* wechseln, damit die Kontraktion bei dem Wechsel proximal beibehalten werden kann.
- *Arm:* Den proximalen Griff zuerst loslassen, um distal wechseln zu können. Dadurch kommt es nicht zu einem Spannungsabfall bei der Bewegungsumkehr.

Beachte

- *Eventuell* mit *«Initial Stretch»* anfangen oder aber den Patienten auffordern, sich in dem Bewegungsmuster zu bewegen.
- *Kein «Stretch» beim Wechseln.*
- Dynamische Muskelarbeit durch den ganzen *verfügbaren Bewegungsweg.*
- *Keine Pause* zwischen den Bewegungsmustern.
- *Widerstand* bei jeder Bewegungsumkehr *steigern.* Der Widerstand wird so angepaßt, wie es dem zunehmenden Kontraktionsvermögen des Patienten entspricht. Damit die Technik optimal ausgeführt wird, muß der dynamische Widerstand *langsam* aufgebaut werden. (Eine *Ausnahme* ist der Widerstand bei der *schnellen Ausführung*, z. B. bei Sportlern, wobei der Widerstand auch schnell gesteigert wird.)
- Beim Wechseln kann die Kontraktion durch zunehmende Traktion oder Approximation im proximalen Griff leichter beibehalten werden.
- Auch das Kommando ist von Bedeutung, um die Kontraktionskraft bei Wechsel der Bewegungsrichtungen beizubehalten. Dies kann durch entsprechende Aufforderungen an den Patienten erreicht werden. Z. B. «Das Bein weiter hochziehen!» vor dem Wechsel, wenn der Griff für den Wechsel vorbereitet wird. Als Verstärkung gibt man das Kommando «UUUND» (lang gedehnt) direkt beim Wechsel und noch vor dem Wechsel der Bewegungsrichtung und schließt dann erst ein Kommando wie «Herunterdrücken!» an.

4. Rhythmische Stabilisation (sog. Statische Umkehr)

Allgemeines

Im Unterschied zur «Stabilisierenden Umkehr» handelt es sich hier um reine *statische* Muskelarbeit, die bei der Umkehr für stabilisierende Zwecke zur *Kokontraktion* (gleichzeitige Kontraktion Agonist – Antagonist) führen sollten.
Diese Technik ist nur für Patienten, die eine statische Muskelarbeit aufbauen können, geeignet. Diese kann schwierig sein, z. B. bei Patienten mit zerebralen Schäden/Funktionsstörungen.

Wie bei der «Dynamischen Umkehr» ist die «Rhythmische Stabilisation» («Statische Umkehr») auch eine sog. *Umkehrtechnik*, diesmal aber *statisch*. Die neurophysiologische Grundlage ist das Gesetz der *«Successive Induction»* nach SHERRINGTON:
Ein Muskel kann sich leichter kontrahieren, nachdem er sich durch kräftige Arbeit des Antagonisten optimal entspannt hat.

Definition *Statische* Muskelarbeit mit *abwechselndem* Widerstand für Agonisten und Antagonisten *ohne Entspannung* dazwischen.

Ziel
- Fazilitation/Förderung und Kräftigung der Muskulatur.
- Inhibition/Hemmung und Entspannung der Muskulatur für z.B. Schmerzlinderung oder Vergrößerung des Bewegungsausmaßes (*reziproke Inhibition*).
- Lernen eine Stellung beizubehalten oder Verbesserung der Stabilität (Gelenk- und Körperstellungen) durch Üben der Kokontraktion.

Indikation
- Neurologische Krankheiten mit intakter Sensibilität (Schädigung des motorischen Teils des peripheren Nervensystems; z.B. Poliomyelitis, Polyneuritis, schlaffe Paresen).
- Orthopädische Funktionsstörungen (Arthrose, schmerzhafte Schulter, nach Knie- und Hüftoperationen z.B.).
- Instabilität, wie z.B. rheumatoide Arthritis.
- Ataxie.
- Schmerz.

Ausführung In der Literatur und in der Praxis gibt es unterschiedliche Auffassungen, wie und wo die beste Stellung für die optimale Muskelaktivität schwacher Muskulatur zu erreichen ist. Deshalb sind hier zwei verschiedene Möglichkeiten für den Beginn der Fazilitation beschrieben.

a) Für Fazilitation/Kräftigung

1. Man beginnt mit einer dynamischen Muskelarbeit des schwachen Bewegungsmusters = *dynamischer Agonist*.
- Man sucht den kräftigsten Teil des schwachen Bewegungsmusters und baut hier die erste statische Muskelarbeit auf = *statischer Agonist*.
- Man wechselt zum kräftigen Bewegungsmuster = *statischer Antagonist*.
- Man alterniert *Agonist – Antagonist statisch*. Bei jedem Wechsel den Widerstand bis zum Maximum steigern.
- Nach der letzten statischen Muskelarbeit des Agonisten schließt man evtl. mit einer *dynamischen Muskelarbeit des Agonisten* ab.

2. – Man beginnt mit der ersten statischen Muskelarbeit im kräftigeren Bewegungsmuster = *statischer Antagonist* (evtl. kann eine dynamische Muskelarbeit vorangehen).
- Man wechselt zum schwachen Bewegungsmuster = *statischer Agonist*.

- Man alterniert *Antagonist–Agonist statisch*. Bei jedem Wechsel den Widerstand bis zum Maximum steigern.
- Nach der letzten statischen Muskelarbeit des Agonisten schließt man evtl. mit einer *dynamischen Muskelarbeit des Agonisten* ab.
- Auch das Kommando ist wichtig, um die zunehmende Kontraktionskraft und deren Beibehaltung beim Wechsel zu unterstützen. Die Stärke (bzw. Länge) des Kommandos, die immer nur statische Arbeit angibt, wie z. B. «Halten», wird allmählich erhöht. Besonders beim Wechsel kann die fortgesetzte Muskelarbeit durch ein langgedehntes «HAAALTEEN» verstärkt werden.

Dieser Vorgang entspricht der Technik «Langsame Umkehr» (sog. Dynamische Umkehr), aber mit statischer Muskelarbeit.

b) Für Inhibition/Entspannung

- Man beginnt mit *passiver Führung* der Extremität bis zur *Bewegungsgrenze*. Die erste Muskelarbeit wird für die verkürzte und/oder verspannte Muskulatur *statisch* aufgebaut (= *Antagonisten*).
- Wechsel = *statischer Agonist*.
- Man alterniert *Antagonist–Agonist*.
- Nach der *letzten statischen Muskelarbeit des Agonisten* schließt man mit einer *dynamischen Kontraktion des Agonisten* ab, was dann eine Vergrößerung des Bewegungsausmaßes bedeutet.
- Der verbale Stimulus hilft auch, die Kontraktionskraft beizubehalten. Das Kommando «Halten» beim Wechsel wird (bei gleicher Lautstärke) allmählich immer stärker gedehnt gegeben, angepaßt an die gesteigerte Muskelarbeit, wie oben unter Punkt 2 bei «a) Für Fazilitation/Kräftigung» beschrieben.

Die Ausführung folgt teilweise dem Vorgang für die Entspannungstechnik «Halten–Entspannen» («Hold–Relax»).

Was unterscheidet den Vorgang zur Inhibition von dem der Fazilitation? Wird die Inhibition gewünscht, so wird die erste dynamische Kontraktion ausgelassen. Die Extremität wird passiv zur Bewegungsgrenze geführt.

Griff Für Fazilitation und Inhibition:

- *Bein:* Den Griff zuerst distal wechseln, damit die Muskelaktivität beim Wechsel proximal beibehalten werden kann.
- *Arm:* Den proximalen Griff zuerst loslassen, um distal wechseln zu können. Dadurch kommt es bei der Umkehr nicht zu einem Spannungsabfall.
- Die *distalen* Bewegungskomponenten (Fuß bzw. Hand) werden in die richtige Stellung für die statische Muskelarbeit gebracht. Wenn mit dem Arm gearbeitet wird, so kann die Hand zur Faust geballt werden, damit der Wechsel des manuellen Kontakts erleichtert wird, ohne die Aktivität zu unterbrechen.

Beachte

- Widerstand bei jeder Umkehr langsam und allmählich steigern.
- Keine Pause (= Spannungsabfall) beim Wechsel der Bewegungsmuster.
- Die Muskelarbeit muß immer eine Kokontraktion ergeben (= gleichzeitige statische Muskelarbeit der Agonisten und Antagonisten).
- Rhythmische Stabilisation ist für den Rumpf und für gewisse funktionelle Aktivitäten, z. B. in Stand oder Vierfüßlerstand, nicht so gut geeignet, weil die Hüftgelenke nicht stabilisiert sind. Hierfür werden «Stabilisierung» und «Stabilisierende Umkehr» (siehe «Behandlungsvorgang») angewandt.

Bei Rumpfübungen, wo die Hüftgelenke stabilisiert sind, eignet sich eine **einfachere Form** *der «Rhythmischen Stabilisation/Statischen Umkehr»*. Diese folgt den Prinzipien der Rhythmischen Stabilisation für Fazilitation, wobei die einleitende dynamische Muskelarbeit entfällt (s. 4 a, 2). Angefangen wird mit der kräftigeren Muskulatur, wobei eine statische Muskelarbeit direkt aufgebaut wird. Es wird ohne Pause zur schwächeren antagonistischen Muskulatur gewechselt. Nach mehrmaligem Wechsel, wobei der Widerstand bei jedem Wechsel gesteigert wird, wird mit einer statischen Muskelarbeit der schwächeren Muskulatur aufgehört.

Beachte

- Wie bei allen Übungen des Körpers in aufrechter Stellung, kann die Approximation z. B. an Schulter- und Hüftgelenken in Kombination gut benutzt werden!

5. Anspannen – Entspannen

Allgemeines

- «Anspannen – Entspannen» ist eine *dynamische* Technik, wo eine kleine und begrenzte Bewegung zugelassen wird, wenn auch nicht das ganze Bewegungsausmaß. (So wird die optimale Aktivität der antagonistischen Muskulatur erreicht.)
- Die Technik benutzt die verkürzte und/oder kontrahierte *antagonistische Muskulatur* im Sinne einer *autogenen Inhibition*.
- Die Entspannungsphase im antagonistischen Muskel wird ausgenützt, um das Bewegungsausmaß zu vergrößern (im agonistischen Muster).

Beispiel

Eingeschränkte Ellenbogenstreckung = agonistisches Bewegungsmuster.

Verspannte Muskulatur: Ellenbogenflexoren = antagonistisches Bewegungsmuster.
Diese Muskulatur muß inhibiert/gehemmt und entspannt werden, um das Bewegungsausmaß der Ellenbogenstreckung verbessern zu können.

Definition

Optimale *dynamische* Muskelarbeit der verspannten und/oder verkürzten Muskulatur (Antagonisten), gefolgt von *Entspannung* und:
a) *aktiver* Vergrößerung des Bewegungsausmaßes;
b) *passiver* Vergrößerung des Bewegungsausmaßes.

Ziel

Inhibition/Hemmung und Entspannung der verspannten, verkürzten und/oder kontrakten Muskulatur zur:
- Vergrößerung des Bewegungsausmaßes;
- Herabsetzung des Muskeltonus.

Ausführung

- Man bewegt ein Körperteil *aktiv oder passiv* bis zur *Bewegungsgrenze*.
- Man läßt den Patienten die verspannte/verkürzte *antagonistische Muskulatur optimal dynamisch anspannen* (nur ein wenig Bewegung im gewünschten Bewegungsmuster zulassen, wobei alle Bewegungskomponenten beachtet werden, besonders die *Rotation*). Die anderen Bewegungskomponenten, soweit es möglich ist, zurückhalten; man lasse vor allem die Rotation zu!
  Das Kommando soll Bewegung initiieren!
- Gefolgt von optimaler *willkürlicher Entspannung*, mit adäquatem Kommando unterstützt.
- Nach erfolgter Entspannung gibt es zwei Möglichkeiten, das *Bewegungsausmaß* zu *vergrößern*:

  a) Aktiv.
  b) Passiv.

  a) Aktive Vergrößerung des Bewegungsausmaßes
  Nach erfolgter Entspannung wird der manuelle Kontakt gewechselt, damit der Druck für die agonistische Bewegung ausgeübt wird.
  Der Griff/manuelle Kontakt wird meistens distal zuerst gewechselt. Der Patient wird aufgefordert, sich bis zur erneuten Bewegungsgrenze im neuen agonistischen Bewegungsausmaß zu bewegen. (Hierbei beachten: Angepaßter Widerstand, Traktion/Approximation.)

  b) Passive Vergrößerung des Bewegungsausmaßes
  Nach erfolgter Entspannung wird der Körperteil vom Therapeuten in das neue Bewegungsausmaß bis zur erneuten Bewegungsgrenze geführt, wobei alle Bewegungskomponenten, besonders die Rotation, beachtet werden. (Hierbei beachten: Traktion!)

- Man *wiederholt* den bis jetzt beschriebenen Vorgang a) oder b) so lange, bis eine Vergrößerung des Bewegungsausmaßes erreicht wird.
- Man *beendet* mit *aktiver Arbeit der agonistischen Muskulatur*, um das neue Bewegungsausmaß zu integrieren, und verwendet dazu eine passende fazilitierende Technik, z.B. die Technik der «Wiederholten Kontraktionen» oder der «Langsamen Umkehr».

Vergleich von a) und b)
- Der *aktive Vorgang* (a) ist rationeller und effektiver, weil die *reziproke Entspannung* der Antagonisten dazukommt, wenn der Patient sich selbst in der agonistischen Bewegungsrichtung bewegt.
- Der *passive Vorgang* (b) hat folgende Vorteile:
  - Die Traktion kann leichter ausgeübt werden, wenn die Muskulatur entspannt ist. Dadurch kann man näher an die Endposition des neuen Bewegungsmusters kommen.

- Der Therapeut kann das «Endgefühl» im neu erreichten Bewegungsmuster leichter spüren.
- Erleichterung für Patienten, die Koordinationsschwierigkeiten haben und so eine Kokontraktion aufbauen beim Versuch, aktiv in eine Endposition zu arbeiten.
- Erleichterung für Patienten mit herabgesetzter Ausdauer, «alles» bei der Aktivierung des Antagonisten zu geben.

Beachte

- Die Technik wird an der Bewegungsgrenze, aber im schmerzfreien Bereich ausgeführt.
- Die Technik wird bei verkürzter, verspannter Muskulatur benutzt, um diese zu entspannen.
- Die Technik wird, wenn nötig, mit Traktion ausgeführt. Siehe oben Vergleich von a) und b).
- Man gibt dem Patienten *genügend Zeit* für die Entspannung. (Definition «genügend»: Die Entspannung wird vom Therapeuten gespürt, individuell für jeden Patienten dosiert und nicht in Sekunden gemessen.)
- Man beendet mit aktiver Arbeit und Kräftigung der oft geschwächten agonistischen Muskulatur, um eine Kontrolle des neuen Bewegungsausmaßes zu bekommen.
- Die Technik wird nur selten bei Schmerzen verwendet; siehe «Halten–Entspannen» («Hold–Relax»)!
- Die Technik kann mit *Kälte (bevorzugt Eis)* durchgeführt werden.

6. Halten – Entspannen

Allgemeines

- «Halten – Entspannen» ist eine *statische Technik*, da keine Bewegung zugelassen wird, um eine optimale Aktivität im antagonistischen Muskel zu bekommen.
  Therapeut und Patient passen gegenseitig den langsamen Spannungsaufbau der Muskelaktivität an. Diese Technik ist für den Patienten schwieriger auszuführen und fordert dessen vollständige Mitarbeit. Dadurch ist die Technik nicht so gut für Patienten mit Großhirnschäden oder für kleine Kinder geeignet.
- Die Technik benutzt die *autogene Inhibition* der verspannten, verkürzten und/oder kontrakten *antagonistischen Muskulatur.*
- Die Entspannungsphase im antagonistischen Muskel wird ausgenützt, um das Bewegungsausmaß zu vergrößern.

Beispiel

Eingeschränkte Ellenbogenstreckung mit endgradigen Schmerzen = agonistisches Bewegungsmuster.

Verspannte Muskulatur: Ellenbogenflexoren = antagonistisches Bewegungsmuster.

Die antagonistische Muskulatur hemmt die agonistische Muskulatur in ihrer Bewegung. Diese Muskulatur muß inhibiert und entspannt werden, damit ein größeres Bewegungsausmaß bei Ellenbogenstreckung erfolgen kann.

Definition Optimale *statische* Muskelarbeit der verspannten oder verkürzten Muskulatur (Antagonisten), gefolgt von *Entspannung* und
a) *aktiver* Vergrößerung des Bewegungsausmaßes;
b) *passiver* Vergrößerung des Bewegungsausmaßes.

Ziel Inhibition/Entspannung der verspannten, verkürzten und/oder kontrakten Muskulatur zur:
- Herabsetzung der Schmerzen;
- Vergrößerung des Bewegungsausmaßes;
- Herabsetzung des Muskeltonus.

Ausführung
- Man bewegt den Körperteil *aktiv oder passiv* bis zur *Bewegungsgrenze oder gerade bis unterhalb der Schmerzgrenze.*
  (Aktiv, wenn zusätzliche *reziproke Entspannung* gewünscht ist. Passiv wird bei Schmerzen bevorzugt, da man näher an die Schmerzgrenze herankommt und dann ein größeres Bewegungsausmaß erreichen kann, als wenn der Patient selbst die Bewegungsgrenze spüren soll.)
- Die *distalen* Bewegungskomponenten (Fuß bzw. Hand) werden in die richtige Stellung für die statische Muskelarbeit *gebracht.*
- Man läßt den Patienten die verspannte/verkürzte *antagonistische Muskulatur optimal statisch anspannen.*
  Bauen Sie den Widerstand langsam auf, und beachten Sie besonders die *Rotation!*
  Das Kommando soll *Haltearbeit* initiieren! Nur die Kommandos «Halten!» oder «Bleiben Sie da!» etc. sollen verwendet werden.
- Es wird gefolgt von einer optimalen *willkürlichen Entspannung,* mit adäquatem Kommando unterstützt.
- Nach erfolgter Entspannung gibt es zwei Möglichkeiten, das *Bewegungsausmaß* zu *vergrößern*:

  a) Aktiv.
  b) Passiv.

a) Aktive Vergrößerung des Bewegungsausmaßes
Nach erfolgter Entspannung wird der manuelle Kontakt distal zuerst gewechselt, damit der Druck für die agonistische Bewegung ausgeübt werden kann.
Der Patient wird aufgefordert, sich bis zur erneuten Bewegungsgrenze in das agonistische Bewegungsmuster zu bewegen. (Hierbei beachten: Angepaßter Widerstand, Traktion/Approximation.)

b) Passive Vergrößerung des Bewegungsausmaßes
Nach erfolgter Entspannung wird der Körperteil vom Therapeuten in das neue Bewegungsausmaß bis zur erneuten Bewegungsgrenze geführt, wobei alle Bewegungskomponenten, besonders die Rotation, beachtet werden. (Hierbei beachten: Traktion!)

- Man *wiederholt* den bis jetzt beschriebenen Vorgang so lange, bis eine Vergrößerung des Bewegungsausmaßes erreicht wird.
- Man *beendet* mit *aktiver Arbeit der agonistischen Muskulatur*, um das neue Bewegungsausmaß zu integrieren, und verwendet dazu eine passende fazilitierende Technik, z. B. die der «Wiederholten Kontraktionen» oder der «Langsamen Umkehr».

Vergleich von a) und b)

- Der *aktive Vorgang* (a) ist rationeller und effektiver, weil die *reziproke Entspannung* der Antagonisten hinzukommt, wenn der Patient sich selbst in der agonistischen Bewegungsrichtung bewegt.
- Der *passive Vorgang* (b) hat folgende Vorteile:
  - Die Traktion kann leichter ausgeübt werden, wenn die Muskulatur entspannt ist. Dadurch kann man näher an die Endposition des neuen Bewegungsmusters kommen.
  - Der Therapeut kann das «Endgefühl» im neu erreichten Bewegungsmuster leichter spüren.
  - Erleichterung für Patienten, die Koordinationsschwierigkeiten haben und so eine Kokontraktion aufbauen beim Versuch, aktiv in eine Endposition zu arbeiten.
  - Erleichterung für Patienten mit herabgesetzter Ausdauer, «alles» bei der Aktivierung des Antagonisten zu geben.
  - Traktion kann den Schmerz z. B. bei Gelenkbeschwerden mildern. Schmerz kann die Muskelaktivität inhibieren und damit auch die Möglichkeit mindern, die Endposition der Bewegung zu erreichen.

Beachte

- Die Technik wird an der Bewegungsgrenze, aber im schmerzfreien Bereich ausgeführt.
- Die Technik wird bei verspannter/verkürzter Muskulatur benutzt, um diese zu entspannen.
- Die Technik wird, wenn möglich, mit Traktion ausgeführt. Siehe oben Vergleich von a) und b).
- Man gibt dem Patienten *genügend Zeit* für die Entspannung. (Definition «genügend»: Die Entspannung wird vom Therapeuten gespürt, individuell für jeden Patienten dosiert und nicht in Sekunden gemessen.)
- Man beendet mit aktiver Arbeit und Kräftigung der oft geschwächten agonistischen Muskulatur, um eine Kontrolle des neuen Bewegungsausmaßes zu bekommen.
- Die Technik ist vorwiegend bei *Schmerzen* mit oder ohne Bewegungseinschränkung zu verwenden, weil eine bessere Kontrolle der Aktivität und des Schmerzes bei der statischen Muskelarbeit möglich ist.
- Man führt die Technik, wenn möglich, mit *Kälte (bevorzugt Eis)* durch!
- Die Technik ist auch gut anzuwenden, wenn der Patient kräftig ist (z. B. Sportler) und die Technik «Anspannen–Entspannen» nicht optimal durchführbar ist.

Was unterscheidet «Halten – Entspannen» von «Anspannen – Entspannen»?

a) Statische Muskelarbeit wird ausgenutzt.
b) Es wird näher an der Bewegungseinschränkung und am Schmerz gearbeitet, doch *vor* der Schmerzgrenze!
c) Sehr effektiv bei Schmerzproblemen mit oder ohne Bewegungseinschränkung.
d) Sehr wirksam bei vorhandener guter Muskelkraft in Kombination mit Kontrakturen.

Gesichtspunkte bei der Behandlung von Schmerzen

Bei der Behandlung von Patienten mit Schmerzen gibt es innerhalb der PNF-Behandlung einige Gesichtspunkte, auf die geachtet werden soll:

1. Man beginnt mit der Behandlung weit weg vom Schmerz (z. B. an den Füßen oder am Nacken bei lumbalem Schmerz, alternativ an der gesunden Seite bei einseitigem Extremitätsschmerz).
2. Man behandelt in der Ausgangsstellung, die für den Patienten angenehm und schmerzfrei ist.
3. Man nimmt die Schwere des schmerzenden Körperteils weg.
4. Man verwendet, wenn möglich, Kälte (oder evtl. Wärme) zur Schmerzlinderung.
5. Wahl der Technik: «Halten – Entspannen» evtl. in Kombination mit Kälte, vorzugsweise Eis.*

MARGARET KNOTT meinte:
«Hold–Relax» = «First technique of choice by pain problems» (Technik der ersten Wahl bei Schmerzproblemen).

Die Technik kann in abgewandelter Form in der schmerzfreien Bewegungsbahn benutzt werden. «Halten – Entspannen» wird dann in verschiedenen Stellungen des Bewegungsweges angewandt und der Schmerzgrenze langsam genähert. Die Schmerzgrenze kann sich dabei

* Die von KABAT und KNOTT entwickelte und bevorzugte Kälteanwendung basiert auf einer Mischung von Wasser und Flockeneis («Eis-Chips»). In die Eis/Wassermischung werden 2 Frotteehandtücher getaucht, an denen sich die Eisflokken anhaften und auch beim anschließenden Auswringen haften bleiben. Die so zugerichteten Tücher werden an den gewünschten Körperstellen appliziert und häufig ausgetauscht. Diese Art der Kälteanwendung hat den Vorteil, daß man mit den eisbestückten Frotteehandtüchern einen Muskel ganz (vom Ursprung bis zum Ansatz) bedecken kann. Sie läßt sich außerdem leicht mit den PNF-Behandlungstechniken kombinieren. Durch den häufigen Wechsel der Frotteehandtücher kann eine langanhaltende Kälteeinwirkung erzielt werden.

ändern, d. h. der Schmerz wird weniger oder das Bewegungsausmaß wird vergrößert (siehe Abb. 3-2).

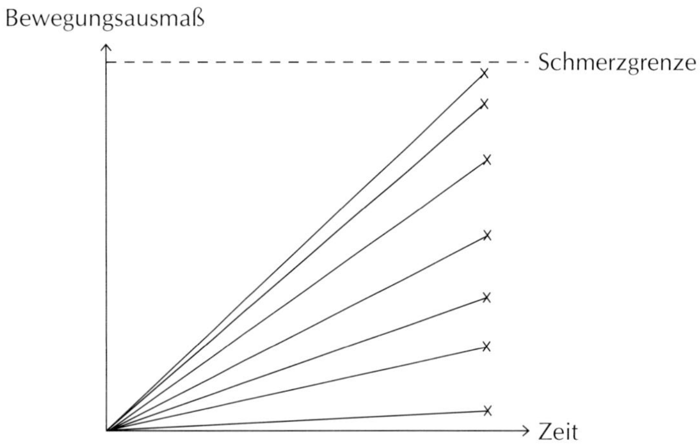

Abb. 3-2: Vergrößerung des schmerzfreien Bewegungsausmaßes mit «Halten–Entspannen». x = «Halten–Entspannen».

Behandlungsverfahren

Außer der klassischen Technik «Rhythmische Stabilisation» gibt es zwei andere Vorgänge, um die Stabilität eines Körpersegmentes oder eines Gelenkes zu schulen. Diese sind:

1. **Stabilisierung** (statische Muskelarbeit).
2. **Stabilisierende Umkehr** («statisch»/«dynamische» Muskelarbeit; minimaler Bewegungsausschlag, fast eine statische Muskelarbeit).

1. Stabilisierung

Allgemeines Stabilität ist wichtig, um eine eingenommene Stellung beibehalten zu können.

Definition *Statisch an-* und *abschwellender* Widerstand in verschiedenen Stellungen jeweils für Agonist oder Antagonist.

Ziel
- Verbesserung der Stabilität um ein Gelenk oder in einem Körpersegment.
- Kräftigung.
- Verbesserung der Haltungskontrolle (posturalen Kontrolle).
- Koordinationsschulung.

Ausführung
- Evtl. einleitende *schnelle Approximation*, um reflektorisch eine bessere Aufrichtung und Extensions-Reaktion zu erhalten.
- Diese Stellung halten durch *beibehaltene Approximation* und *statische Muskelarbeit*, die langsam durch anschwellenden Widerstand aufgebaut wird. Der optimal aufgebaute Widerstand wird lange beibehalten und danach wieder langsam abgebaut (s. Kap. 2, S. 27f.).
- Der Widerstand für die statische Muskelarbeit wird in *diagonale Richtung* gegeben:
  - *anterior nach posterior* (vor-rückwärts),
  - *posterior nach anterior* (rück-vorwärts),
  - *rotatorisch*.

  Ausnahme: Keinen isolierten rotatorischen Widerstand am Kopf leisten, nur diagonal ant.-post. und post.-ant. *mit Rotationskomponente*, damit keine Schäden an der HWS entstehen.

  Der Therapeut steht immer in der Verlängerung der Diagonale!
- Kommando: z. B. «Halten!», «Stehenbleiben!»
- Siehe auch Kapitel 4, S. 112ff.: «Stabilisierung im Sitzen».

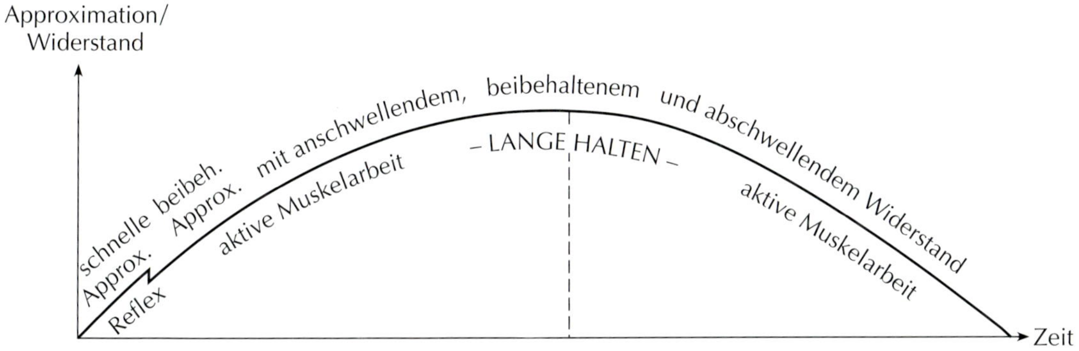

Abb. 3-3: Stabilisierung.
- - -: Wenn der Widerstand zu schnell abgebaut wird: Auslösung von Gleichgewichtsreaktionen.

Beachte Als Steigerung kann die Stabilisierung auch ohne die Approximation ausgeführt werden, damit der Patient die Stellung selbst ohne diesen Stimulus halten lernt.

Approximationsrichtung Schräg durch das Gelenk, nach vorne-unten oder nach hinten-unten. Im Stand wird die Approximation von oben an den Schultern und am aufgerichteten Becken gegeben (Fazilitation der Extension der Hüftgelenke).

Beachte Die Approximation kann auch in anderen Ausgangsstellungen als im Stand ausgeführt werden. – Siehe hierzu weiter: Kapitel 6 und 7.

2. Stabilisierende Umkehr*

Allgemeines Es ist wichtig, verschiedene Körperstellungen beibehalten zu können, z. B. ist ein stabiler Rumpf eine Voraussetzung für Bewegungen der Extremitäten.

Der aufrechte Stand z. B. ist kein ausschließlich statischer Vorgang, da ein leichtes Schwanken, d. h. minimale dynamische Bewegungen, normal ist (vor allem im Fußgelenk zu sehen). Die Muskelarbeit der aufrecht haltenden Antigravitationsmuskulatur im Stand ist vorwiegend statisch. Da aber (ständig) auch erhebliche Tonusveränderungen dieser Muskulatur auftreten, hat die Muskelarbeit eine kleine dynamische Komponente.

«Stabilisierende Umkehr» ist ein Behandlungsverfahren, das diesen Vorgang fördert. Durch langsamen Wechsel von statischer und minimaler dynamischer Muskelarbeit der Agonisten und Antagonisten wird die Stabilität und somit auch die Fähigkeit zur Kokontraktion geschult.

Im Vergleich zur «Rhythmischen Stabilisation» handelt es sich hier nicht um eine «reine» statische Muskelarbeit.

---

* Ursprünglich von G. JOHNSON und V. SALIBA, Calif., USA, zusammengestellt.

Definition

Wechselnder Widerstand während einer für den Patienten weniger stabilen Ausgangsstellung mit weicher Änderung von Druck, Widerstand und Griff von einer Richtung zur anderen, so daß der Patient die stabilisierende Muskelarbeit beibehält.

Ziel

- Kräftigung.
- Verbesserung der Stabilität um ein Gelenk oder in einem Körperteil.
- Verbesserung der Haltungskontrolle.
- Vergrößerung des Bewegungsausmaßes.
- Verbesserung der Koordination.

Ausführung

- Wie bei der Stabilisierung kann mit einer *schnellen Approximation* eingeleitet werden, die in eine *beibehaltene Approximation* übergeht. Der *Widerstand* ist *zunehmend = anschwellend und eventuell abnehmend*.
  Die *Richtung des Widerstandes wechselt* von anterior-posterior, posterior-anterior und rotatorisch in beiden Diagonalen.
- Der *manuelle Kontakt* kann an Scapula, Becken, Kopf *wechseln*, aber eine Hand bleibt zunächst immer in Kontakt mit der anterioren oder posterioren Körperseite, da sonst eine kurze Entspannungsphase eintreten kann, die die Kokontraktion abbaut.
  Beide Hände können nur dann gleichzeitig gewechselt werden, wenn rotatorischer Widerstand mit beiden Händen gegeben wird, da bei einer Rotation eine «Kokontraktion» schon vorhanden ist.
- Kommando: z. B. «Stehenbleiben, nicht von mir wegdrücken lassen!»

Beachte

- Der Widerstand kann zunehmen, was mehr die Kraft fördert, er kann aber auch abschwellen, was mehr die Kontrolle und Stabilität fördert.
- Der *Griff* kann *gewechselt* werden, ebenso die *Widerstandsrichtung* und damit auch die *Diagonale*.

3. Kombinationen dynamischer Muskelarbeit

(d. h. dynamisch-konzentrische, beibehaltene konzentrische und exzentrische Muskelarbeit der gleichen Muskelgruppe [Agonist])

Dieser Behandlungsvorgang wurde von Gregory Johnson und Vicky Saliba, Institute of Physical Art, San Anselmo, Calif., USA, zusammengestellt und «Combination of Isotonics» benannt (in der europäischen Nomenklatur: Kombination *dynamischer* Muskelarbeit).
Wir haben in der PNF-Behandlung diesen Behandlungsvorgang sicher oft als eine Kombination von mehreren Arten der Muskelarbeit angewandt, aber ohne ihn als solchen zu benennen.

Allgemeines

Bei diesem Vorgang werden die agonistischen Muskeln benutzt, um gleichmäßige, koordinierte und funktionelle Bewegungen zu fördern.

Definition *Kombinationen* verschiedener *dynamischer* Muskelarbeiten:

a) *Konzentrisch,*

b) *beibehaltend konzentrisch* (durch Widerstand, Zurückhaltung einer konzentrischen Muskelarbeit, wobei ein minimaler Bewegungsweg zugelassen wird). Die Intention des Patienten, eine Bewegung auszuführen.

c) exzentrisch

während des gleichen Bewegungsweges *ohne* zwischenzeitliche *Entspannung.*

Ziel Schulung dynamisch-konzentrischer, beibehaltener konzentrischer und exzentrischer Muskelarbeit für:

- Bewegungskontrolle (Koordination);
- Kräftigung;
- Ausdauer;
- funktionelles Training/«ADL».

Ausführung Kombiniere a) oder/und b) und c) für das Bewegungsmuster ohne zwischenzeitliche Entspannung.

- Man beginnt mit einer Bewegung gegen angepaßten Widerstand
  = a) *dynamisch-konzentrisch.*
- Man hält die Bewegung an (irgendwo auf dem Bewegungsweg), bei gleichzeitiger Aufforderung des Patienten zur fortgesetzten dynamischen Muskelarbeit
  = b) *dynamisch beibehaltend konzentrisch.*
- Man geht langsam, ohne den Griff zu wechseln, zurück zur Ausgangsstellung. Der Patient wird aufgefordert, die Bewegung langsam abzubremsen.
  = c) *dynamisch exzentrisch.*

Der Therapeut behält während der ganzen Übung den gleichen manuellen Kontakt bei, das Kommando und die Art der Muskelarbeit wechseln jedoch.

Beachte

- *Kombination* von a) oder/und b) und c) in der Reihenfolge, die der *Patient braucht,* um gleichmäßige, koordinierte und funktionelle Bewegungen leichter durchzuführen.
- *«Stretch» möglich,* wenn er auf optimal vorgedehnter oder kontrahierter Muskulatur angewandt wird.

Beispiel Hochkommen zum Stand und zurück (siehe auch Kapitel 6).

Ausgangsstellung:
Patient: Sitzt; Füße am Boden (als Vorbereitung für das Aufstehen).
Therapeut: Steht vor dem Patienten.

Manueller Kontakt:
Lumbrikalgriff am Beckenkamm (Crista iliaca) beidseits.

Ausführung:
- Der Patient beginnt, sich in Richtung Stand hochzustemmen.
  = a) *dynamisch konzentrisch.*
- Der Therapeut hält die Bewegung irgendwo im Bewegungsweg an, bei gleichzeitiger Aufforderung zur fortgesetzten dynamischen Muskelarbeit
  = b) *dynamisch beibehaltend konzentrisch.*
- Der Patient wird aufgefordert, sich langsam hinzusetzen
  = c) *dynamisch exzentrisch.*

Beachte Der Griff wird zwischen a), b) und/oder c) nicht gewechselt!

4. Betonte Bewegungsfolge

Allgemeines Die betonte Bewegungsfolge gehört zu den Grundprinzipien der PNF (siehe Kapitel 2), ist aber auch ein Behandlungsvorgang, der angewandt wird, um spezifische Komponenten eines Bewegungsmusters zu beeinflussen. Er kann auch als eine Sonderform der Technik «Wiederholte Kontraktionen» gesehen werden, aber mit Betonung spezifischer Gelenke/Körperteile. Das Ziel dieses Behandlungsvorganges ist das Ausnutzen der Irradiation.
Hierbei werden kräftigere Muskeln benutzt, um schwächere zu fördern.

Es kann von *distal nach proximal* oder von *proximal nach distal* durchgeführt werden.

Das *normale Timing bei PNF* ist die Bewegungsfolge von distal nach proximal. Die umgekehrte Bewegungsfolge kann Ziel der Behandlung sein, aber nur dann, wenn proximale Stabilität vorhanden/erreicht ist.

Definition Wiederholte *dynamische* Muskelarbeit, d. h. spezifische Bewegungen eines Gelenkes oder eines Körperteils mit *gleichzeitiger statischer* oder *dynamisch beibehaltener konzentrischer* Muskelarbeit kombiniert.

Es werden in der betonten Bewegungsfolge *drei Teile* unterschieden:

1. *Drehpunkt* («Pivot»): Das Körpersegment oder das Gelenk, das sich bewegt; der *schwächere* Körperteil oder das betroffene Gelenk. – Der Drehpunkt ist immer da, wo der Patient am wenigsten Kraft hat.
2. *Stabilisierender Teil* («Stabilizing Part»): Der *kräftigste* Teil eines Bewegungsmusters, der für die Irradiation zum schwächeren Teile eingesetzt wird. – Dies wird durch Bewegungshemmung/Blockierung («Einrasten») erreicht, d. h. daß keine weitere Bewegung zugelassen wird.

   Zwei Möglichkeiten zur Blockierung («Einrasten»):
   a) *Statisch.*
   b) *Dynamisch* durch eine beibehaltene konzentrische Muskelarbeit, wobei die weitere Bewegung zurückgehalten wird.

Welche Form der Muskelarbeit für die Blockierung benutzt wird, beruht auf dem Vermögen des Patienten, eine statische Muskelarbeit bzw. Muskelkraft aufzubauen. Wenn der Patient kräftig ist, kann die statische Blockierung vorzuziehen sein.

3. *Griff* («Handle»): Das Körperteil oder das Gelenk, dem statischer oder beibehaltener Widerstand gegeben wird.

Ziel

- Gezielte Kräftigung bestimmter Muskelgruppen.
- Verbesserung einer spezifischen Bewegung.

Ausführung

- Dynamische Muskelarbeit, eventuell durch einen sog. «Initial Stretch» eingeleitet, bis die kraftoptimale oder funktionelle Position des Bewegungsmusters erreicht ist.
- An dieser Stelle werden die besseren/kräftigeren Bewegungskomponenten statisch oder dynamisch gehemmt/blockiert («eingerastet»), siehe auch oben «stabilisierender Teil».
- Die schwächeren Bewegungskomponenten werden durch dynamische Muskelarbeit evtl. mit vorangegangenem «Restretch» wiederholt in ihrer ganzen Bewegungsbahn betont.
- Anschließend wird mit einem «Restretch» und «Wiederholten Kontraktionen» (Dehnreiz/«Stretch» auf kontrahierter Muskulatur) das ganze Bewegungsmuster abgeschlossen. Das volle Bewegungsausmaß wird genutzt.
- Man gibt eventuell Widerstand beim Rückweg zur Ausgangsstellung (antagonistisches Bewegungsmuster), um gleichzeitig eine bessere Entspannung *(reziproke Inhibition)* der zu betonenden Muskulatur zu erreichen.
  Außerdem kann auch die «sukzessive Induktion» ausgenutzt und dadurch die darauffolgende Muskelarbeit verbessert werden.

Beachte

- Bewegung sollte im stabilisierenden Teil verhindert werden!
- Die Bewegung im Drehpunkt kann manchmal durch vermehrten Widerstand proximal vom Drehpunkt, also durch Irradiation, erleichtert werden.

Sonderform: Wechsel der Drehpunkte («Change of pivots»)

Beim Training von z. B. einer Extremität können Bewegungen verschiedener Gelenke kombiniert werden, um eine Koordination der ganzen Extremität zu erreichen.

Ziel

- Kräftigung bestimmter Muskelgruppen.
- Verbesserung einer spezifischen Bewegung in unterschiedlichen Teilen eines Bewegungssegmentes.
- Koordinierte Bewegungen in verschiedenen Gelenken des Segments.

Ausführung Wechsel der Drehpunkte, z. B. von verschiedenen Gelenken einer Extremität.
Hierbei wird weich und vorsichtig ohne zwischenzeitliche Entspannung von einem Drehpunkt zum anderen gewechselt.

Beispiel Obere Extremität:

- Man beginnt mit dem Drehpunkt im Handgelenk nach «Einrasten» der Ellenbogen-Schultergelenke.
- Man wechselt dann den Drehpunkt, beispielsweise zum Schultergelenk nach «Einrasten» des Handgelenkes und beibehaltener Blockierung des Ellenbogengelenkes.
- Danach kann der Drehpunkt zum Ellenbogengelenk nach «Einrasten» des Schultergelenks und beibehaltener Blockierung des Handgelenkes gewechselt werden.

Auf diese Art und Weise kann man den Drehpunkt wechseln, wonach die Kraft variiert, um zum Schluß das Ziel zu erreichen: Eine koordinierte Bewegung von distal nach proximal, d. h. zuerst das Handgelenk, dann Ellenbogen- und Schultergelenk.
Siehe auch Details der Ausführung: «Betonte Bewegungsfolge».

Beachte Wichtig ist, genügend Zeit für das Hemmen/Blockieren einer Bewegung («Einrasten») zu lassen, bevor ein neuer Drehpunkt betont wird.

KAPITEL 4
Rumpfmuster (Scapula und Becken)

Übersicht

Einteilung der Rumpfmuster

Durch Verwendung von unterschiedlichen Bewegungsmustern/-diagonalen, isoliert oder in Kombinationen miteinander, kann der Rumpf gezielter trainiert werden. Mit dem Behandlungsverfahren «Betonte Bewegungsfolge» («Timing for emphasis»), kann der betroffene Rumpf spezifisch mit Hilfe von kräftigeren Muskelkomponenten durch Bewegungsdiagonalen auftrainiert werden. Der Rumpf kann auch «isoliert» und direkt mit den Bewegungsdiagonalen für das Schulterblatt (Scapula) und Becken (Pelvis) geschult werden, was in diesem Kapitel vorgesehen ist.

A. Obere Rumpfmuster:

1. **Scapulamuster.**
2. Nacken- und Scapulamuster.
3. Einseitiges oberes Extremitäten- und Scapulamuster.
4. Einseitiges oberes Extremitäten- und Nackenmuster.
5. Beidseitige symmetrische obere Extremitätenmuster.
6. Bilaterale asymmetrische obere Extremitäten- und Nackenmuster (sog. «Chopping» und «Lifting»).

B. Untere Rumpfmuster:

1. **Beckenmuster.**
2. Beidseitiges asymmetrisches unteres Extremitätenmuster.

Um *funktionelle Aktivitäten* und *Bewegungen* früh zu erreichen, wird *zentral* (proximal) *am Körper* mit den Rumpfmustern angefangen.
Zentrale (proximale) Kontrolle und Stabilität im Rumpf sind eine Voraussetzung, um Bewegungen in den Extremitäten (distal) ausführen zu können.

In diesem Kapitel werden zuerst die Bewegungsmuster für das Schulterblatt (Scapula) und das Becken (Pelvis) beschrieben.

Praktische Ausführung

Bewegungsmuster für das Schulterblatt (Scapula)

Die Scapula ist als Ausgangspunkt für die Behandlung aus folgenden Gründen wichtig:

1. Die Scapula liegt *proximal am Körper* und ist bedeutsam für funktionelle Bewegungen.
2. Die Scapula ist die *Fixation des Armes am Rumpf.*
3. Die Scapula kann verwendet werden für:

   a) *Fazilitation*/Förderung von:
   - Stabilität des Rumpfes;
   - Beweglichkeit des oberen Rumpfes;
   - Kräftigung des oberen Rumpfes (Schultergürtel-, Bauch- bzw. Rückenmuskulatur).

   b) *Inhibition*/Hemmung und Entspannung von:
   - Verspannungen der Schultergürtel-, Rücken- und Nackenmuskulatur;
   - Tonuserhöhung (Spastizität, Rigidität) der Schultergürtel-, Rükken- und Nackenmuskulatur.

Ziel
- Stabilität im Schultergürtel.
- Mobilität im Schultergürtel.
- Kräftigung der Schultergürtel-, Rücken- und Nackenmuskulatur.
- Inhibition/Hemmung und Entspannung hypertoner/verspannter oder tonuserhöhter Muskulatur.
- Isolierte Bewegungen im oberen Rumpf.
- Einleiten des Drehens.
- Irradiation für schwächere Armmuskeln.

Indikation
- Tonuserhöhung (verspannte Weichteile, Spastizität, Rigidität).
- Schwäche der Schultergürtelmuskulatur (z. B. Scapula alata) oder des Rumpfes (z. B. Haltungsinsuffizienz).
- Hypomobilität der BWS / des Schulterblattes.
- Bewegungseinschränkung in Schultergelenk oder Schultergürtel (z. B. gestörter humeroscapulärer Rhythmus).
- Hypermobilität der BWS / des Schulterblattes.
- Schmerzen proximal, z. B. in Nacken oder Arm oder distal, z. B. unterer Rumpf bzw. Bein.

Aufbau des Bewegungsmusters für die Scapula

Ein gedachtes «Kreuz» wird über die Scapula gelegt und bildet dann zwei Diagonalen. Die Diagonalen sollen steil sein, um die Muskulatur optimal vordehnen zu können, wenn der Dehnreiz/«Stretch» vorbereitet wird (siehe Abb. 4-1).

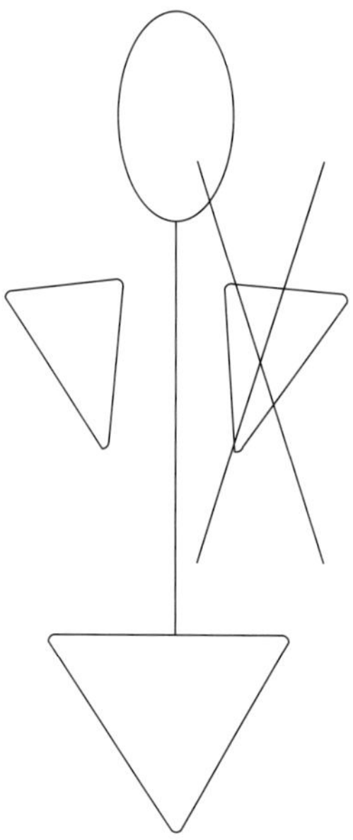

Abb. 4-1: Bewegungskomponenten, in der *Frontalebene von hinten* gesehen.

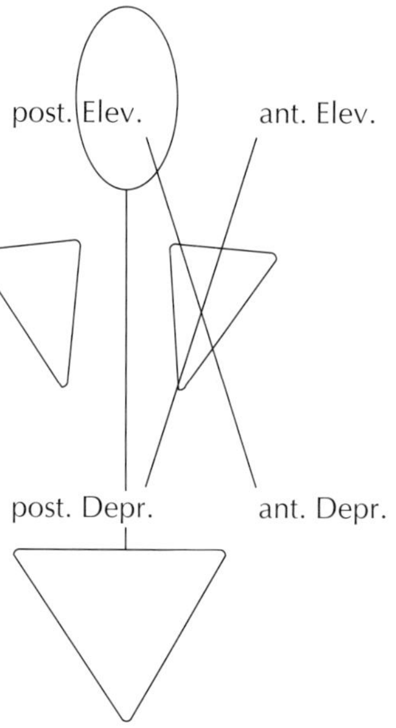

Abb. 4-2 (rechts außen): Bezeichnung der Diagonalen, in der *Frontalebene von hinten* gesehen.

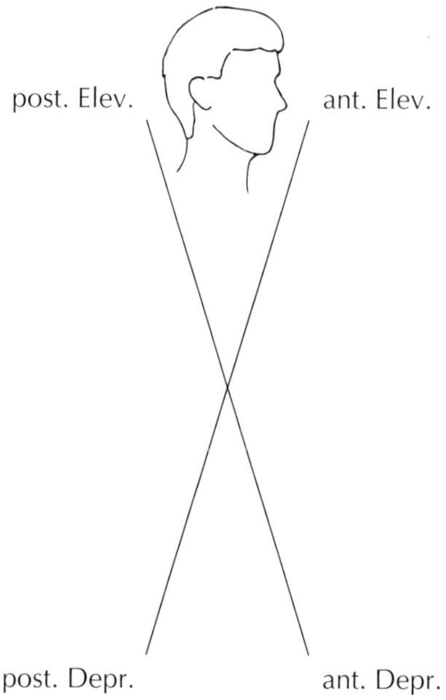

Abb. 4-3: Bezeichnung des Bewegungsmusters, in der *Sagittalebene von der Seite* gesehen. Das Muster wird nach der *Endstellung* der Bewegung genannt. Die Benennung bezieht sich auf die Bewegung des *Acromions.*

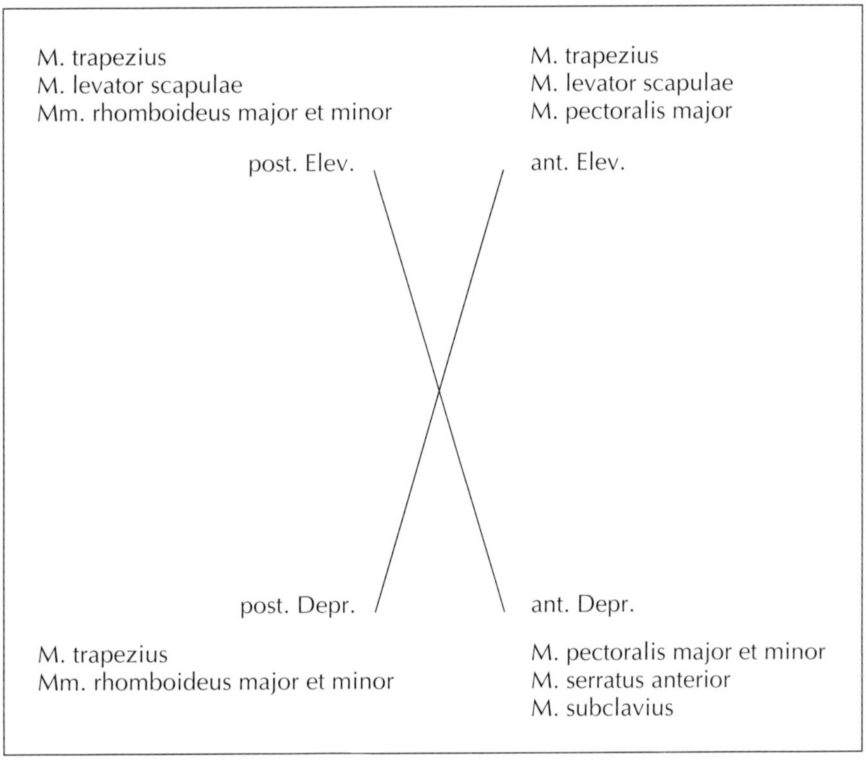

Abb. 4-4: Hauptmuskelkomponenten (HMK), in der Sagittalebene von der Seite gesehen.

Terminologie

Anterior: Nach vorne.
Posterior: Nach hinten.
Elevation: Nach oben.
Depression: Nach unten.

Ausgangsstellungen

- Seitlage.
- Rückenlage.
- Bauchlage (mit Abwandlungen; Ellenbogenstütz, Ellenbogen-Kniestand, Vierfüßlerstand, siehe Kapitel 5).
- Sitz.
- Stand.

Ausführung

- *Einseitig:* Es wird an einer Seite gearbeitet.
- *Beidseits:* Beide Scapulae werden bewegt:
  a) symmetrisch,
  b) asymmetrisch,
  c) reziprok: symmetrisch/asymmetrisch.
  [Definition a) bis c): siehe Kapitel 2, S. 36.]

Bei der Schulung des Musters ist es günstig, daß der Therapeut sein eigenes Körpergewicht optimal einsetzt. Der Patient «bewegt» sein *Schulterblatt vom Therapeuten weg.*
Bei der Behandlung und der Verwendung von Techniken wird evtl. auf dieses verzichtet, z. B. bei der «Langsamen Umkehr», wobei die Seite nicht gewechselt wird.

Beachte

- Keine Bewegungen wie Flexion oder Extension in der HWS oder LWS!
- Die Bewegungsdiagonalen sollen im Verhältnis zur Körpermitte *steil* sein!
- Wenn in der Seitlage gearbeitet wird, liegt der Arm des Patienten entspannt vor dem Körper. Wenn der Arm an der Seite angelegt wäre, würde er leicht vor oder hinter den Körper fallen, wenn die Vordehnung und evtl. der Dehnungsreiz/«Stretch» angewendet werden. Wenn dynamisch gearbeitet werden soll, ist die Situation die gleiche, da der Arm sonst an der Seite gehalten werden müßte.
- Der untere Arm liegt entweder als Stütze unter dem Kopf oder entspannt vor dem Körper.
- Wenn aber in Rückenlage oder in Bauchlage gearbeitet wird, liegen die Arme am besten seitlich neben dem Körper.
- Eventuell ein kleines Kopfkissen unter den Kopf legen (Seitlage, Rückenlage).
- In der Seitlage liegen die Beine gebeugt. Die Wahl der Winkel ist von der erwünschten Stabilität abhängig. Bei ca. 60° Flexion ist das Becken in Mittelstellung. Ab ca. 60° wird das Becken aufgerichtet, aber die Stabilität in der Seitlage verbessert sich.
- Die Hände des Therapeuten werden beim manuellen Kontakt wegen des geringen Platzes häufig übereinandergelegt (sie können auch nebeneinanderliegen; siehe die jeweiligen Variationen der Ausgangsstellung der Bewegungsdiagonalen).
- Die Ausgangsposition soll immer bequem sein. Aus dieser Position wird die Vordehnung vorgenommen.
- Keine Rollbewegung, wenn diese nicht Zweck der Übung ist!

Übersicht der Bewegungsdiagonalen für die Scapula

1. **Anteriore Elevation.**
2. **Posteriore Depression.**
3. **Posteriore Elevation.**
4. **Anteriore Depression.**

Die **diagonalen Grundmuster für die Scapula** werden grundsätzlich aus der Seitlage beschrieben, da diese eine gute Ausgangsstellung ist, um die Muster zu lernen, und sie außerdem auch in der Therapie häufig benutzt wird.

In dieser Stellung gelernte Muster können später leicht aus anderen Ausgangsstellungen heraus angewandt werden.

Techniken und Behandlungsverfahren beim Training auf der Bank

Ziel	Technik/Behandlungsverfahren (Kap. 3)
– Stabilisation in einer Stellung oder um ein Gelenk	– Stabilisierung – Stabilisierende Umkehr – Rhythmische Stabilisation (sog. statische Umkehr)
– Bahnung (den Körperteil durch die erwünschte Aktivität führen bzw. dabei assistieren oder die Aktivität mit Dehnreiz/«Stretch» einleiten)	– Rhythmische Bewegungseinleitung – Wiederholte Kontraktionen: A. Dehnreiz/«Stretch» auf vorgedehnter Muskulatur B. Dehnreiz/«Stretch» auf kontrahierter Muskulatur
– Kräftigung/Wiederholung (Widerstand gegen die erwünschte Aktivität, zur Kräftigung) (Wiederholung der Aktivität, um Schnelligkeit, Koordination und Geschmeidigkeit der Bewegungen zu erreichen und um automatische «motorische Programme» wiederherzustellen)	– Kombinationen dynamischer Muskelarbeit – Langsame Umkehr (sog. dynamische Umkehr) – Wiederholte Kontraktionen: A. Dehnreiz/«Stretch» auf vorgedehnter Muskulatur B. Dehnreiz/«Stretch» auf kontrahierter Muskulatur – Betonte Bewegungsfolge – Rhythmische Stabilisation (sog. statische Umkehr)
– Entspannung (Aktive Muskelarbeit mit nachfolgender Phase der Inhibition wird für die Entspannung und Dehnung tonuserhöhter oder verspannter Muskulatur ausgenützt.)	– Anspannen–Entspannen – Halten–Entspannen

1. **Anteriore Elevation** (ant. Elev.)

Ausgangsstellung

Patient: Seitlage mit ca. 60°–90° flektierten Hüft- und Kniegelenken zur Fixation des Beckens. Die Schultern liegen in Linie übereinander, mit dem nach oben liegenden Arm entspannt vor dem Körper auf den Tisch aufgelegt. Wirbelsäule und Kopf in Mittelstellung.

Therapeut: Steht in Schrittstellung hinter dem Patienten in Verlängerung der Diagonalen.

Manueller Kontakt

Die Hände übereinander mit Lumbrikalgriff über dem vorderen Anteil der Scapula über dem Acromion. Die Finger zeigen in die diagonale Bewegungsrichtung nach vorne-oben in Richtung zur Wange und vor das Ohr.
(Alternativ: Eventuell den Arm unterstützen, wenn er paretisch oder schmerzhaft ist.)

Vordehnung

Nach hinten-unten, in Richtung Kreuzbein, d. h. Scapula in post. Depr.

Vorbereitungskommando

«Schulter zur Wange vor dem Ohr hochziehen!»

Aktionskommando

«Hochziehen!»

Beachte

Keine Rollbewegung, wenn diese nicht Zweck der Übung ist!

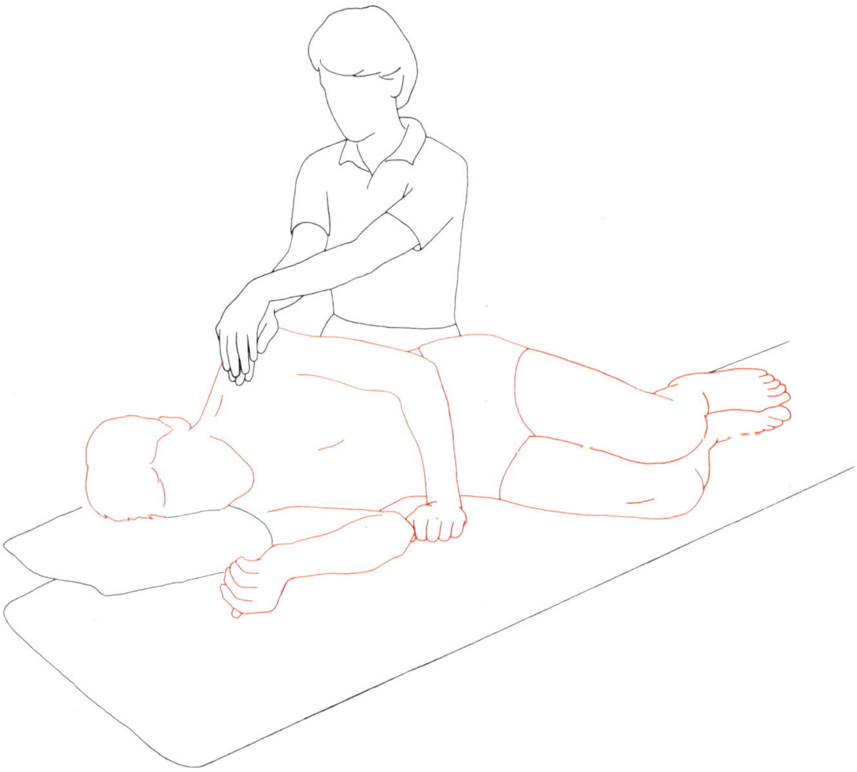

Abb. 4-5: Scapula: Anteriore Elevation, *Ausgangsstellung.*

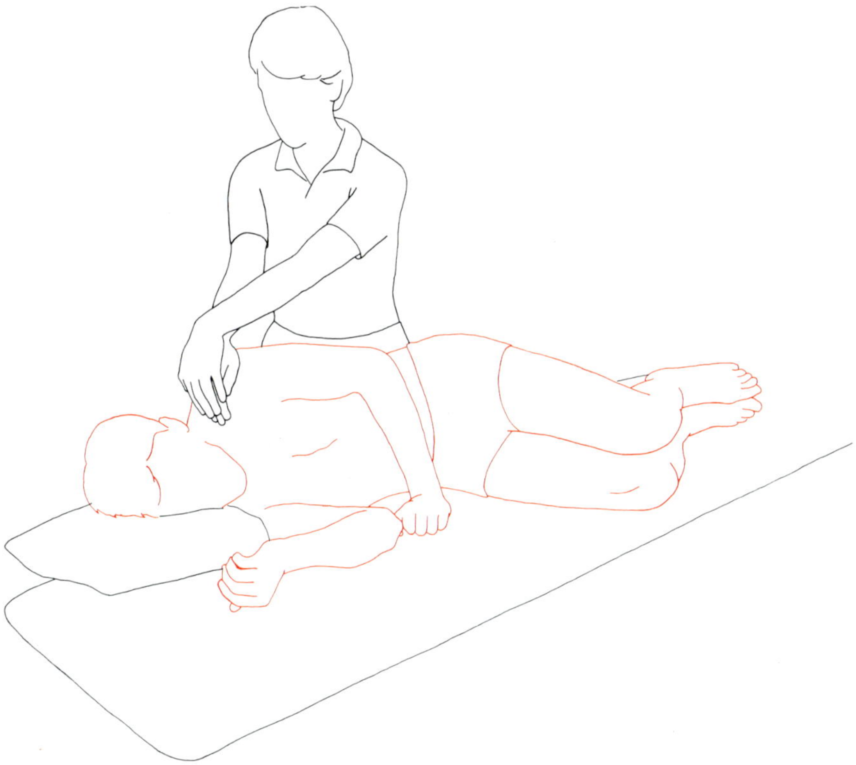

Abb. 4-6:
Scapula: Anteriore Elevation, *Endstellung.*

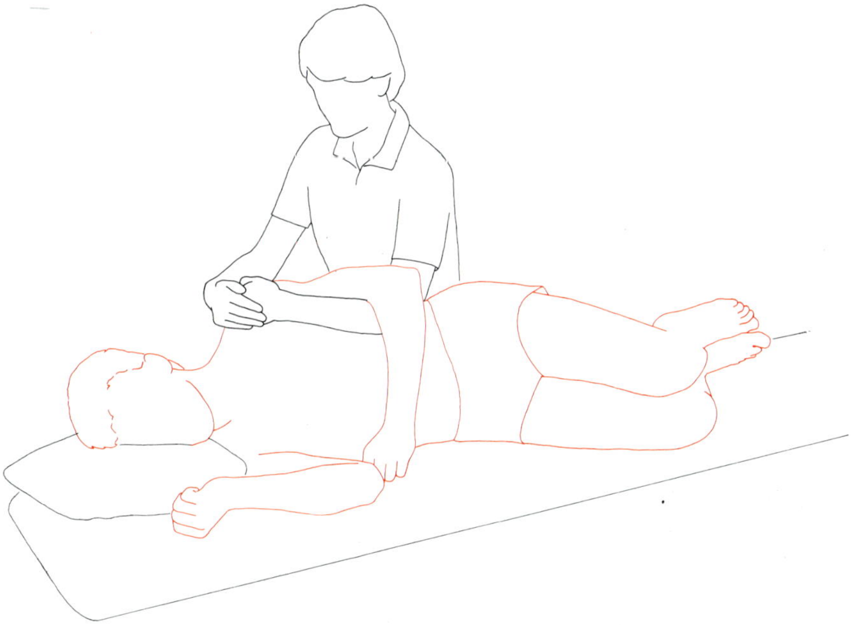

Abb. 4-7:
Scapula: Anteriore Elevation, *Ausgangsstellung. Alternativer manueller Kontakt* zur Unterstützung für den Arm, wenn er paretisch oder schmerzhaft ist.

2. **Posteriore Depression** (post. Depr.)

Ausgangsstellung

Patient: Seitlage mit ca. 60°–90° flektierten Hüft- und Kniegelenken zur Fixation des Beckens. Die Schultern liegen in Linie übereinander, mit dem nach oben liegenden Arm entspannt vor dem Körper auf den Tisch aufgelegt. Wirbelsäule und Kopf in Mittelstellung.

Therapeut: Steht in Schrittstellung vor dem Patienten in Verlängerung der Diagonale.

Manueller Kontakt

Die Hände mit Lumbrikalgriff an der Scapula; die eine Handwurzel über der Spina scapulae und die anderen Finger um den Angulus inferior und Margo medialis scapulae. Die Finger zeigen in die diagonale Bewegungsrichtung nach unten-hinten in Richtung Kreuzbein.
(Alternativ: Die Hände können auch nebeneinander liegen.)

Vordehnung

Nach vorne-oben, in Richtung zur Wange und vor das Ohr, wenn der Kopf in der Mittelstellung ist, d. h. Scapula in ant. Elev.

Vorbereitungskommando

«Schulter nach hinten-unten zum Kreuzbein ziehen!»

Aktionskommando

«Herunterziehen!»

Abb. 4-8: Scapula: Posteriore Depression, *Ausgangsstellung.*

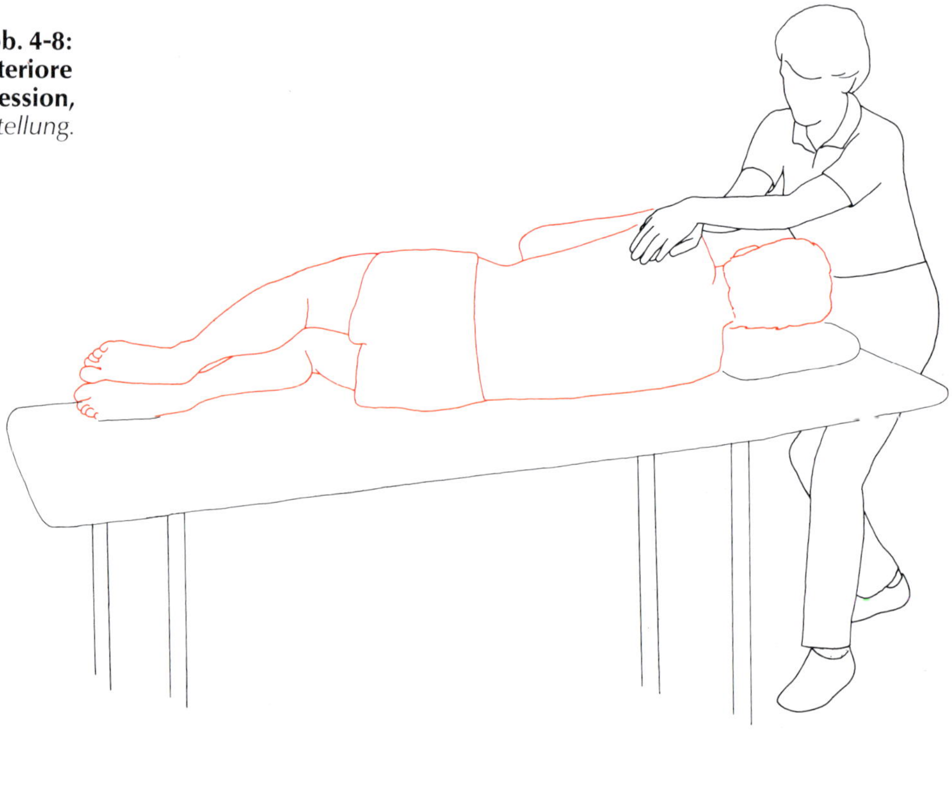

Abb. 4-9:
Scapula: Posteriore Depression, *Endstellung.*

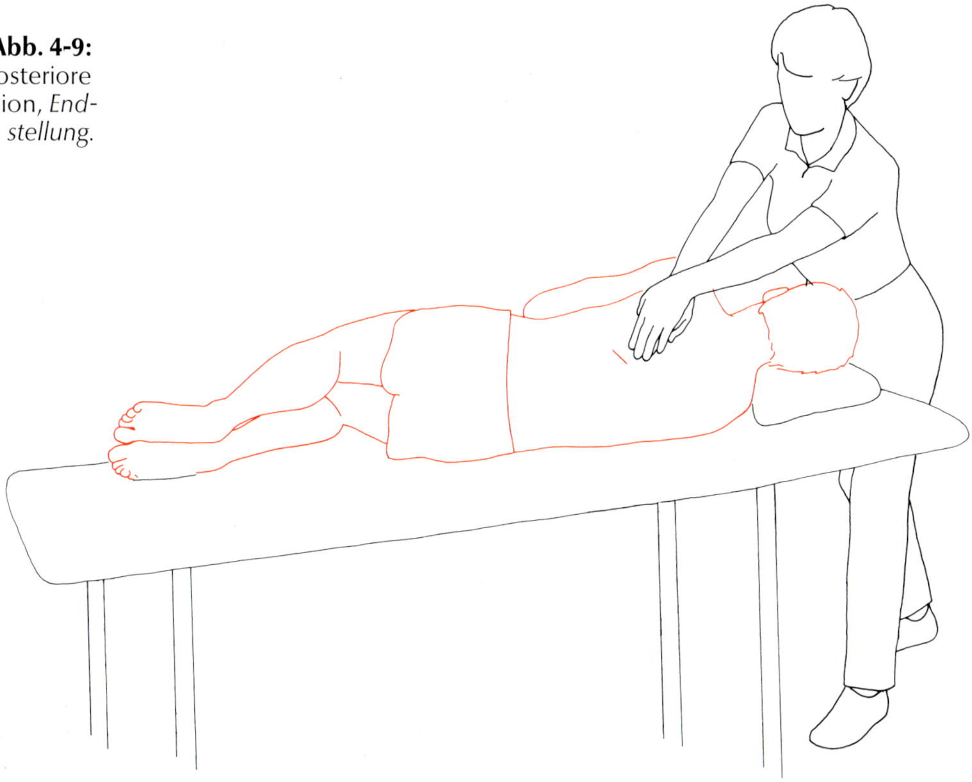

Abb. 4-10:
Scapula: Posteriore Depression, *Ausgangsstellung. Alternativer manueller Kontakt.* Die Hände liegen über dem ganzen Schulterblatt.

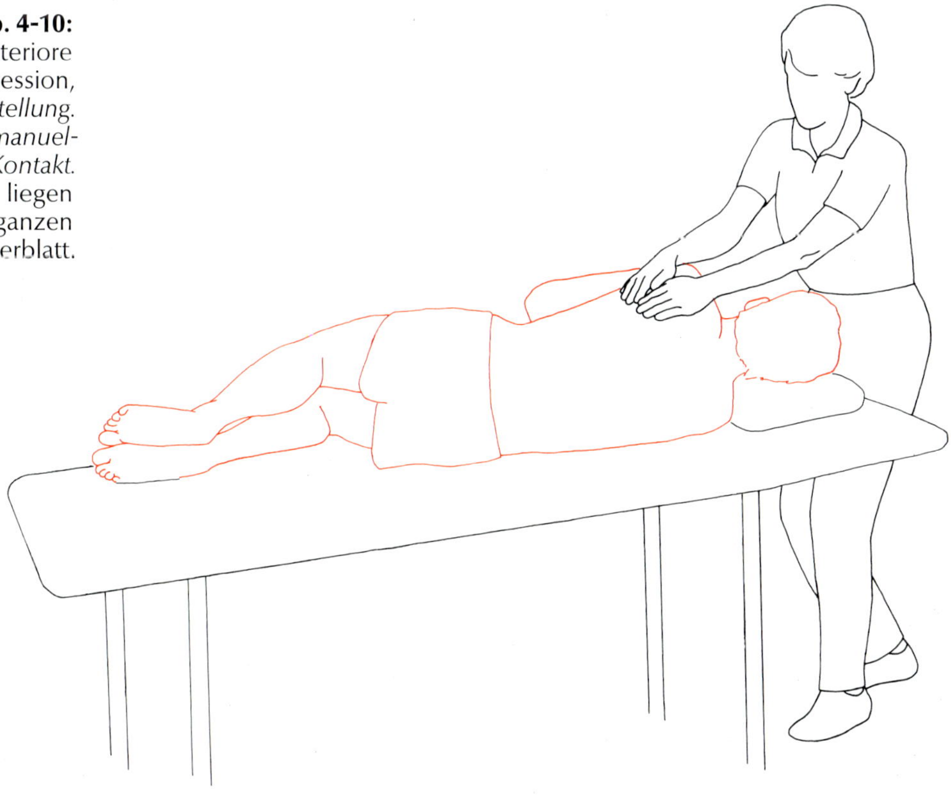

3. **Posteriore Elevation** (post. Elev.)

Ausgangsstellung

Patient: Seitlage mit ca. 60°–90° flektierten Hüft- und Kniegelenken zur Fixation des Beckens. Die Schultern liegen in Linie übereinander, mit dem nach oben liegenden Arm entspannt vor dem Körper auf den Tisch aufgelegt. Wirbelsäule und Kopf in Mittelstellung.

Therapeut: Steht in Schrittstellung vor dem Patienten in Verlängerung der Diagonale.

Manueller Kontakt

Mit Lumbrikalgriff über den hinteren oberen Anteil der Scapula. Die Finger zeigen in die diagonale Bewegungsrichtung nach hinten-oben in Richtung Hinterhaupt.
(Alternativ: Eventuell den Arm unterstützen, wenn er z. B. paretisch oder schmerzhaft ist.)

Vordehnung

Nach vorne-unten, in Richtung Bauchnabel, d. h. Scapula in ant. Depr.

Vorbereitungskommando

«Schulter hochziehen zum Hinterhaupt!»

Aktionskommando

«Hochziehen!»

Abb. 4-11: Scapula: Posteriore Elevation, *Ausgangsstellung.*

Abb. 4-12: Scapula: Posteriore Elevation, *Endstellung.*

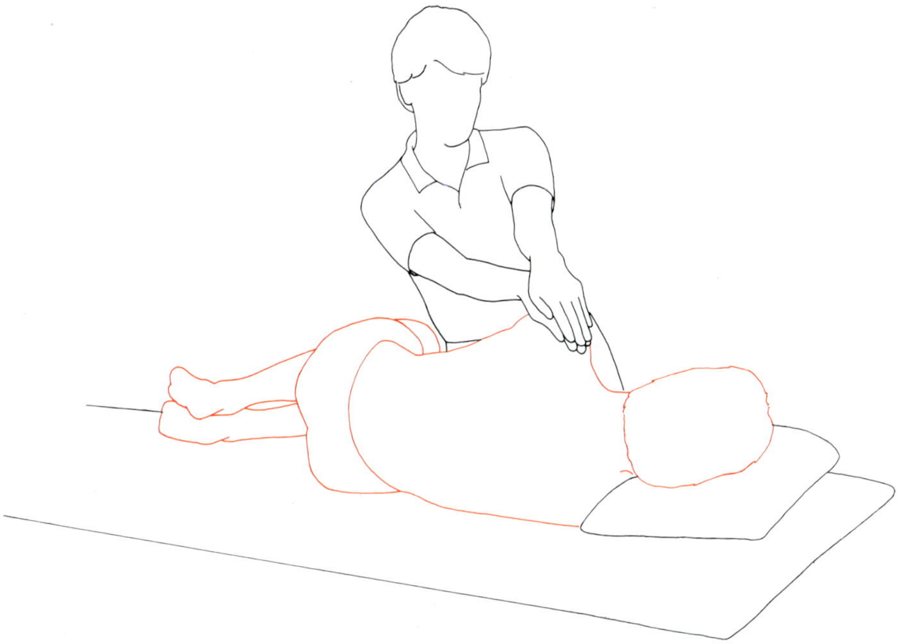

Abb. 4-11

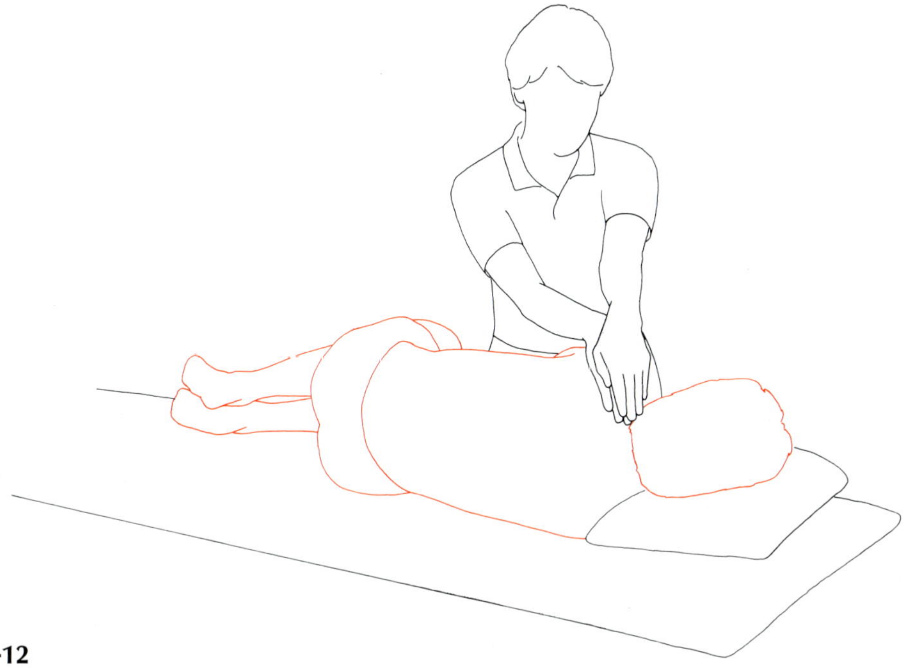

Abb. 4-12

4. Anteriore Depression (ant. Depr.)

Ausgangsstellung

Patient: Seitlage mit ca. 60° – 90° flektierten Hüft- und Kniegelenken zur Fixation des Beckens. Die Schultern liegen in Linie übereinander, mit dem nach oben liegenden Arm entspannt vor dem Körper auf den Tisch aufgelegt. Wirbelsäule und Kopf in Mittelstellung.

Therapeut: Steht in Schrittstellung hinter dem Patienten in Verlängerung der Diagonale.

Manueller Kontakt

Mit Lumbrikalgriff über den vorderen Anteil der Scapula; über den Proceccus coracoideus und die Mm. pectorales.
Die Finger zeigen in die diagonale Bewegungsrichtung nach unten-innen in Richtung Bauchnabel.
(Alternativ: 1. Eine Hand um den Margo lateralis scapulae.
2. Eine Hand um das Olecranon am Ellenbogen.)

Vordehnung

Nach hinten-oben, in Richtung Hinterhaupt, d. h. Scapula in post. Elev.

Vorbereitungskommando

«Schulter nach innen-unten zum Bauchnabel hinziehen!»

Aktionskommando

«Herunterziehen!»

Beachte

– Nicht auf den Humeruskopf oder um den Oberarm greifen!
– Eventuell den Arm unterstützen, wenn er z. B. paretisch oder schmerzhaft ist.

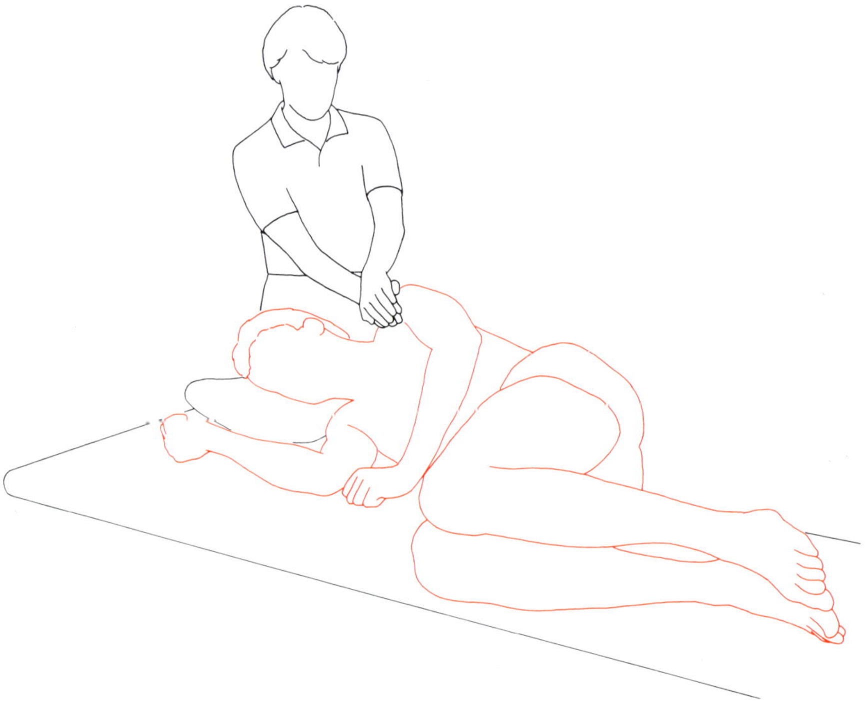

Abb. 4-13: Scapula: Anteriore Depression, *Ausgangsstellung.*

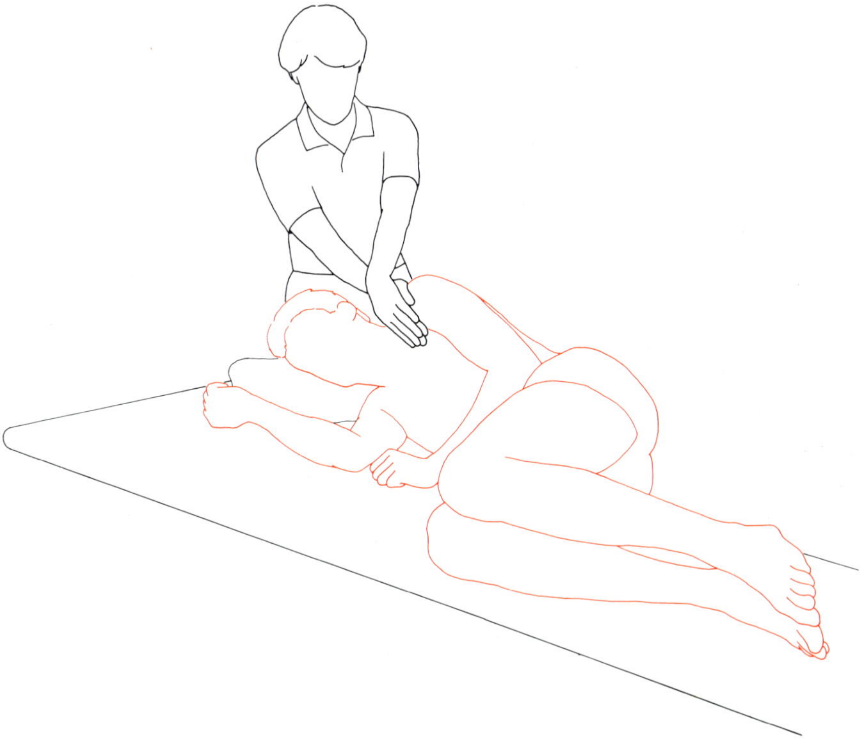

Abb. 4-14:
Scapula: Anteriore Depression, *Endstellung.*

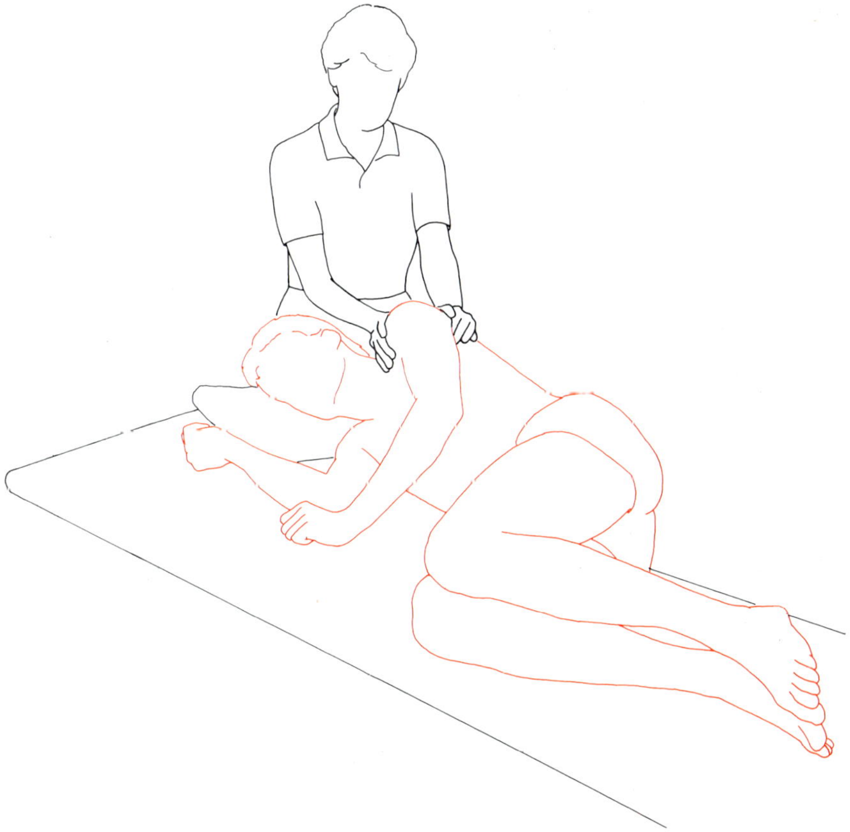

Abb. 4-15:
Scapula: Anteriore Depression, *Ausgangsstellung. Alternativer manueller Kontakt* um die laterale Scapulakante.

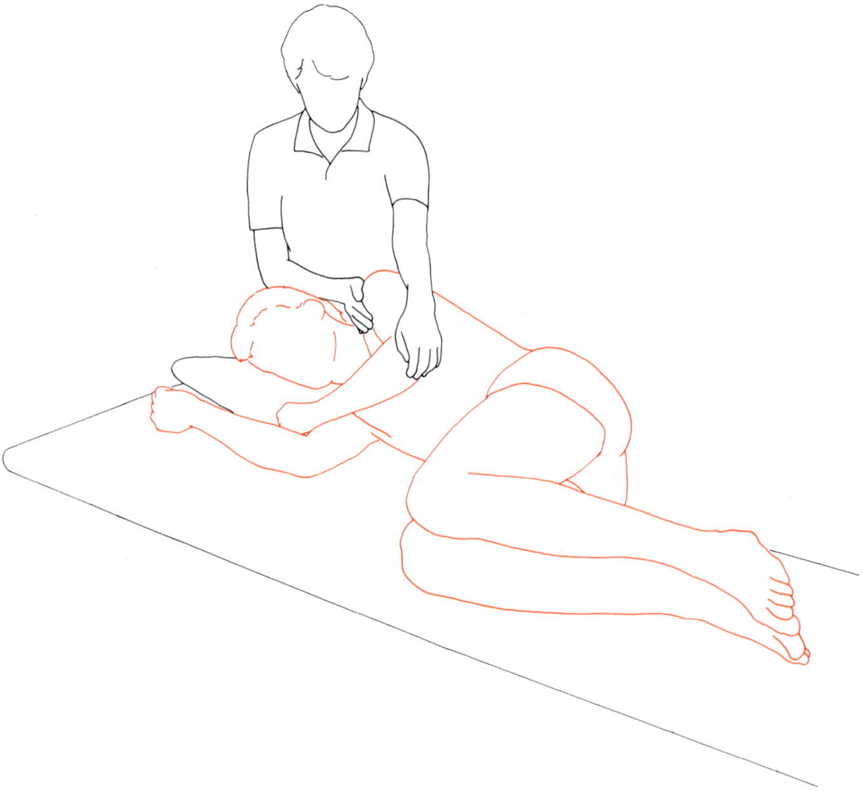

Abb. 4-16:
Scapula: Anteriore Depression, *Ausgangsstellung. Alternativer manueller Kontakt* am Ellenbogen.

Bewegungsmuster für das Becken (Pelvis)

Das Becken ist aus folgenden Gründen wichtig:

1. Das Becken liegt *proximal am Körper* und ist für funktionelle Bewegungen, insbesondere das Gehen, bedeutsam.
2. Das Becken ist die *Fixation des Beines am Rumpf.*
3. Das Becken kann verwendet werden für:

   a) *Fazilitation*/Förderung folgender Komponenten:
   - Stabilität des unteren Rumpfes;
   - Beweglichkeit des unteren Rumpfes;
   - Kräftigung der unteren Rumpfmuskulatur (Bauch- bzw. Rückenmuskeln).

   b) *Inhibition*/Hemmung und Entspannung von:
   - Verspannungen der unteren Rücken-, Bauch- und Beinmuskeln;
   - Tonuserhöhung (Spastizität, Rigidität) der unteren Lumbal-, Bauch- und Beinmuskeln.

Ziel
- Stabilität des unteren Rumpfes.
- Mobilität des unteren Rumpfes (LWS und Hüftgelenk).
- Kräftigung der unteren Rumpfmuskulatur.
- Inhibition und Entspannung von hypertoner Muskulatur.
- Verbesserte «Beckenrotation» = Rotation in der LWS und in den Hüftgelenken (für den Gang, das Drehen etc.).
- Isolierte Bewegungen in LWS und Hüftgelenken.
- Einleitung des Drehens.
- Irradiation in schwächere Beinmuskeln.

Indikation
- Tonuserhöhung (verspannte Weichteile, Spastizität, Rigidität).
- Muskelschwäche des unteren Rumpfes.
- Hypomobilität im LWS-Bereich mit oder ohne Bewegungseinschränkung des Hüftgelenkes.
- Hypermobilität im LWS-Bereich.
- Schmerzen proximal, z. B. in der Schulter, oder distal, z. B. im Bein.

Aufbau des Bewegungsmusters für das Becken

Ein gedachtes «Kreuz» wird über das Becken gelegt und bildet zwei Diagonalen. Die Diagonalen sind steil; nur so kommt es zu einer optimalen Vordehnung in der Muskulatur, wenn der Dehnreiz/«Stretch» vorbereitet wird (siehe Abb. 4-17).

Terminologie
Anterior: Nach vorne.
Posterior: Nach hinten.
Elevation: Nach oben.
Depression: Nach unten.

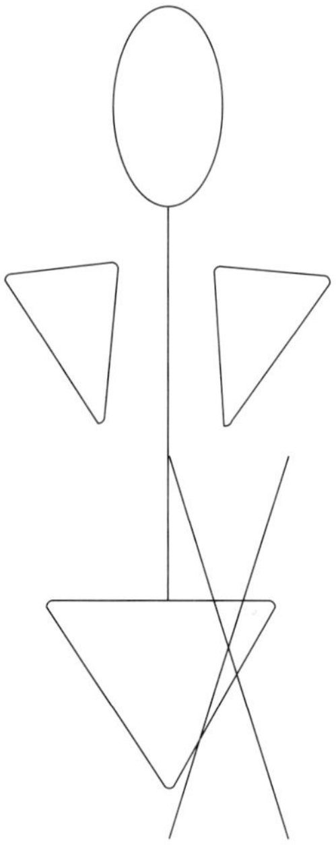

Abb. 4-17: Bewegungsdiagonalen für das Becken, in der *Frontalebene von hinten* gesehen.

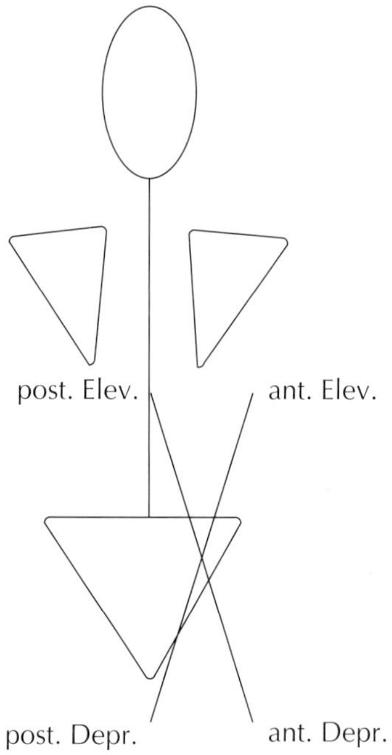

Abb. 4-18 (rechts außen): **Bezeichnung der Diagonalen,** in der *Frontalebene von hinten* gesehen.

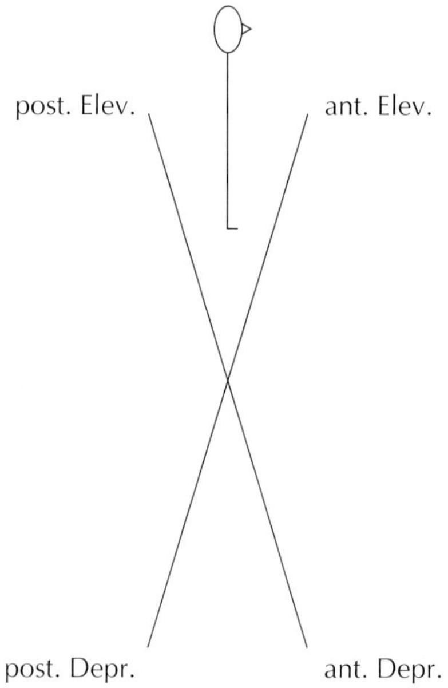

Abb. 4-19: Bezeichnung des Bewegungsmusters, in der *Sagittalebene von der Seite* gesehen. Das Muster wird nach der **Endstellung** der Bewegung benannt. Die Benennung bezieht sich auf die Bewegung des Spina iliaca ant. sup.

Ausgangsstellungen

- Seitlage.
- Rückenlage (mit Abwandlungen, siehe Kapitel 5).
- Bauchlage (mit Abwandlungen, siehe Kapitel 5).
- Sitz.
- Stand.

Ausführung *Einseitig:* Es wird an einer Seite gearbeitet.

Bei der Schulung des Musters ist es günstig, daß der Therapeut sein eigenes Körpergewicht optimal einsetzt. Der Patient «bewegt» sein Becken vom Therapeuten weg.
Bei der Behandlung und Verwendung von Techniken wird evtl. auf dieses verzichtet, z. B. bei der «Langsamen Umkehr», wobei die Seite nicht gewechselt wird.

Beachte

- Keine Flexion oder Extension der LWS!
- Lateralflexion (Seitneigung) wird zugelassen.
- Die Diagonalen sind im Verhältnis zur Körpermitte *steil!*
- Eventuell ein kleines Kopfkissen unter den Kopf legen (Seitlage, Rükkenlage).
- Wenn keine Mittelstellung des Körpers eingenommen werden kann, wird die für den Patienten bequemste Position eingenommen. Aus dieser Position heraus wird die Vordehnung ausgeführt.
- In der Seitlage liegen die Beine flektiert. Die Wahl des Winkels ist von der erwünschten Stabilität abhängig. Bei ca. 60° Flexion ist das Bekken in Mittelstellung. Ab ca. 60° wird das Becken aufgerichtet, aber die Stabilität in der Seitlage verbessert sich. Unter 60° ist die Bewegungsmöglichkeit größer.
- Die Hände des Therapeuten werden häufig übereinander gelegt, da die Auflagefläche gering ist. Sie können aber auch nebeneinander gelegt werden.
- Keine Rollbewegung, wenn diese nicht Zweck der Übung ist!

Übersicht der Bewegungsdiagonalen für das Becken

1. **Anteriore Elevation.**
2. **Posteriore Depression.**
3. **Posteriore Elevation.**
4. **Anteriore Depression.**

Die **diagonalen Grundmuster für das Becken** werden grundsätzlich aus der Seitlage beschrieben, da diese eine gute Ausgangsstellung ist, um die Muster zu lernen, und sie außerdem auch in der Therapie häufig benutzt wird.
In dieser Stellung erlernt, können die Muster leicht aus anderen Ausgangsstellungen heraus angewandt werden.

Technik/Behandlungsverfahren Siehe Kapitel 3!

1. **Anteriore Elevation** (ant. Elev.)

Ausgangsstellung

Patient: Seitlage mit 45°–60° flektierten Hüft- und Kniegelenken. Rumpf in Mittelstellung.

Therapeut: Steht in Schrittstellung hinter dem Patienten in Verlängerung der Diagonale.

Manueller Kontakt

Hände übereinander mit Lumbrikalgriff um die Spina iliaca anterior superior. Die Finger zeigen in die diagonale Bewegungsrichtung nach vorne-oben in Richtung Processus xiphoideus.
(Alternativ: Die Hände können auch nebeneinander liegen.)

Vordehnung

Nach hinten-unten in Richtung Sitzbeinhöcker, d. h. Becken in post. Depr.

Vorbereitungskommando

«Das Becken zur Brustbeinspitze hochziehen!»
(Man zeige dies eventuell am Patienten.)

Aktionskommando

«Hochziehen!»

Beachte

- Keine Beckenaufrichtung!
- Dieses Muster wird oft zur Vorbereitung der Schulung des *Vorwärtsganges* verwendet.

Abb. 4-20: Becken: Anteriore Elevation, *Ausgangsstellung.*

Abb. 4-21: Becken: Anteriore Elevation, *Endstellung.*

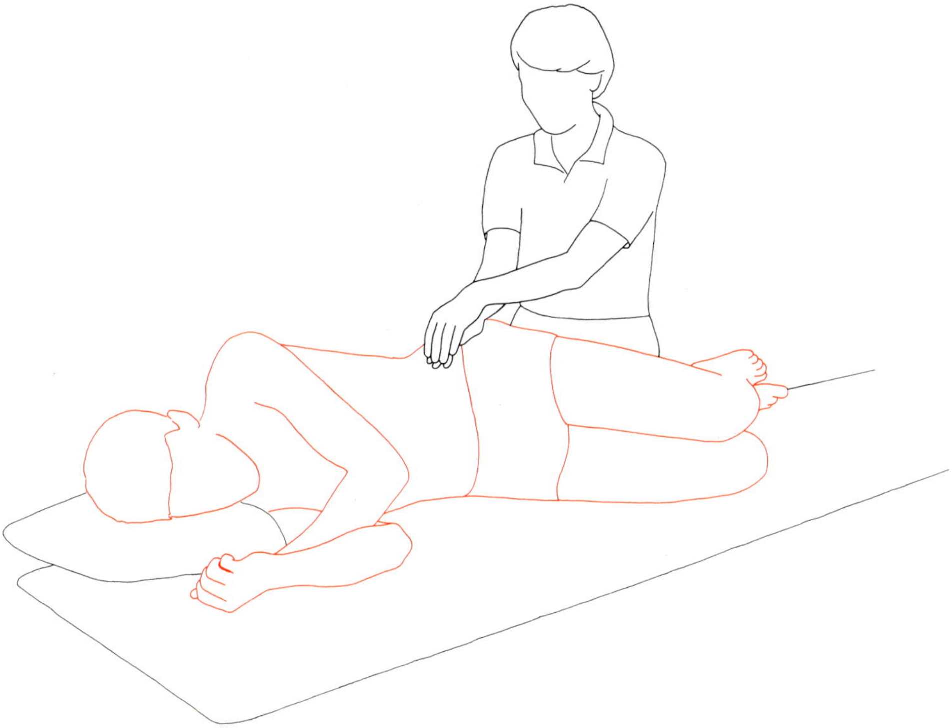

Abb. 4-20

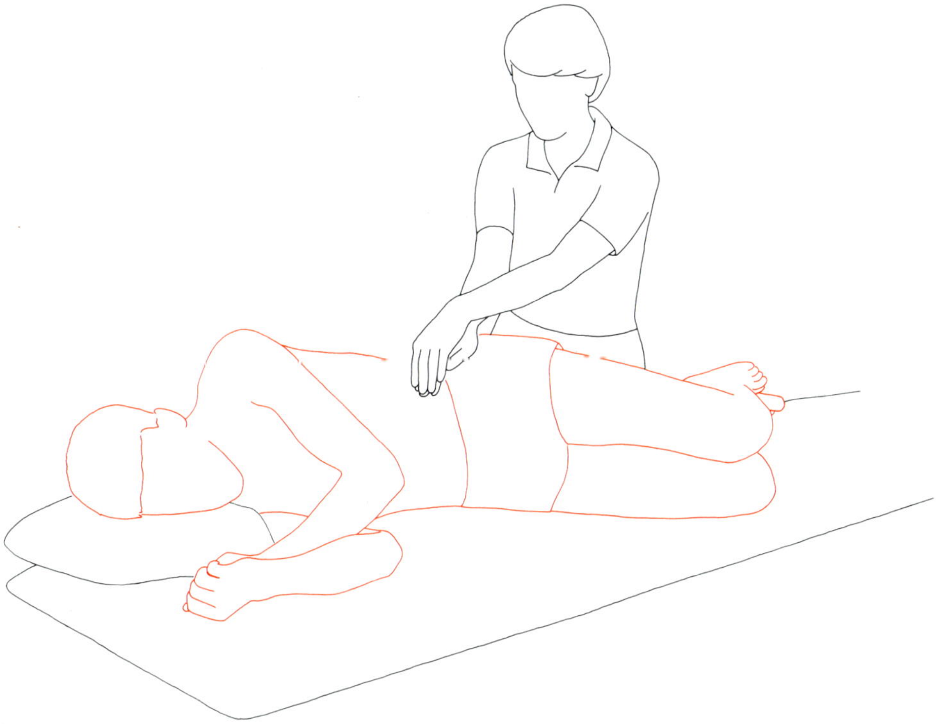

Abb. 4-21

2. **Posteriore Depression** (post. Depr.)

Ausgangsstellung — *Patient:* Seitlage mit 45°–60° flektierten Hüft- und Kniegelenken. Rumpf in Mittelstellung.

Therapeut: Steht in Schrittstellung *hinter** dem Patienten in Verlängerung der Diagonale.

Manueller Kontakt — Hände übereinander mit Lumbrikalgriff unter dem Tuber ischiadicum. Die Finger zeigen in die diagonale Richtung zur Ausgangsposition hin nach vorne-oben in Richtung Processus xiphoideus.
(Alternativ: Die Hände können auch nebeneinander liegen.)

Vordehnung — Nach vorne-oben in Richtung Processus xiphoideus, d. h. Becken in ant. Elev.

Vorbereitungskommando — «In meine Hände hineinsetzen!»

Aktionskommando — «Hineinsetzen!»

Beachte
- Keine Beckenkippung!
- Dieses Muster wird oft zur Vorbereitung der Schulung der *Standphase* des Gehens verwendet.

---

*Ausnahme von der Grundregel, daß das Becken vom Therapeuten weggezogen wird. Wenn der Therapeut vor dem Patienten steht, werden die Glutäalfalten auseinandergezogen, was unangenehm sein kann.

Abb. 4-22: Becken: Posteriore Depression, *Ausgangsstellung.*

Abb. 4-23: Becken: Posteriore Depression, *Endstellung.*

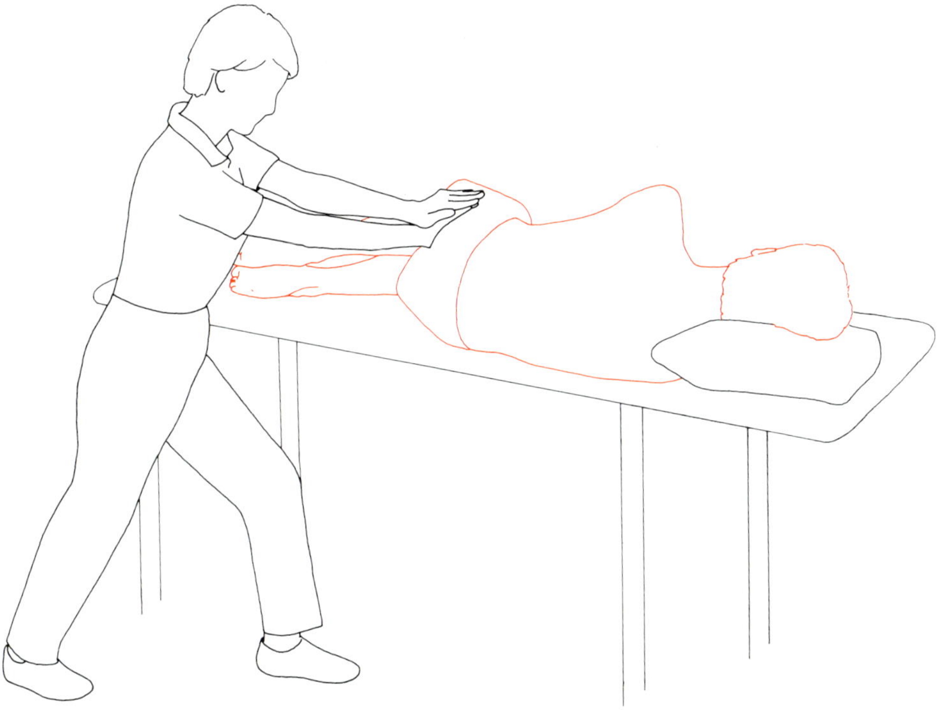

Abb. 4-22

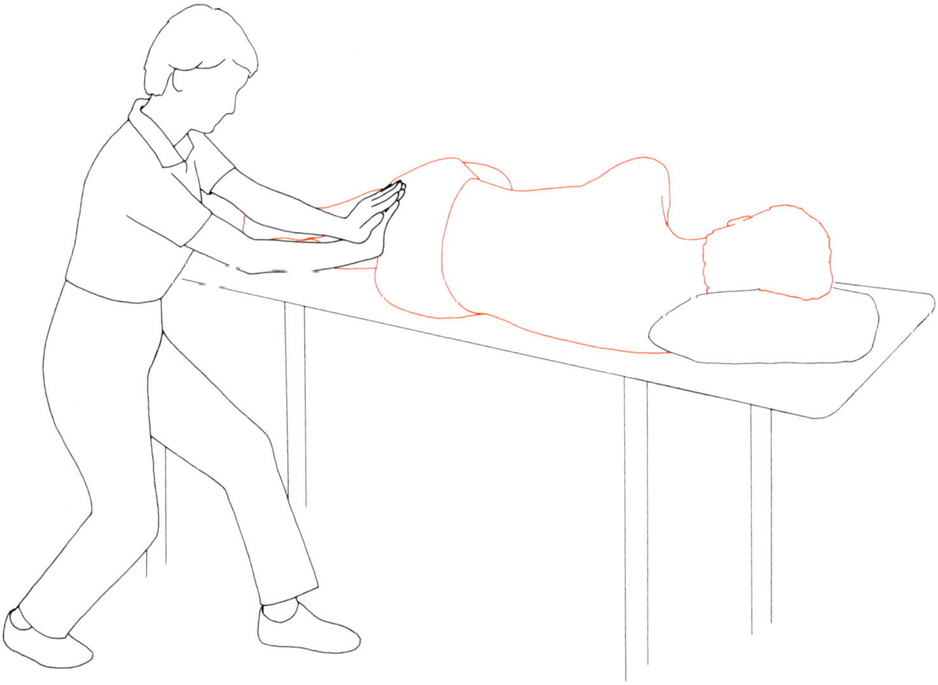

Abb. 4-23

3. **Posteriore Elevation** (post. Elev.)

Ausgangsstellung

Patient: Seitlage mit 45°–60° flektierten Hüft- und Kniegelenken. Rumpf in Mittelstellung.

Therapeut: Steht in Schrittstellung vor dem Patienten in Verlängerung der Diagonale.

Manueller Kontakt

Hände übereinander mit Lumbrikalgriff über dem hinteren oberen Teil des Beckenkamms. Die Finger zeigen in die diagonale Bewegungsrichtung nach hinten-oben in Richtung 12. Brustwirbel (Th 12).
(Alternativ: Die Hände können auch nebeneinander liegen.)

Vordehnung

Nach vorne-unten in Richtung auf das gegenüberliegende Knie, d. h. Becken in ant. Depr.

Vorbereitungskommando

«Das Becken zur Wirbelsäule hochziehen!»
(Th 12 / L 1 eventuell am Körper zeigen.)

Aktionskommando

«Hochziehen!»

Beachte

- Keine Beckenaufrichtung!
- Dieses Muster wird oft zur Vorbereitung der Schulung des *Rückwärtsganges* verwendet.

Abb. 4-24: Becken: Posteriore Elevation, *Ausgangsstellung.*

Abb. 4-25: Becken: Posteriore Elevation, *Endstellung.*

Abb. 4-24

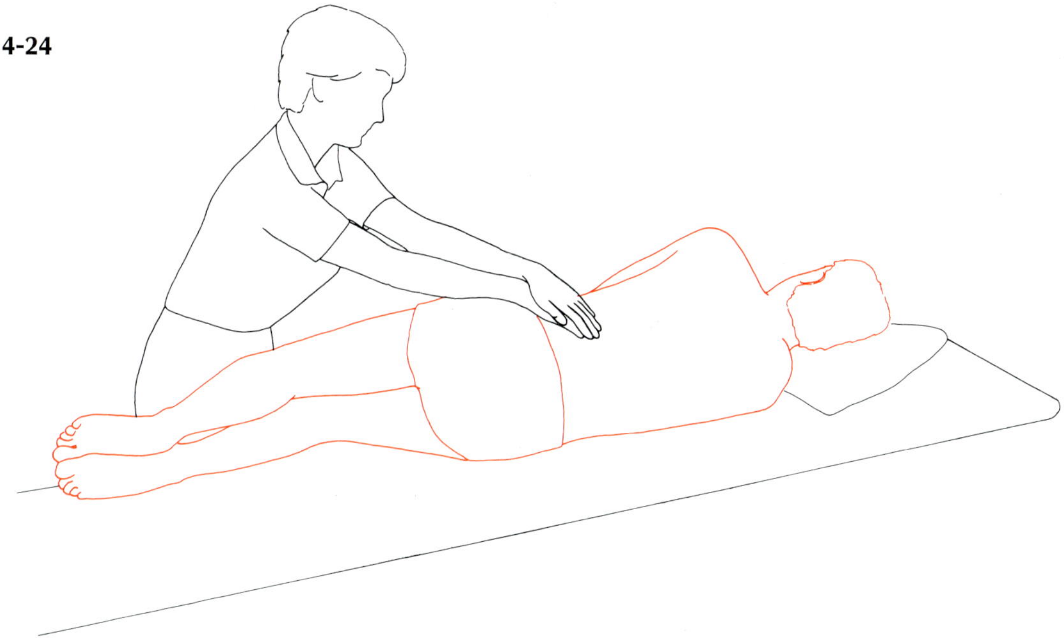

Abb. 4-25

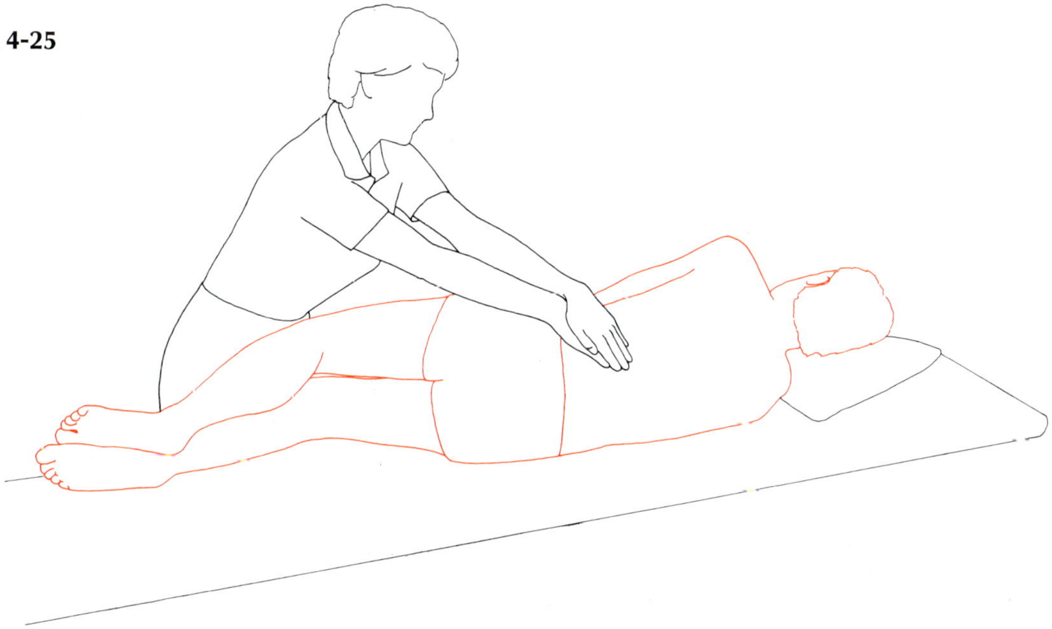

4. **Anteriore Depression** (ant. Depr.)

Ausgangsstellung *Patient:* Seitlage mit ca. 45°–60° flektierten Hüft- und Kniegelenken. Rumpf in Mittelstellung.

Therapeut: Steht in Schrittstellung hinter dem Patienten in Verlängerung der Diagonale.

Manueller Kontakt Hände übereinander mit Lumbrikalgriff um die Spina iliaca anterior superior. Die Finger zeigen in die diagonale Bewegungsrichtung nach vorne-unten in Richtung Symphyse.
(Alternativ: 1. Die Hände können auch nebeneinander liegen.
2. Eine Hand um die Patella am Kniegelenk.)

Vordehnung Nach hinten-oben in Richtung Th 12, d. h. Becken in post. Elev.

Vorbereitungskommando «Das Becken nach vorne-unten zum gegenüberliegenden Knie ziehen!»

Aktionskommando «Herunterziehen!»

Beachte
- Keine Beckenkippung!
- Dieses Muster wird oft für die Stabilisation, z. B. bei Hypermobilität in der LWS oder den Iliosakralgelenken, angewandt.
- Es wird selten dynamisch verwendet, da die Richtung schwierig zu fühlen ist und das Muster leicht unpräziser wird. Funktionelle dynamische Aktivitäten, für welche das Muster nutzbar sein kann, sind der *Seitwärtsgang*, der *Kreuzgang* und das *Treppab-Gehen*.
  Hier wurde doch das dynamische Grundmuster beschrieben, wie bei den übrigen Beckenmustern.

Abb. 4-26: Becken: Anteriore Depression, *Ausgangsstellung.*

Abb. 4-27: Becken: Anteriore Depression, *Endstellung.*

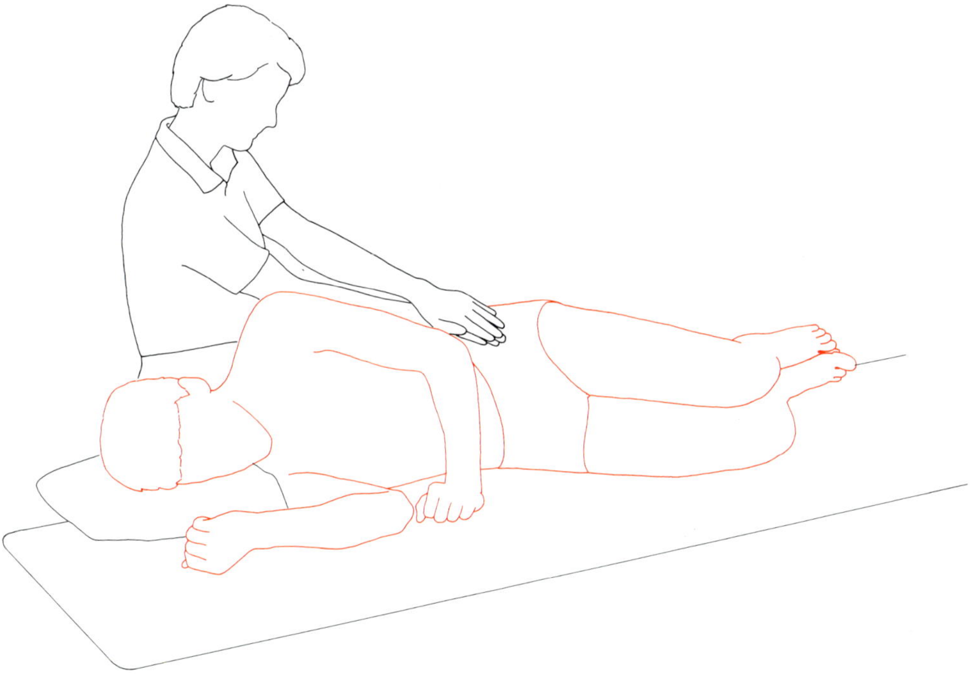

Abb. 4-26

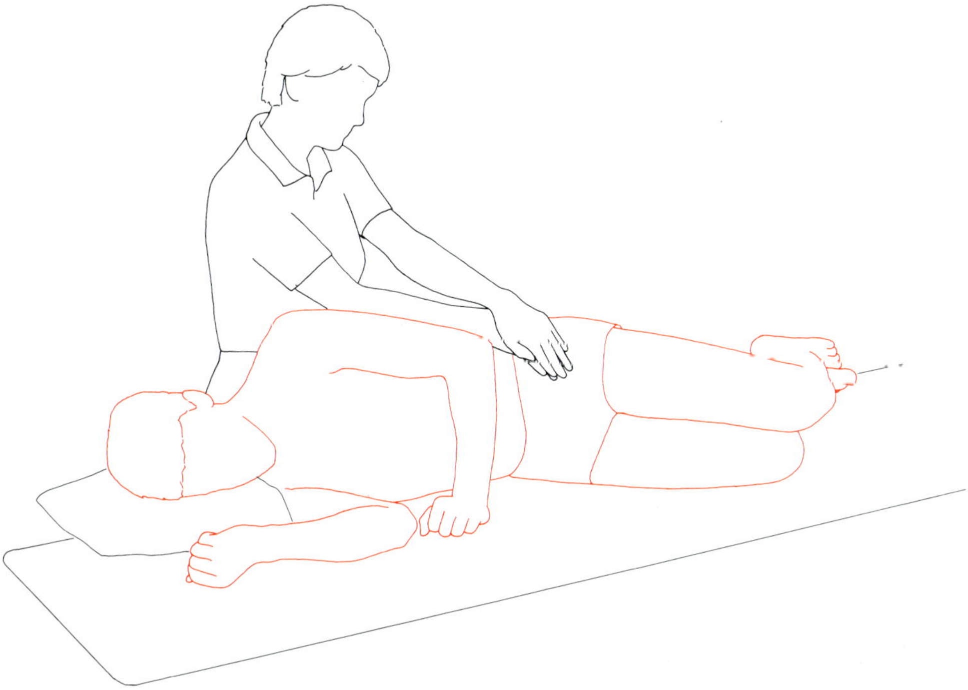

Abb. 4-27

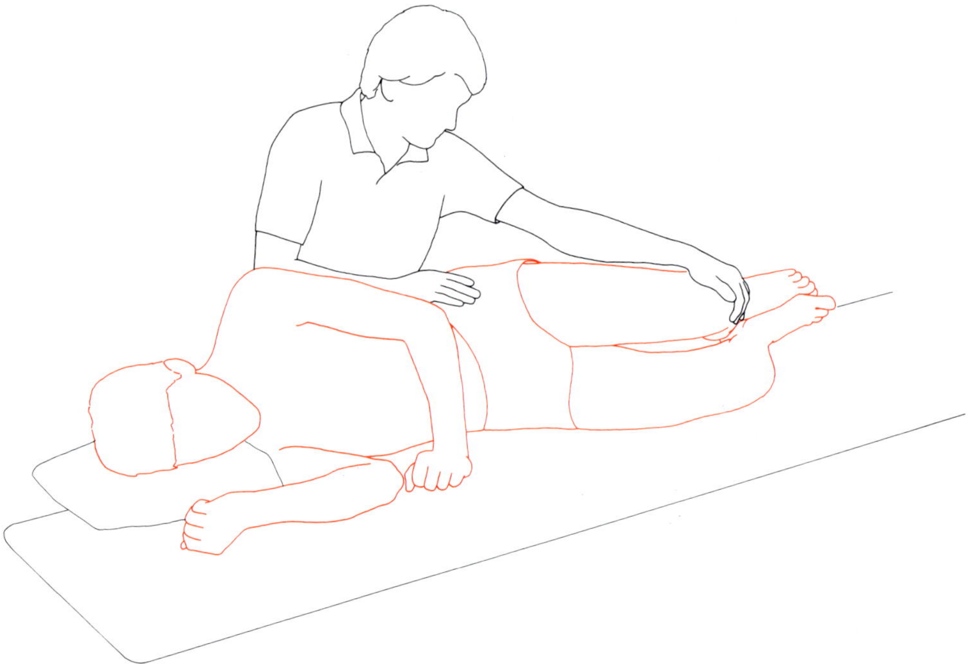

Abb. 4-28: Becken: Anteriore Depression, Ausgangsstellung. Alternativer manueller Kontakt am Knie.

Kombinationen von Scapula und Becken

Als Steigerung des Trainings können Scapula und Becken unterschiedlich kombiniert werden.
Dies kann aus Massenbewegungen heraus geschehen, um Rumpfbewegungen überhaupt in Gang zu setzen, oder über Isolierung eines Bewegungssegmentes zu entgegengesetzten, reziproken Rumpfbewegungen als eine fortgeschrittene Koordinationsübung für z. B. die Gangschulung. Die reziproken Muster können auch für die Entspannung verspannter oder tonuserhöhter Muskulatur benutzt werden.

A. Primitive Bewegungsmuster – Massenbewegungen
B. Isolierte Bewegungen von Scapula oder Becken mit Fixation des entgegengesetzten Bewegungssegments
C. Reziproke Bewegungen von Scapula und Becken

Funktionelle Untersuchung

Vor der Behandlung ist es wichtig, den Patienten grob funktionell bezüglich der Rumpfbewegungen zu beobachten. Eine Möglichkeit wird hier beschrieben:
Diese sog. «Quadrantenanalyse» wurde von den Lehrkräften des KFRC in Vallejo zusammengestellt. Präsentiert wird hier eine verkürzte Darstellung.

- Man teilt den Rumpf in 4 Quadranten auf, 2 für den oberen Rumpf und 2 für den unteren.
- Man beobachtet den Patienten im Sitzen, im Stand und beim Gehen: Wie bewegen sich die Quadranten im Verhältnis zueinander? Z. B.: Die oberen im Verhältnis zu den unteren, der rechte obere Quadrant im Verhältnis zum unteren linken, die beiden oberen im Verhältnis zueinander; und entsprechend für die andere Seite.
  Nicht nur Flexion-Extension beurteilen, sondern auch die Rotation!
- Man läßt auch den Patienten auf der Matte rollen und beobachtet ihn wie oben dargestellt.

Ständige Analyse bei der Behandlung!
Bei der Behandlung ist es wichtig, durch ständig neue Analyse immer wieder zu kontrollieren, ob das, was man mit der Behandlung erreichen wollte, auch erreicht wurde.

Um die Bewegungen im Rumpf zu schulen, kann die Behandlung, wie nachstehend beschrieben, von Massenbewegungen über isolierte Bewegungen zu reziproken Bewegungen gesteigert werden, um die Bewegungen dann funktionell z. B. im Gang umzusetzen.

Technik/Behandlungsverfahren

Siehe Kapitel 3!

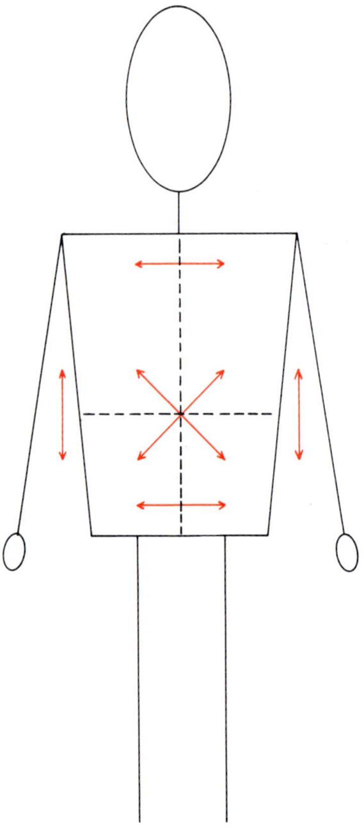

Abb. 4-29: Schema der «Quadranten-analyse».

A. Primitive Bewegungsmuster – Massenbewegungen: Flexion und Extension

Massenflexion und -extension können isoliert oder zusammen mit dem Rollen auf der Matte trainiert werden. Der beschriebene Vorgang kann auf der Bank oder auf der Matte geübt werden.

Ziel
- Fazilitation von Rumpfflexion und alternativ -extension.
- Gleichgewicht zwischen Flexion-Extension bei muskulärem Ungleichgewicht.
- Inhibition hypertoner oder verspannter Rumpfmuskulatur.
- Einleiten des Drehens (siehe Kapitel 5).
- Unterstützung von «Transfers» (siehe Kapitel 7).

Indikation
- Herabgesetzte Mobilität des Rumpfes / der Wirbelsäule.
- Muskuläre Imbalanz von Flexoren und Extensoren des Rumpfes.
- Dominanz von Flexions- oder Extensionsmustern beim Drehen.
- Erlernen des Drehens bzw. des Drehens im Bett.

Beachte
- Wenn Massenbewegungen benutzt werden, um Rollbewegungen zu erreichen, ist der Anfang der Bewegung sehr wichtig, um die Rumpf-

muskulatur, die für die Aktivität benutzt wird, direkt zu aktivieren. Dies gilt auch für isolierte Scapula-/Beckenbewegungen, um das Drehen einzuleiten.
Nutzen Sie dies sofort und bleiben Sie mit dem Widerstand gleich, um die Reaktion/Bewegung zu erhalten.

- Bei Verwendung der Bewegungsdiagonalen für die Drehung im Bett und das Rollen werden größere Mitbewegungen des Körpers gesehen und zugelassen als beim isolierten Training für das Becken und das Schulterblatt.
- Die Übungen werden auf der Matte sicherer und mit größerem Bewegungsausschlag durchgeführt. Sie können aber natürlich auch auf der Bank vorgeübt werden, was unten beschrieben wird.
- Keine Rollbewegungen, wenn diese nicht Zweck der Übung sind!

1. Massenflexion
Asymmetrische Kombination von Scapula-Becken

Scapula: Anteriore Depression
Becken: Anteriore Elevation

Ausgangsstellung *Patient:* Seitlage mit ca. 45°–60° flektierten Hüft- und Kniegelenken. Rumpf in Mittelstellung.

Therapeut: Steht breitbeinig hinter dem Patienten in der gedachten Kreuzung der Diagonalen in Höhe des Nabels.

Manueller Kontakt Eine Hand mit Lumbrikalgriff über den anterioren Teil der Scapula und eine über dem Becken wie beim Grundgriff für respektive Bewegungsmuster. Die Finger zeigen gegeneinander in der diagonalen Bewegungsrichtung zum Bauchnabel/Processus xiphoideus.

Vordehnung Scapula: Nach hinten-oben in Richtung Hinterhaupt, d. h. post. Elev.
Becken: Nach hinten-unten in Richtung Tuber ischiadicum, d. h. post. Depr.

Vorbereitungskommando «Kinn einziehen und den Körper ganz krumm machen, wie ein Igel!»

Aktionskommando «Zusammenziehen!» (Variation: «Einigeln!»)

Abb. 4-30: Rumpf: Massenflexion, *Ausgangsstellung.*

Abb. 4-31: Rumpf: Massenflexion, *Endstellung.*

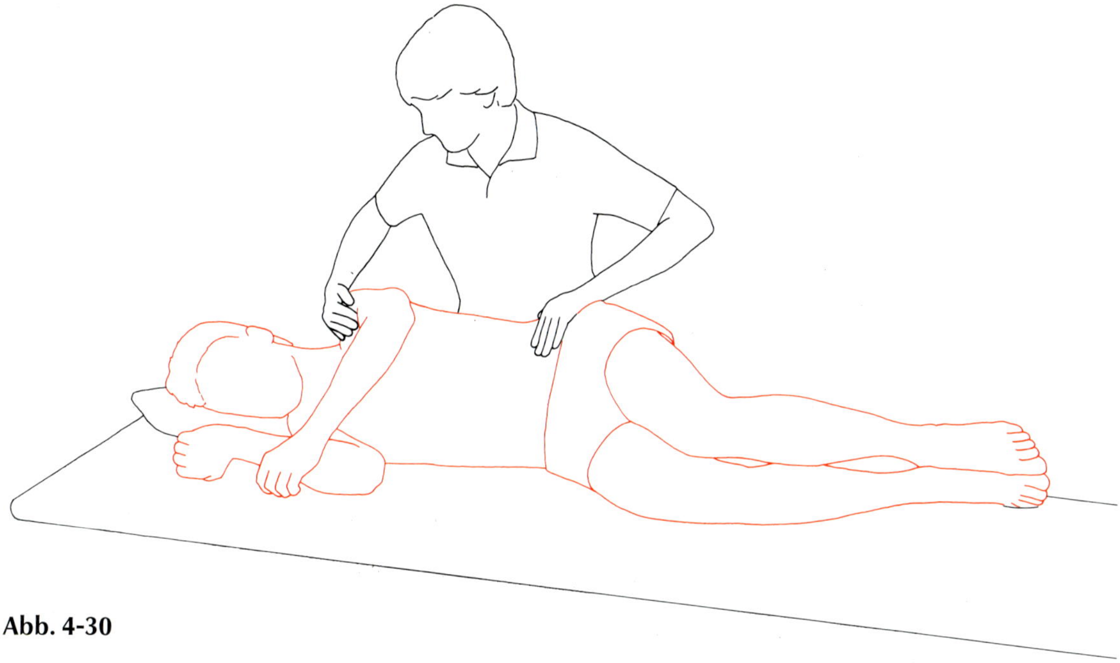

Abb. 4-30

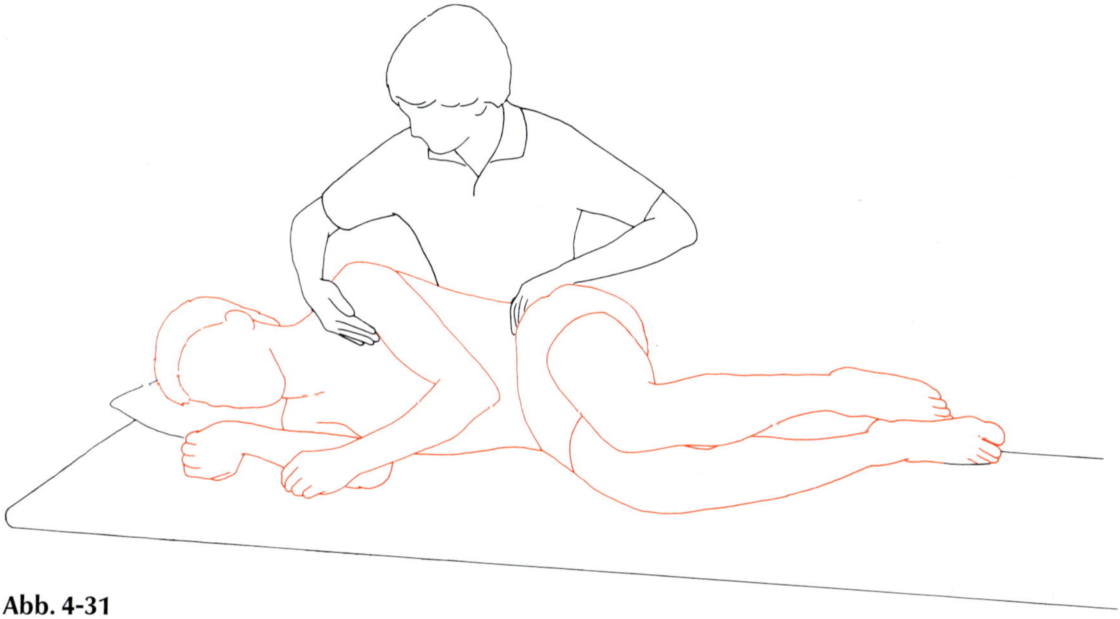

Abb. 4-31

2. Massenextension
Asymmetrische Kombination von Scapula-Becken

Scapula: Posteriore Elevation
Becken: Posteriore Depression

Ausgangsstellung *Patient:* Seitlage mit ca. 45°–60° flektierten Hüft- und Kniegelenken. Rumpf in Mittelstellung.

Therapeut: Steht breitbeinig hinter dem Patienten in der gedachten Kreuzung der Diagonalen in Bauchnabelhöhe.

Manueller Kontakt Eine Hand mit Lumbrikalgriff über der Scapula und eine über dem Becken wie beim Grundgriff für respektive Bewegungsmuster. (Die Hand an der Spina scapulae ist umgedreht!) Die Finger zeigen gegeneinander in die diagonale Richtung zur Ausgangsposition hin (siehe Abb. 4-32 und 4-33).

Vordehnung Scapula: Nach vorne-unten in Richtung Bauchnabel, d. h. ant. Depr.
Becken: Nach vorne-oben in Richtung Processus xiphoideus, d. h. ant. Elev.

Vorbereitungskommando «Kinn vorschieben, den Nacken und Körper strecken!»

Aktionskommando «Herausstrecken!»

Beachte Die *Hand am Sitzbeinhöcker kann* während der Bewegung *drehen*, da sonst eine zu große Belastung für das Handgelenk entstehen kann.

Die beiden **übrigen asymmetrischen Kombinationen von Scapula und Becken**:

Scapula: Anteriore Elevation
Becken: Anteriore Depression
und
Scapula: Posteriore Depression
Becken: Posteriore Elevation

werden in der Praxis selten verwendet und deshalb nicht detailliert beschrieben. Sie können aber eingesetzt werden zur:

- Stabilisation.
- Fazilitation dynamischer Bewegungen und/oder von Muskelarbeit.
- Inhibition hypertoner Muskulatur.

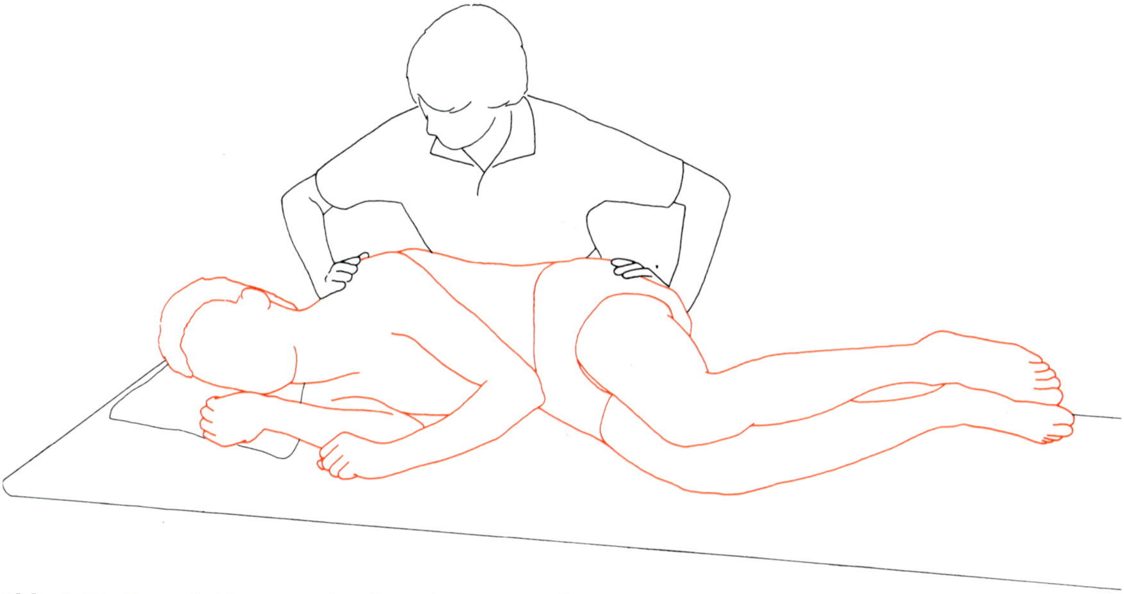

Abb. 4-32: Rumpf: Massenextension, *Ausgangsstellung.*

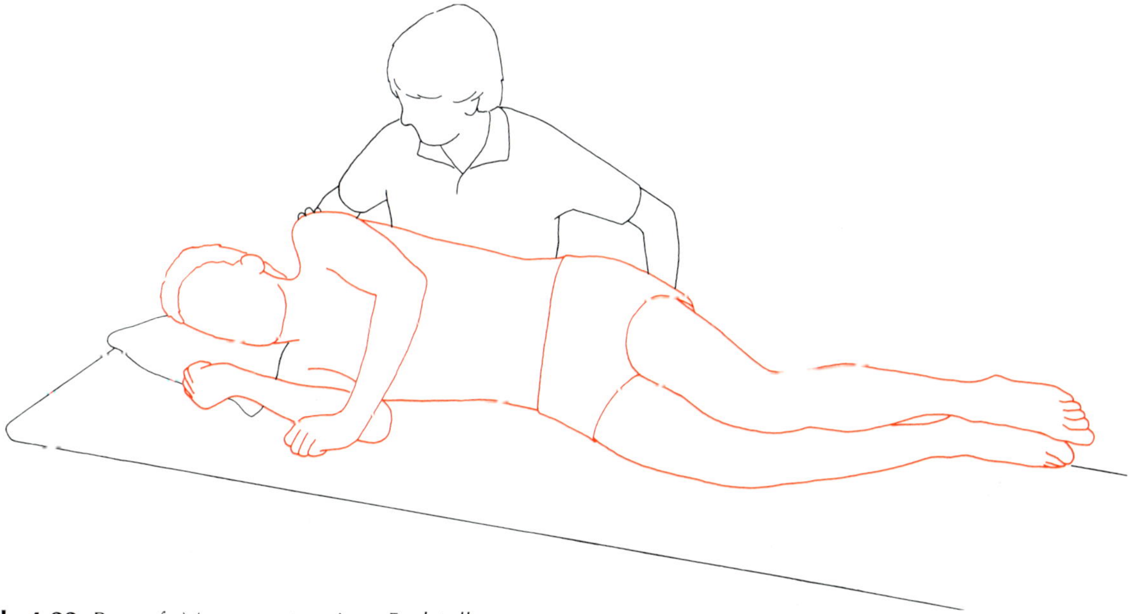

Abb. 4-33: Rumpf: Massenextension, *Endstellung.*

B. Isolierte Bewegungen von Scapula oder Becken mit Fixation des entgegengesetzten Bewegungssegments

Von der Massenflexion/-extension wird die Behandlung weiter zur isolierten Scapula-Becken-Aktivität gesteigert.

Ziel Isolierte Bewegung in Scapula bzw. Becken.

Indikation

- Wenn die Bewegung in einem Bewegungssegment – Scapula oder Becken – bei funktionellen Aktivitäten, z.B. beim Rollen oder beim Gehen, ungenügend eingesetzt wird.
- Wenn z.B. bei Massenextension/-flexion ein Teil des Rumpfes nicht genügend mitbewegt wird.

1. Isolierte Scapulabewegung mit Fixation des entgegengesetzten Bewegungssegments

Zur Ausgangsstellung etc.: siehe Scapulamuster 1–4.

Durchführung

- Nur eine Hand greift an die Scapula.
- Die andere greift quer über das Becken *zur passiven Fixation* in Mittelstellung.

Abb. 4-34: Isolierte Scapulabewegung in post. Depr. bei Fixation des Beckens. *Ausgangsstellung.*

Abb. 4-35: Isolierte Scapulabewegung in post. Depr. bei Fixation des Beckens. *Endstellung.*

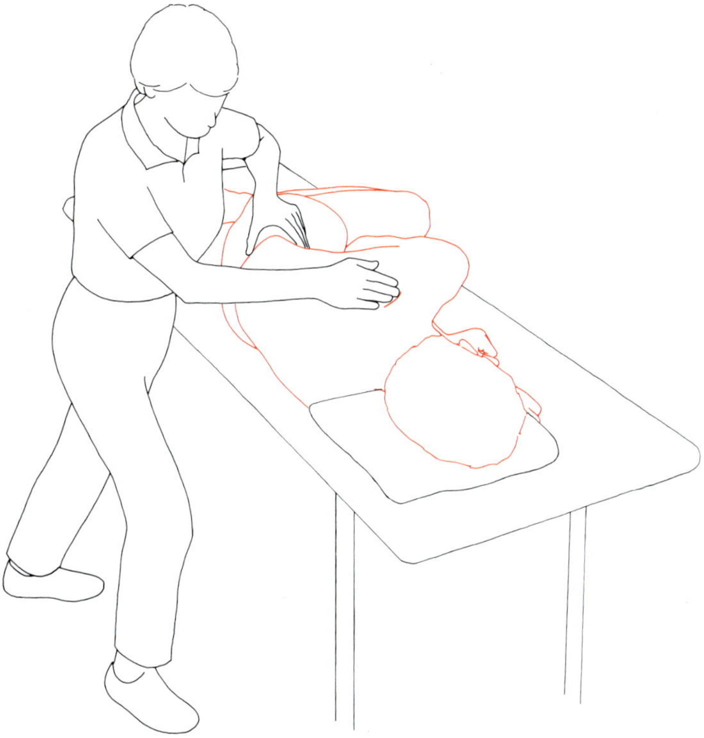

Abb. 4-34

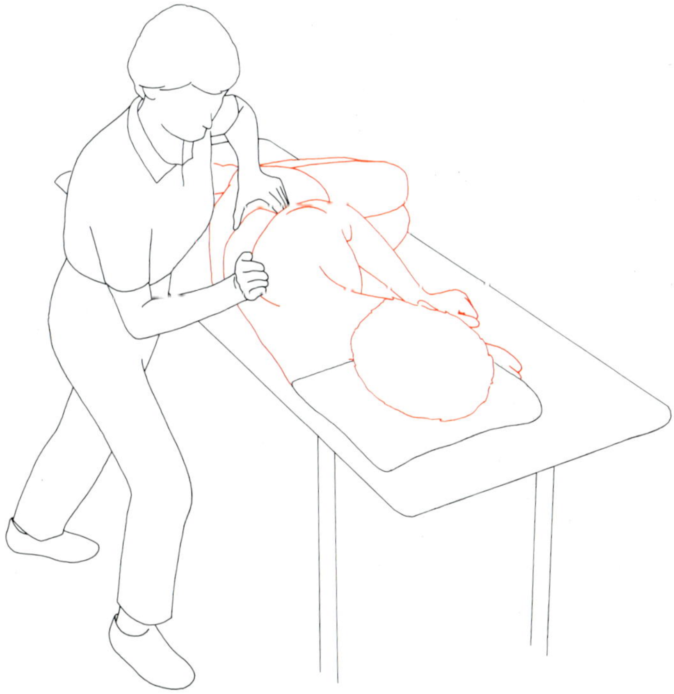

Abb. 4-35

2. Isolierte Beckenbewegung mit Fixation des entgegengesetzten Bewegungssegments

Zur Ausgangsstellung etc.: siehe Beckenmuster 1–4.

Durchführung
- Nur eine Hand greift an das Becken.
- Die andere greift *zur passiven Fixation* in Mittelstellung quer über die Scapula.

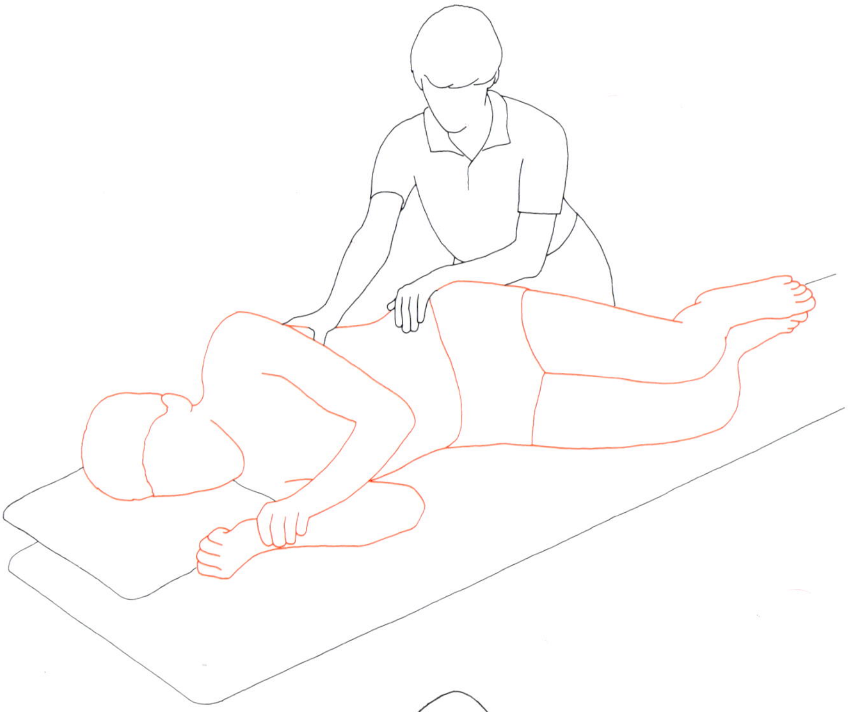

Abb. 4-36: Isolierte Beckenbewegung in ant. Elev. bei Fixation der Scapula. *Ausgangsstellung.*

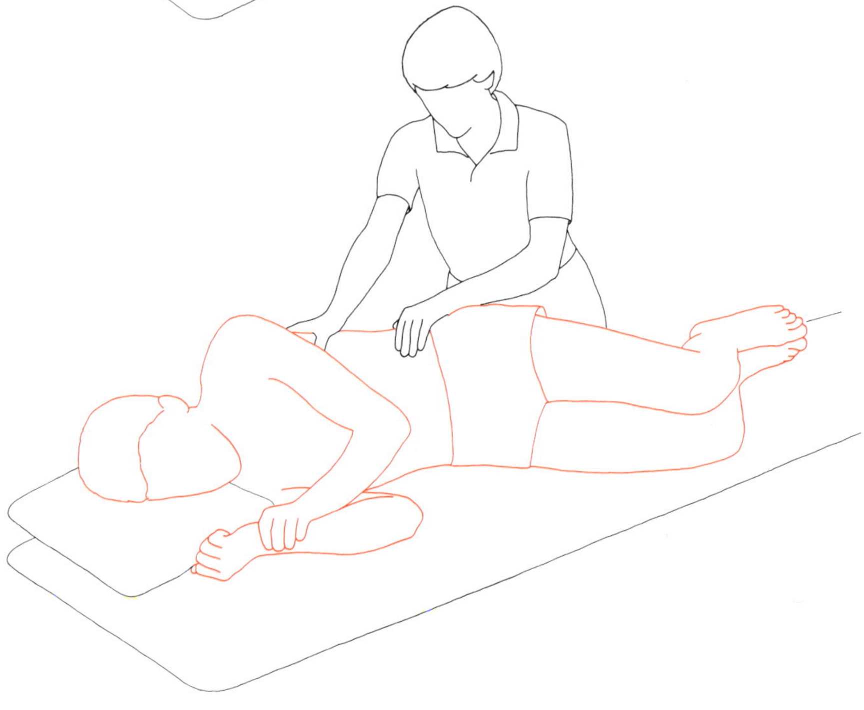

Abb. 4-37: Isolierte Beckenbewegung in ant. Elev. bei Fixation der Scapula. *Endstellung.*

C. Reziproke Bewegungen von Scapula und Becken

Hierbei werden Scapula und Becken gegeneinander in entgegengesetzten Bewegungsmustern innerhalb der gleichen Diagonale bewegt. Dies gilt für beide Diagonalen. Diese Bewegungen sind eine gute Vorbereitung für das Gehen, da der Patient die natürliche Rotation, die erforderlich ist, einübt.

Ziel

- Koordinierte Scapula- und Beckenbewegung.
- Reziproke Rumpfbewegung = Rotation im Rumpf.
- Inhibition/Hemmung und Entspannung hypertoner oder verspannter Rumpfmuskulatur.

Indikation

- Mangelnde reziproke Bewegungen des Rumpfes (= Rotation des Rumpfes) beim Gehen.
- «En bloc»-Bewegung des Rumpfes bei anderen Aktivitäten, z. B. aufgrund einer Tonuserhöhung.

Ausführung

Da diese Bewegungen eine gute Koordination des Patienten fordern, kann man sie folgendermaßen aufteilen und vorüben:

- Man beginnt damit, daß man die Scapula in Endstellung hält, und übt nur am Becken.
- Umgekehrt das Becken halten und die Scapula bewegen lassen.
- Zum Schluß die Bewegungssegmente gegeneinander bewegen lassen, *reziprok*.

Beachte

- Die diagonale Bewegungsrichtung einhalten!
- Wenn die erwünschte Antwort ausfällt, die Übung in kleinere Sequenzen aufteilen und trainieren und dann wieder zur komplexeren Aktivität zusammenfügen.
- Man verwendet bevorzugt die «Rhythmische Bewegungseinleitung».
- Man beobachtet, was der Patient braucht!
- Keine Rollbewegung, wenn diese nicht Zweck der Übung ist!

Übersicht der reziproken Bewegungen von Scapula und Becken

1. **Scapula: Posteriore Depression**
   Becken: Anteriore Elevation.
2. **Scapula: Anteriore Elevation**
   Becken: Posteriore Depression.
3. **Scapula: Anteriore Depression**
   Becken: Posteriore Elevation.
4. **Scapula: Posteriore Elevation**
   Becken: Anteriore Depression.

1. Scapula: Posteriore Depression
Becken: Anteriore Elevation

Ausgangsstellung

Patient: Seitlage mit ca. 45°–60° flektierten Hüft- und Kniegelenken. Rumpf in Mittelstellung.

Therapeut: Steht in Schrittstellung hinter dem Patienten in Verlängerung der Diagonale, die evtl. betont werden soll.

Manueller Kontakt

Eine Hand mit Lumbrikalgriff über der Scapula und eine über dem Becken wie beim Grundgriff für respektive Grundmuster. Die Finger zeigen in die diagonale Bewegungsrichtung.

Vordehnung

Scapula: Nach vorne-oben in Richtung zur Wange und vor das Ohr, d. h. ant. Elev.

Becken: Nach hinten-unten in Richtung Tuber ischiadicum, d. h. post. Depr.

Vorbereitungskommando

«Gegen meine Hände drücken!» («Die Rumpfseite kurz machen!»)

Aktionskommando

«Zusammenziehen!»

Abb. 4-38: Reziproke Rumpfbewegung, *Ausgangsstellung.*

Abb. 4-39: Reziproke Rumpfbewegung, *Endstellung.*

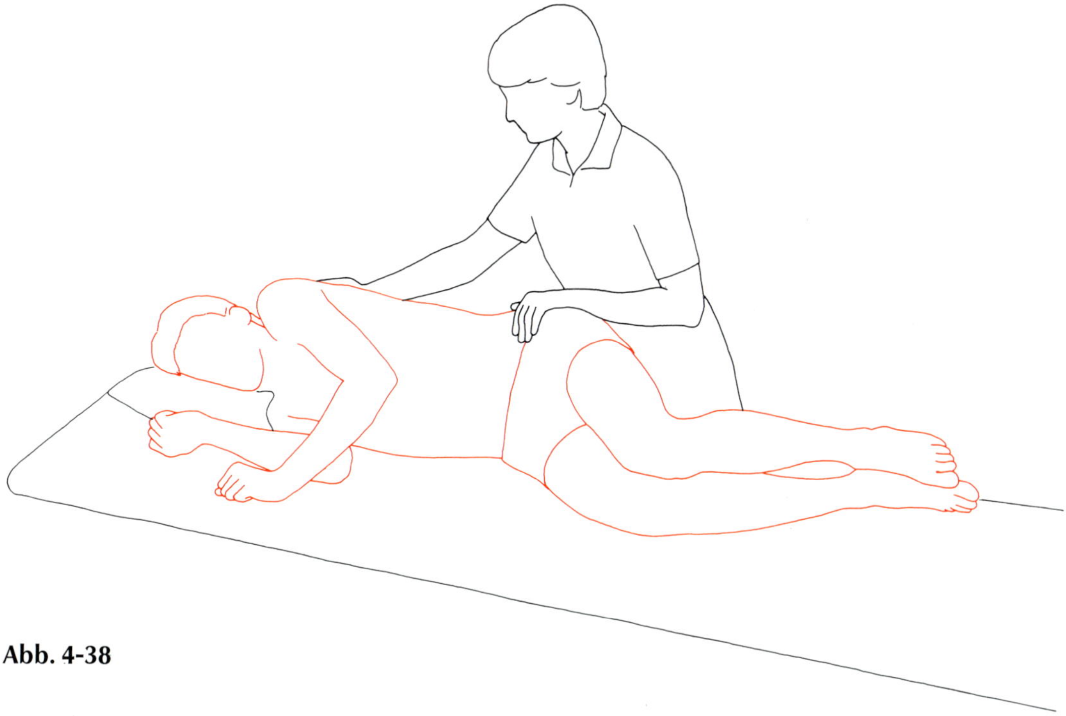

Abb. 4-38

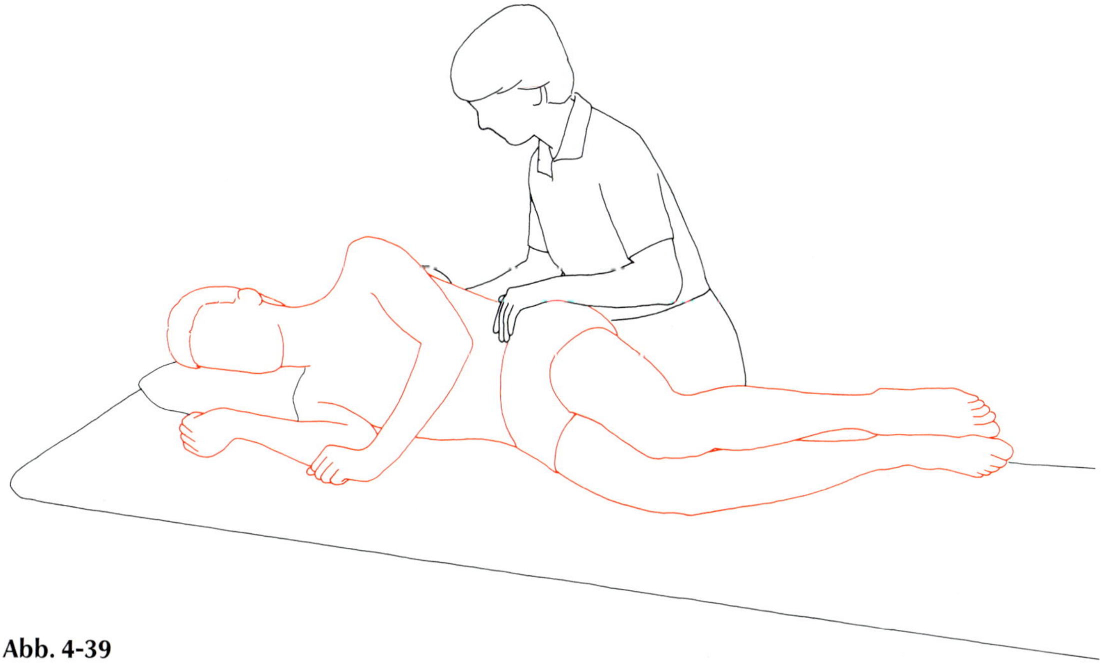

Abb. 4-39

2. Scapula: Anteriore Elevation
Becken: Posteriore Depression

Ausgangsstellung

Patient: Seitlage mit ca. 45°–60° flektierten Hüft- und Kniegelenken. Rumpf in Mittelstellung.

Therapeut: Steht in Schrittstellung hinter dem Patienten in Verlängerung der Diagonale, die evtl. betont werden soll.

Manueller Kontakt

Eine Hand mit Lumbrikalgriff über der Scapula und eine über dem Becken wie beim Grundgriff für respektive Grundmuster. Die Finger zeigen in die diagonale Bewegungsrichtung.

Vordehnung

Scapula: Nach hinten-unten in Richtung Kreuzbein, d. h. post. Depr.
Becken: Nach vorne-oben in Richtung Processus xiphoideus, d. h. ant. Elev.

Vorbereitungskommando

«Gegen meine Hände drücken!» («Die Rumpfseite lang machen!»)

Aktionskommando

«Herausstrecken!»

Abb. 4-40: Reziproke Rumpfbewegung, *Ausgangsstellung.*

Abb. 4-41: Reziproke Rumpfbewegung, *Endstellung.*

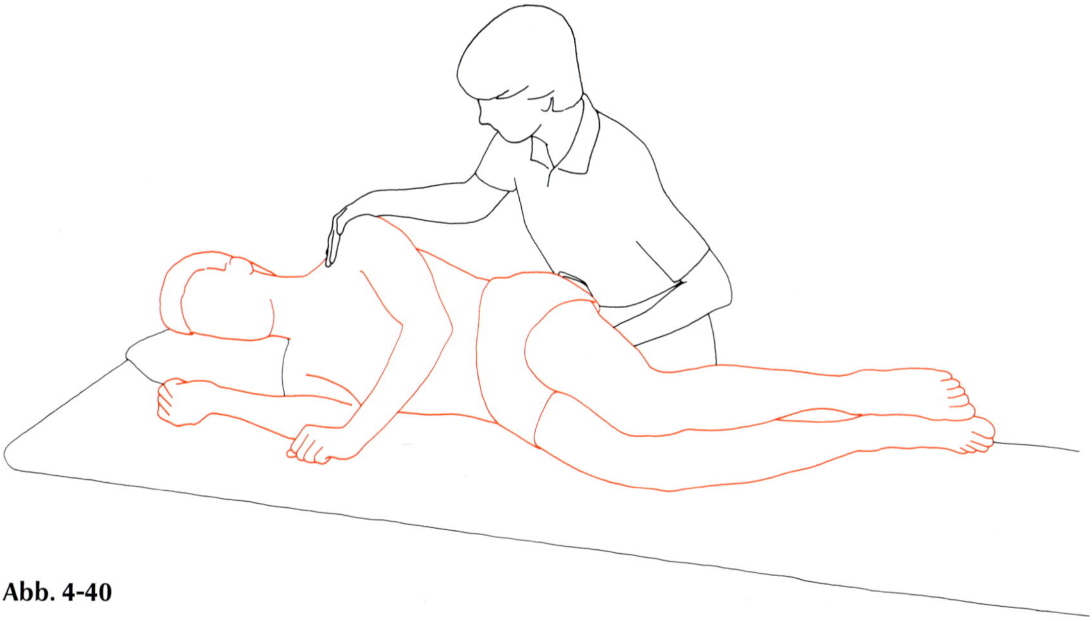

Abb. 4-40

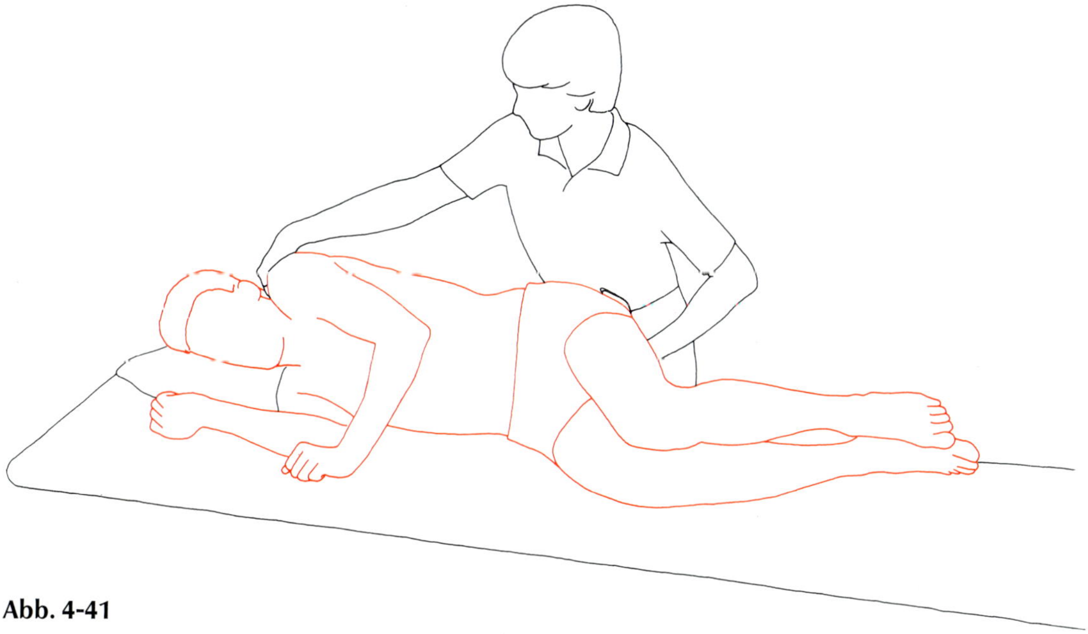

Abb. 4-41

3. Scapula: Anteriore Depression
Becken: Posteriore Elevation

Ausgangsstellung

Patient: Seitlage mit ca. 45°–60° flektierten Hüft- und Kniegelenken. Rumpf in Mittelstellung.

Therapeut: Steht in Schrittstellung hinter dem Patienten in Verlängerung der Diagonale, die evtl. betont werden soll.

Manueller Kontakt

Eine Hand mit Lumbrikalgriff über der Scapula und eine über dem Becken wie beim Grundgriff für respektive Grundmuster. Die Finger zeigen in die diagonale Bewegungsrichtung.

Vordehnung

Scapula: Nach hinten-oben in Richtung Hinterhaupt, d. h. post. Elev.
Becken: Nach vorne-unten in Richtung des gegenüberliegenden Kniegelenks, d. h. ant. Depr.

Vorbereitungskommando

«Gegen meine Hände drücken!» («Die Rumpfseite kurz machen!»)

Aktionskommando

«Zusammenziehen!»

Abb. 4-42: Reziproke Rumpfbewegung, *Ausgangsstellung.*

Abb. 4-43: Reziproke Rumpfbewegung, *Endstellung.*

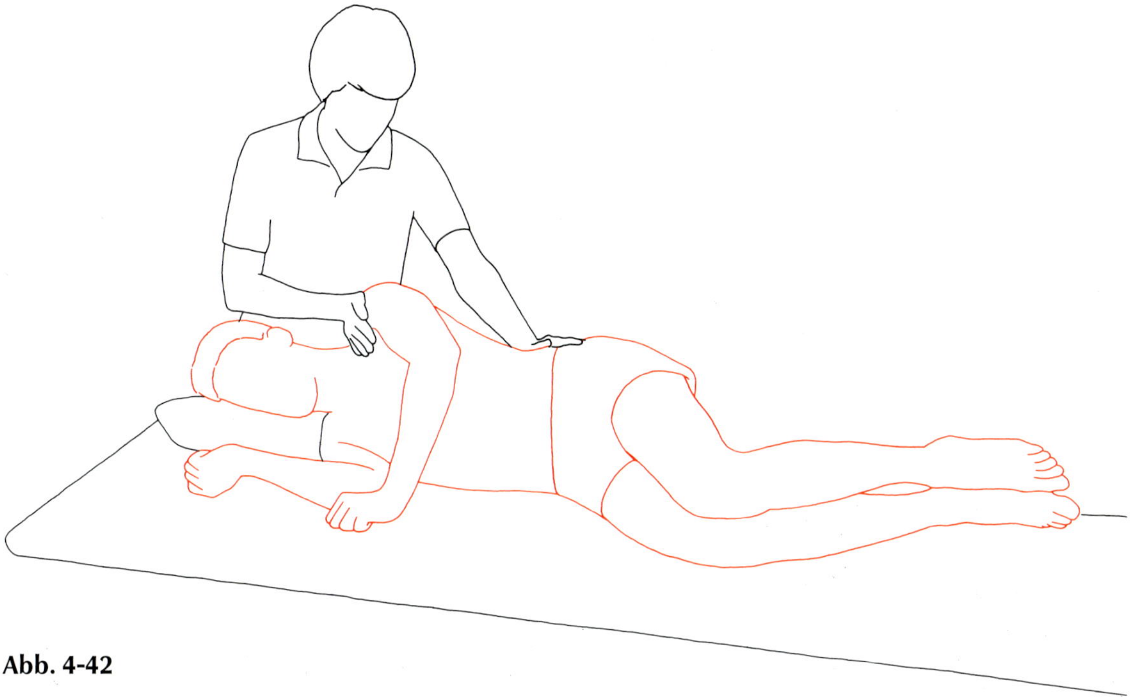

Abb. 4-42

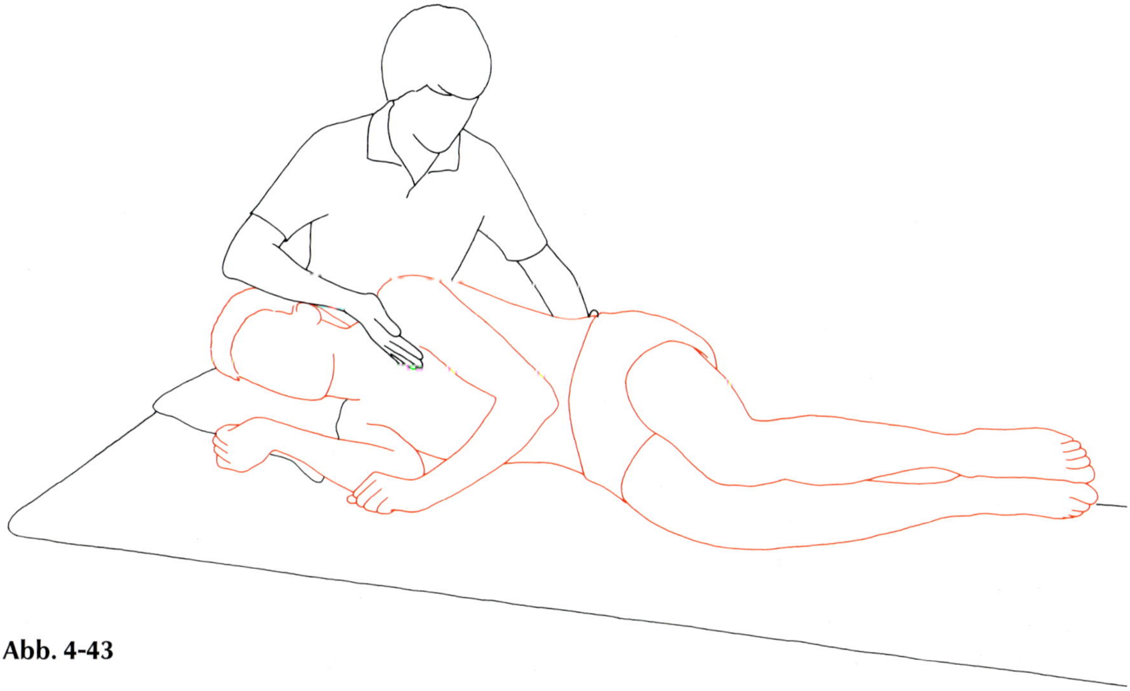

Abb. 4-43

4. Scapula: Posteriore Elevation
Becken: Anteriore Depression

Ausgangsstellung

Patient: Seitlage mit ca. 45°–60° flektierten Hüft- und Kniegelenken. Rumpf in Mittelstellung.

Therapeut: Steht in Schrittstellung hinter dem Patienten in Verlängerung der Diagonale, die evtl. betont werden soll.

Manueller Kontakt

Eine Hand mit Lumbrikalgriff über der Scapula und eine über dem Becken wie beim Grundgriff für respektive Grundmuster. Die Finger zeigen in die diagonale Bewegungsrichtung.

Vordehnung

Scapula: Nach vorne-unten in Richtung Bauchnabel, d. h. ant. Depr.
Becken: Nach hinten-oben in Richtung Th 12, d. h. post. Elev.

Vorbereitungskommando

«Gegen meine Hände drücken!» («Die Rumpfseite lang machen!»)

Aktionskommando

«Herausstrecken!»

Abb. 4-44: Reziproke Rumpfbewegung, *Ausgangsstellung.*

Abb. 4-45: Reziproke Rumpfbewegung, *Endstellung.*

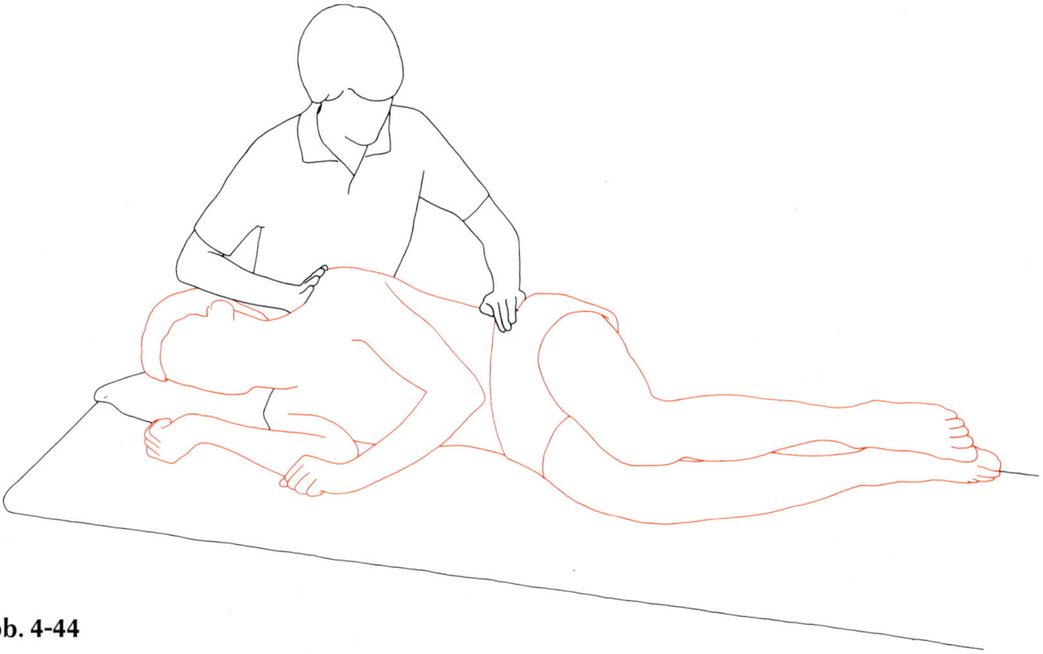

Abb. 4-44

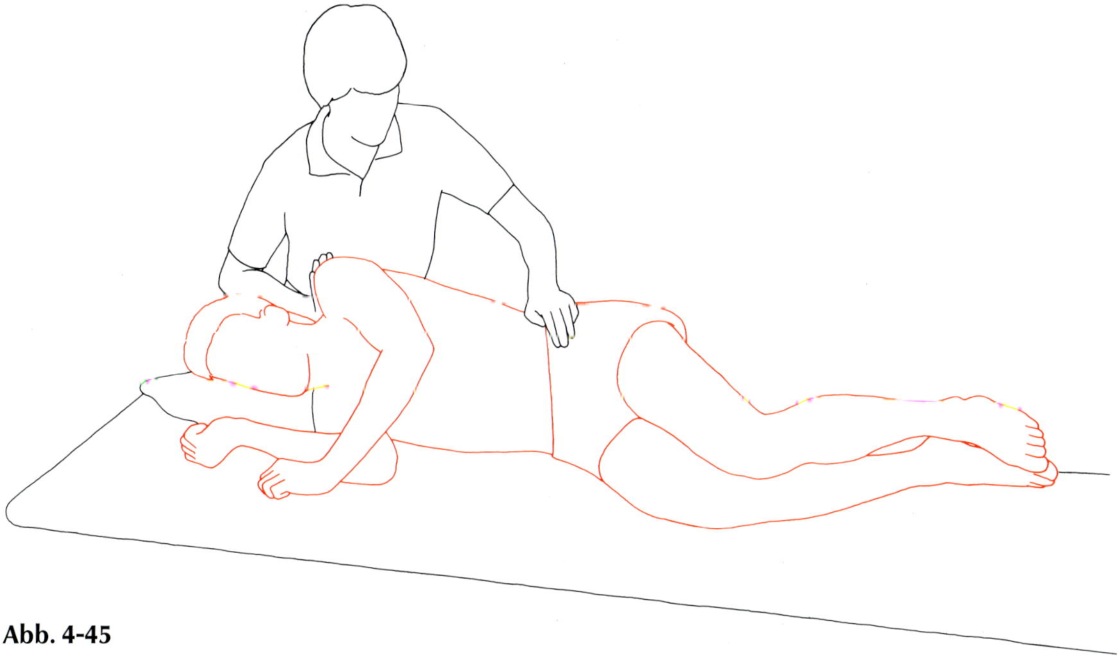

Abb. 4-45

Rumpfarbeit im Sitzen

Das Üben von Rumpfbewegungen im Sitzen ist für viele Patienten geeignet. Hierbei werden vor allem Bewegungsmuster für die Scapula angewandt. Die Stabilisation des Rumpfes ist für das aufrechte Sitzen und als Vorbereitung für das Üben im Stand notwendig. Für Balance-, Koordinations- und Krafttraining ist das dynamische Training gut geeignet. Entgegengesetzte Rumpfbewegungen in verschiedenen Kombinationen werden für die normale funktionelle Rumpfrotation geübt, die für den Gang erforderlich ist, aber auch zur Entspannung von verspannter Rumpfmuskulatur (Bewegungsdiagonalen für Rumpfarbeit im Sitzen; siehe Abb. 4–50, S. 117).

Es wird vor allem die *Scapula für den Rumpf* verwendet und zwar für folgende Ziele:

A. Fazilitation/Förderung der statischen Muskelarbeit (Stabilisation), um Muskelaktivität des Rumpfes zu erreichen.

B. Fazilitation/Förderung dynamischer Muskelarbeit, sowohl konzentrisch als exzentrisch, zur Bewegungskontrolle und Kräftigung der Rumpfmuskulatur.

C. Fazilitation/Förderung von Rumpfrotation (= reziproke Rumpfbewegungen) und/oder Hüftflexion bzw. -extension.

A. Fazilitation/Förderung der statischen Muskelarbeit (Stabilisation)

Ausgangsstellung

Patient: Sitzt auf der Bank mit herunterhängenden Beinen. (Wenn eine größere Unterstützungsfläche gewünscht ist, so kann das gleiche auf einem Hocker oder im Rollstuhl mit aufgestellten Füßen ausgeführt werden [siehe auch Kapitel 6].) Die Hände können auf der Bank vor, neben oder hinter dem Körper liegen. Sie können auch auf den Oberschenkeln liegen, was das Gleichgewicht des Rumpfes mehr fördert.

Therapeut: Steht in Schrittstellung vor oder hinter dem Patienten.

Manueller Kontakt

Mit Lumbrikalgriff oben an beiden Schultern.
(Alternativ: An den Schultern und auf dem Kopf.)

Vorbereitungs- und Aktionskommando

«Halten!», «Sitzen bleiben!»

Technik/Behandlungsverfahren (siehe Kapitel 3)

- Stabilisierung.
- Stabilisierende Umkehr.
- Rhythmische Stabilisation.

Ausführung

- Die Stabilisation wird, wenn möglich, mit schneller Approximation eingeleitet und dann mit beibehaltener Approximation und stabilisierender statischer («Stabilisierung», «Rhythmische Stabilisation») bzw.

«statischer»/«dynamischer» Muskelarbeit («Stabilisierende Umkehr») fortgesetzt.
- Den Widerstand bei der Stabilisation langsam anschwellen lassen, bis die maximale Muskelarbeit erreicht ist. Dann abschwellen lassen, bis die Muskelarbeit ganz abgebaut ist.

Beachte

- Bei der «Stabilisierenden Umkehr» bzw. «Rhythmischen Stabilisation» wird bevorzugt mit der kräftigsten Bewegungsrichtung angefangen. Es wird ebenso mit Approximation eingeleitet und beibehalten, wobei die Widerstandsrichtungen ohne zwischenzeitliche Entspannung geändert werden.
- Als Steigerung kann ohne Approximation stabilisiert werden, damit der Patient die Stellung selbst halten lernt. Beim manuellen Kontakt kann hierbei die Betonung stärker auf die jeweiligen Bewegungsdiagonalen gelegt werden.

Widerstandsrichtung bei der Stabilisation

Widerstand kann in Richtung beider Diagonalen gegeben werden:

- Von *anterior* nach posterior, wobei der Druck anterior betont wird.
- Von *posterior* nach anterior, wobei der Druck posterior betont wird.
- *Rotatorisch*, wobei eine Hand den anterioren Druck und die andere den posterioren Druck betont. Außerdem steht man in der rechten bzw. linken Diagonalen. ***Beachte:*** Nie isolierte Rotation am Kopf! ▶

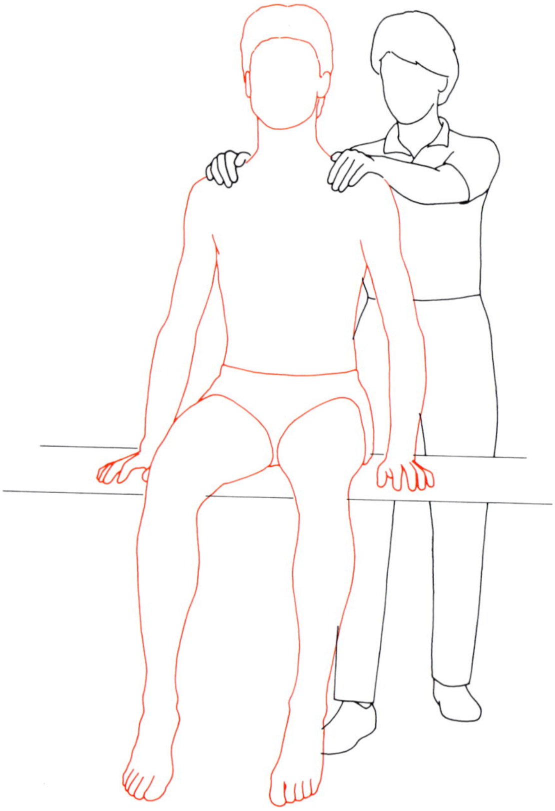

Abb. 4-46: Stabilisation von *anterior nach posterior*. Die Hände liegen neben dem Körper.

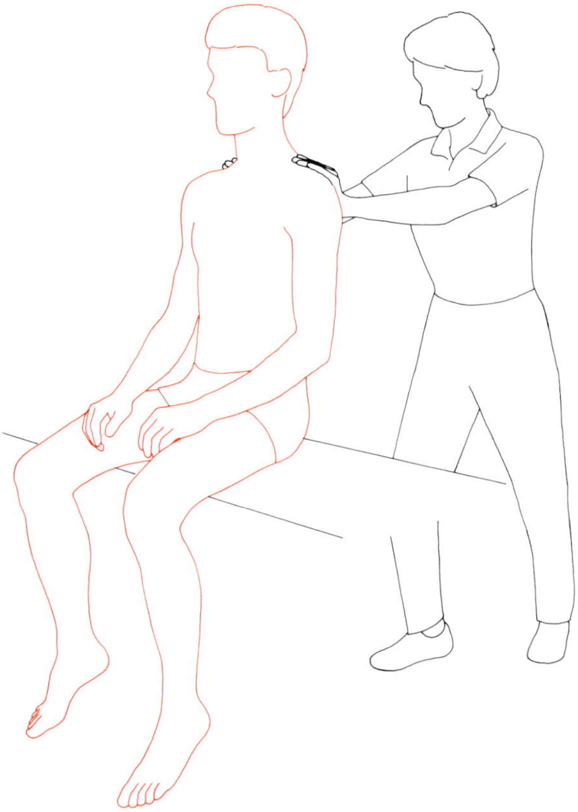

Abb. 4-47: Stabilisation von *posterior nach anterior*. Die Hände liegen auf den Oberschenkeln.

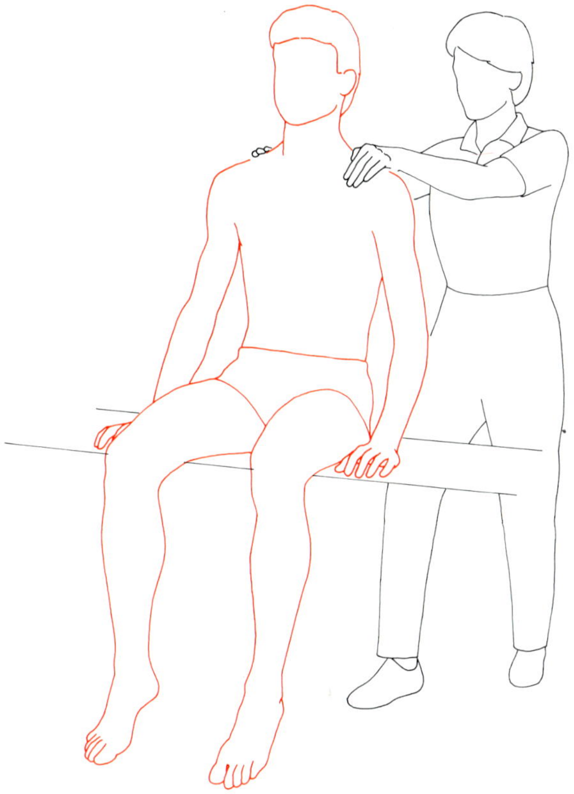

Abb. 4-48: Stabilisation für die *Rotation*. Die Hände liegen neben dem Körper.

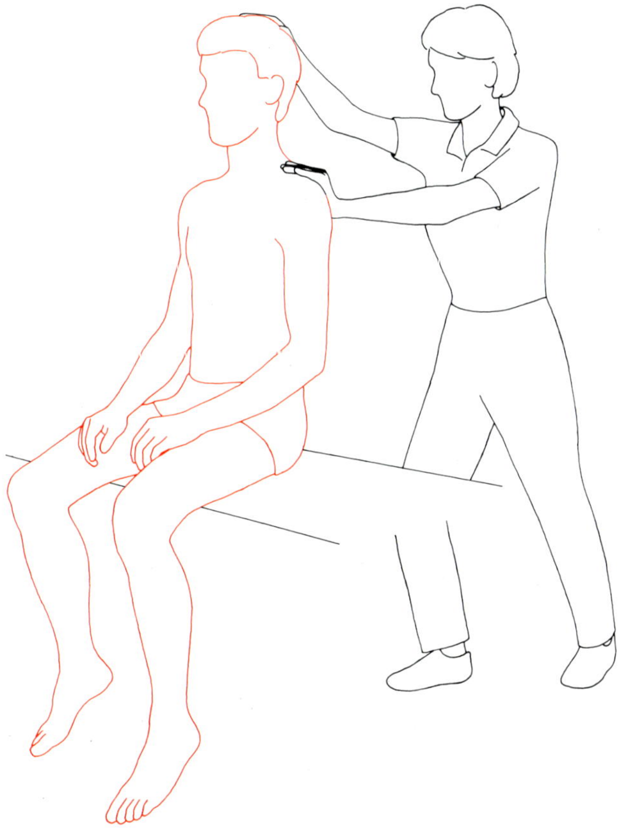

Abb. 4-49: Stabilisation von *posterior nach anterior. Alternativer manueller Kontakt* an den *Schultern* und auf dem *Kopf*. Die Hände liegen auf den Oberschenkeln.

B. Fazilitation/Förderung der dynamischen Rumpfarbeit

Hierbei wird die Scapula als Griff für den Rumpf benutzt. Die dynamische Rumpfarbeit in Flexion bzw. Extension mit Lateralflexion und Rotation wird beschrieben (siehe Abb. 4-50).
Die Seitneigung (Lateralflexion) kann aber auch separat betont werden, wobei der Rumpf entweder in Flexion oder Extension mit Rotation zurückgehalten und die Lateralflexion durch die Technik «Betonte Bewegungsfolge» (siehe Kapitel 3) fazilitiert wird.

Technik/Behandlungsverfahren

Siehe Kapitel 3.

Übersicht und Benennung der Bewegungsdiagonalen für die dynamische Rumpfarbeit

1. **Flexion mit Rotation nach rechts**
2. **Extension mit Rotation nach links**
3. **Flexion mit Rotation nach links**
4. **Extension mit Rotation nach rechts**

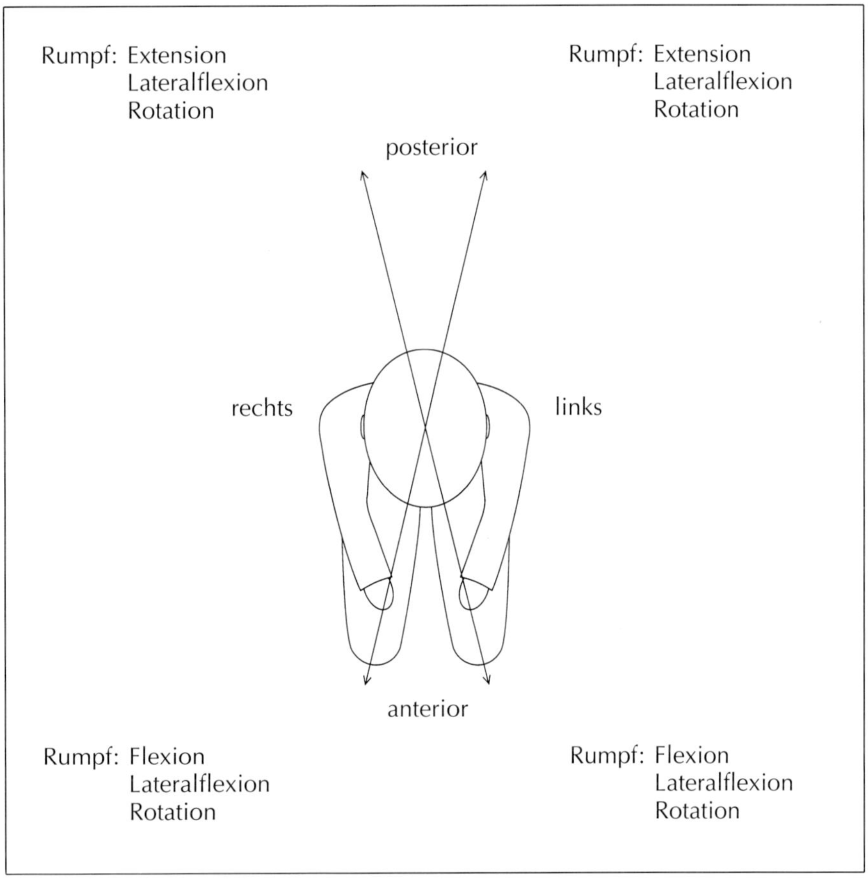

Abb. 4-50: Bewegungsdiagonalen für Rumpfarbeit im Sitzen.

1. Flexion mit Rotation nach rechts

Ausgangsstellung

Patient: Sitzt auf der Bank mit herunterhängenden Beinen, unterstützten Oberschenkeln und eventuell am Oberschenkel oder Bank abgestützten Händen.
(Variation: Auf einem Hocker oder im Rollstuhl, wenn eine größere Unterstützungsfläche erwünscht ist.)

Therapeut: Steht in Schrittstellung vor oder hinter dem Patienten.

Manueller Kontakt

Mit Lumbrikalgriff oben und vorne an beiden Schultern. Der Druck wird *anterior* betont.

Alternative 1: Zur Betonung der Rotation für den Dehnreiz/«Stretch» greift die eine Hand von anterior und die andere von posterior an die Schultern.

Alternative 2: Der Patient sitzt mit vor dem Rumpf verschränkten Armen. Eine Hand des Therapeuten bleibt oben an der linken Schulter mit Betonung des anterioren Druckes. Der andere greift rechts von hinten um die Unterarme des Patienten.

Alternative 3: Der Patient sitzt mit gekreuzten Armen. Beide Hände des Therapeuten greifen von hinten um die Unterarme des Patienten.

Vordehnung

Nach hinten-oben in Richtung Extension mit Rotation nach links, d. h. Rumpf in Extension mit Rotation nach links.

Vorbereitungskommando

«Kinn einziehen und die linke Schulter nach vorne rechts drehen!»

Aktionskommando

«Nach rechts drehen!»

Beachte

Vordehnung der Schultergürtel- und schrägen Bauchmuskulatur!

Abb. 4-51: Rumpfflexion mit Rotation nach rechts. *Ausgangsstellung* mit beiden Händen *vorne* an den Schultern. Stand von vorne.

Abb. 4-52: Rumpfflexion mit Rotation nach rechts. *Endstellung* mit beiden Händen *vorne* an den Schultern. Stand von vorne.

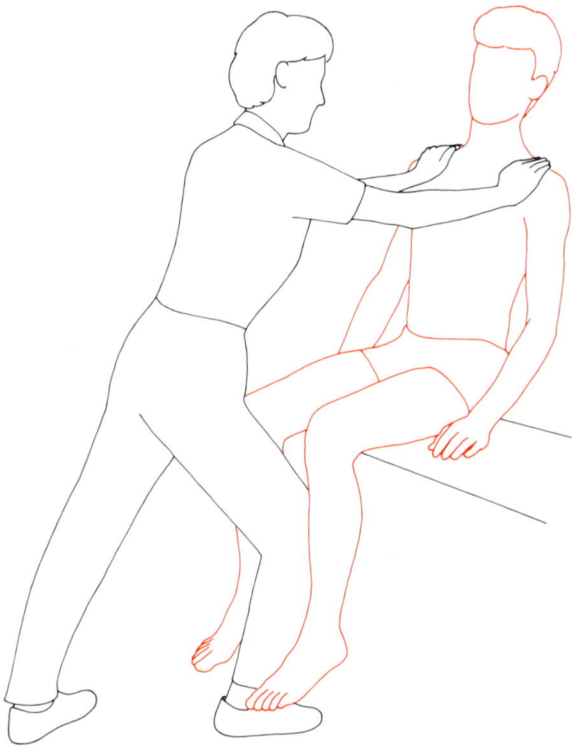

Abb. 4-51

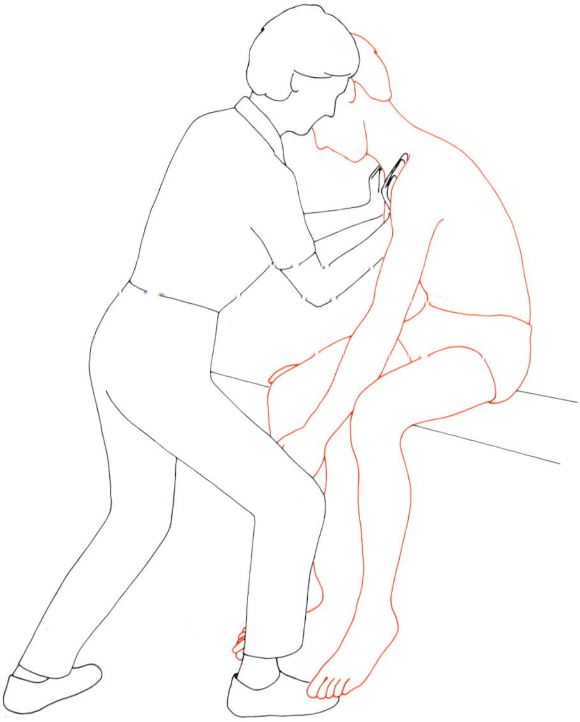

Abb. 4-52

▶

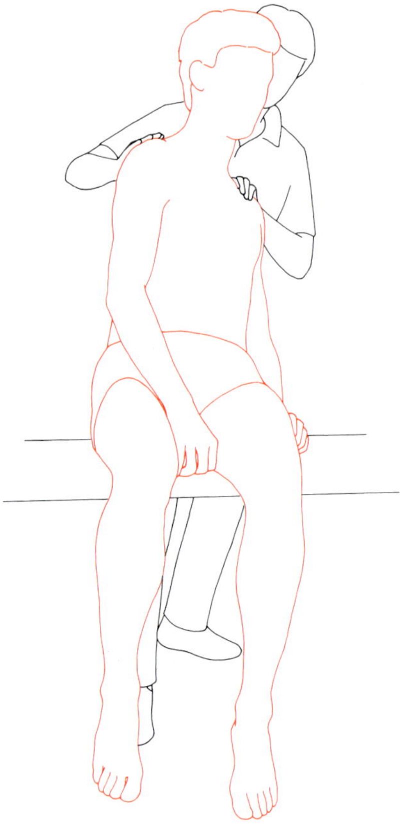

Abb. 4-53: Rumpfflexion mit Rotation nach rechts. *Ausgangsstellung*. Manueller Kontakt *vorne* bzw. *hinten* an den Schultern zur Betonung der Rotation. Stand von hinten.

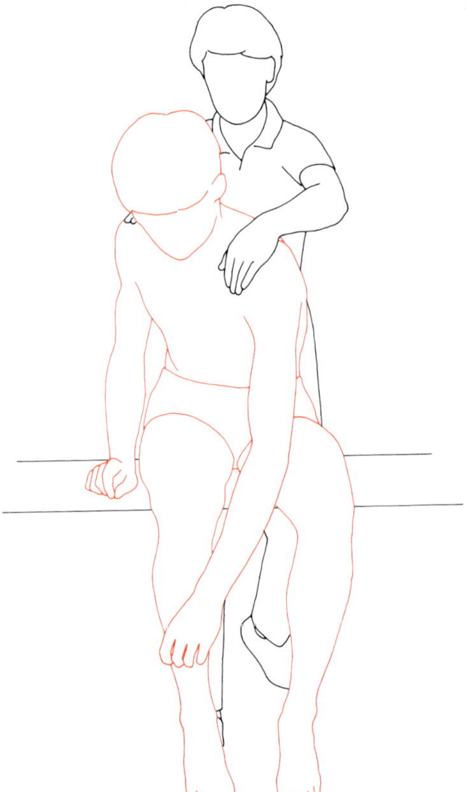

Abb. 4-54: Rumpfflexion mit Rotation nach rechts. *Endstellung*. Manueller Kontakt *vorne* bzw. *hinten* an den Schultern zur Betonung der Rotation. Stand von hinten.

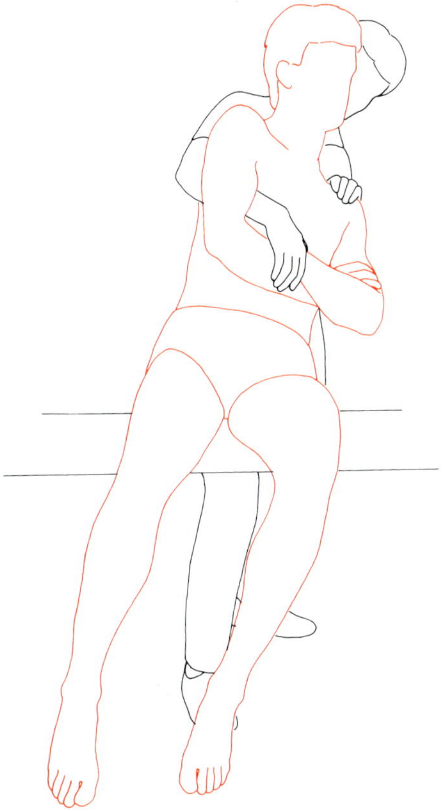

Abb. 4-55: Rumpfflexion mit Rotation nach rechts. *Ausgangsstellung* mit manuellem *Kontakt* an Schulter-Unterarm. Stand von hinten.

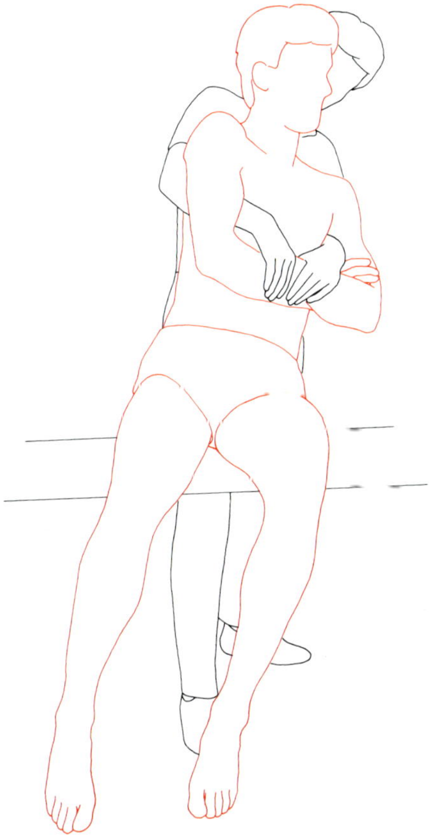

Abb. 4-56: Rumpfflexion nach rechts. *Aus gangsstellung* mit manuellem Kontakt an den Unterarmen.

2. Extension mit Rotation nach links

Ausgangsstellung *Patient:* Sitzt auf der Bank mit herunterhängenden Beinen, unterstützten Oberschenkeln und eventuell am Oberschenkel oder auf der Bank aufgestützten Händen.
(Variation: Auf einem Hocker oder im Rollstuhl, wenn mehr Unterstützungsfläche erwünscht ist.)

Therapeut: Steht in Schrittstellung vor oder hinter dem Patienten.

Manueller Kontakt Mit Lumbrikalgriff oben und hinten an beiden Schultern. Der Druck wird *hinten* betont.

Alternative: Der Patient sitzt mit vor dem Rumpf verschränkten Armen. Zur Betonung der Rotation für den Dehnreiz/«Stretch» greift die eine Hand von anterior, die andere von posterior an die Schultern.

Vordehnung Nach vorne-unten in Richtung Flexion mit Rotation nach rechts, d. h. Rumpf in Flexion und Rotation nach rechts.

Vorbereitungskommando «Kinn heraus(-schieben) und die linke Schulter nach hinten links drehen!»

Aktionskommando «Nach links drehen!»

Beachte Vordehnung der Schultergürtel- und Rückenmuskulatur.

3. Flexion mit Rotation nach links

4. Extension mit Rotation nach rechts

Die Flexion mit Rotation nach links bzw. Extension mit Rotation nach rechts werden analog zur 1. und 2. ausgeführt, aber in umgekehrter Richtung.

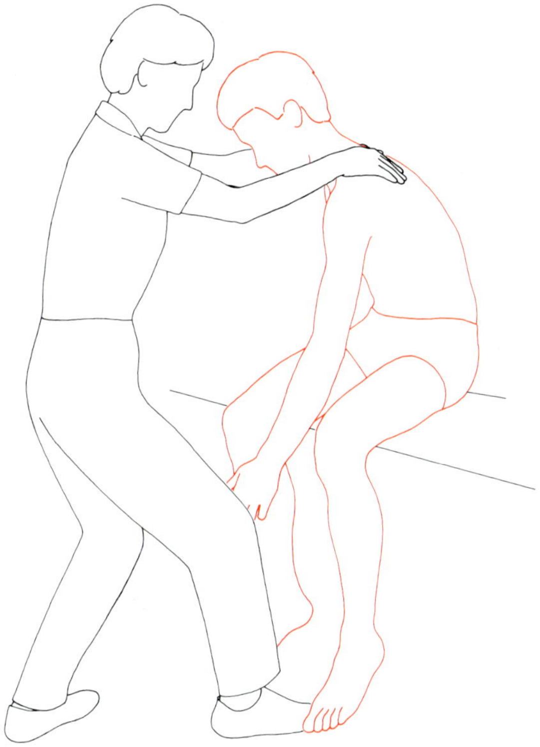

Abb. 4-57: Rumpfextension mit Rotation nach links. *Ausgangsstellung* mit beiden Händen *hinten* an den Schultern. Stand von vorne.

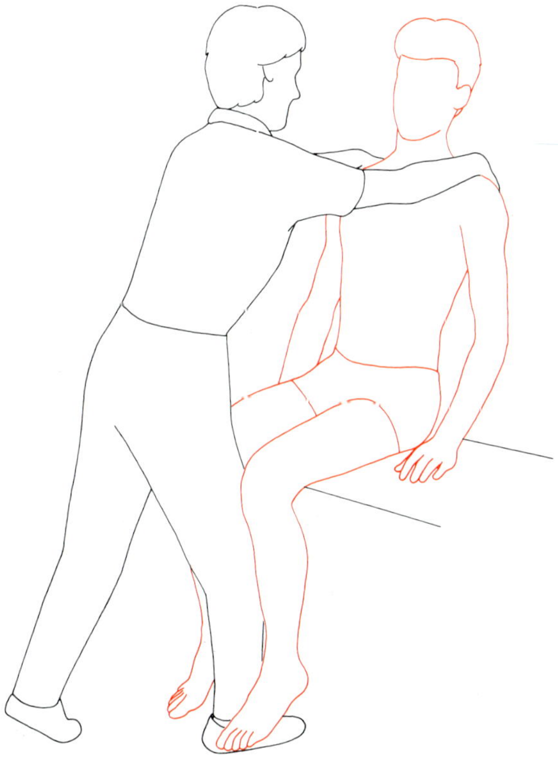

Abb. 4-58: Rumpfextension mit Rotation nach links. *Endstellung* mit beiden Händen *hinten* an den Schultern. Stand von vorne.

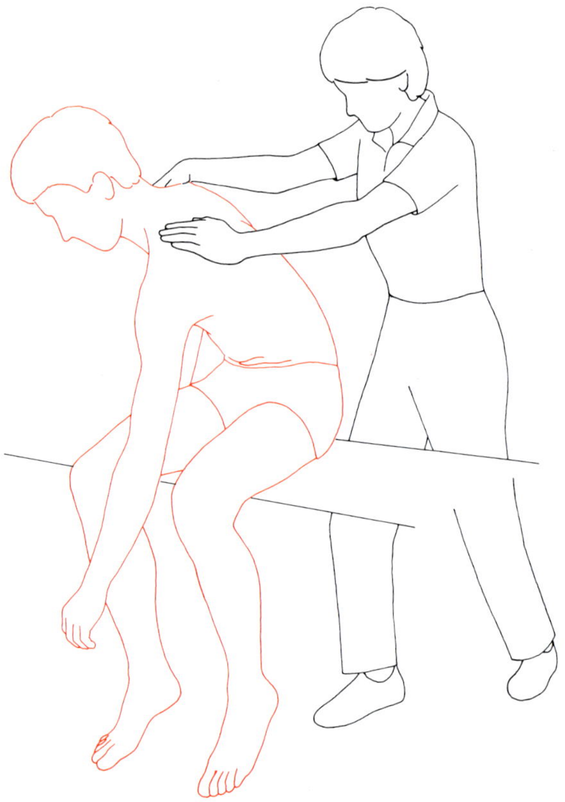

Abb. 4-59:
Rumpfextension mit Rotation nach links. *Ausgangsstellung*. Manueller Kontakt *vorne* bzw. *hinten* an den Schultern zur Betonung der Rotation. Stand von hinten.

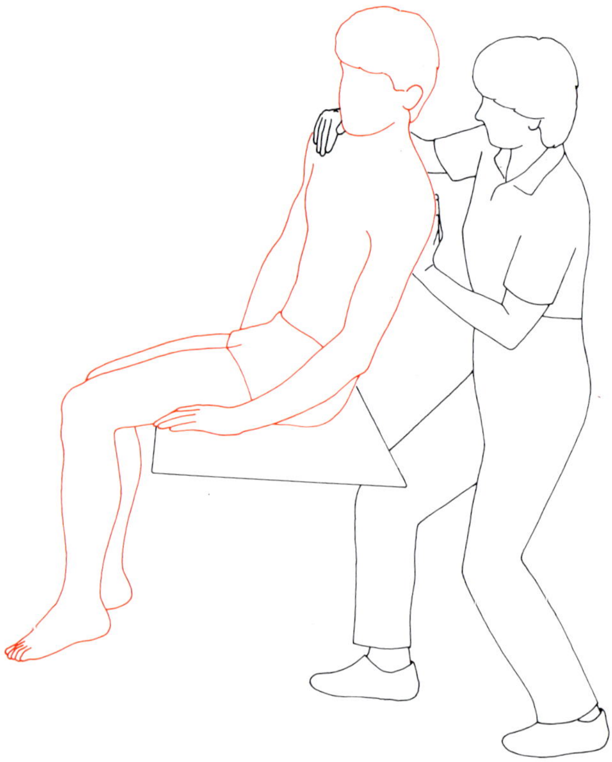

Abb. 4-60:
Rumpfextension mit Rotation nach links. *Endstellung*. Manueller Kontakt *vorne* bzw. *hinten* an den Schultern zur Betonung der Rotation. Stand von hinten.

C. Fazilitation/Förderung von Rumpfrotation (= reziproke Rumpfbewegungen) und/oder Hüftflexion bzw. -extension

Diese Bewegungskombinationen werden oft zur Vorbereitung der Schulung der normalen Rumpfrotation im Zusammenhang des Gehens, sog. «*reziproker Gang*», verwendet.

- Bei den reziproken Rumpfbewegungen (Rumpfrotation von *Scapula/Becken ausgehend*) kann durch direkten manuellen Kontakt am Becken oder indirekt über das Hüftgelenk mit manuellem Kontakt am Oberschenkel gearbeitet werden.
- Wenn die Fazilitation gezielter für die Hüftgelenksflexion/-extension erwünscht ist, wird der manuelle Kontakt am Oberschenkel bevorzugt.

1. Rumpfflexion mit Rotation nach rechts und reziproker Hüftflexion

Ausgangsstellung

Patient: Sitzt auf der Bank mit herunterhängenden Beinen, unterstützten Oberschenkeln und evtl. aufgestützten Händen.
(Variation: Auf einem Hocker oder im Rollstuhl, wenn eine größere Unterstützungsfläche erwünscht ist.)

Therapeut: Steht in Schrittstellung vor dem Patienten.

Manueller Kontakt

- Eine Hand mit Lumbrikalgriff oben und vorne an der Schulter. Der Druck wird *anterior* betont.
- Die andere Hand liegt *vorne-innen* am Oberschenkel proximal der Patella.
  (Variation: Diese Hand kann auch vorne am Becken greifen, wie beim Grundgriff für die anteriore Elevation.)

Vordehnung

Rumpf: Nach hinten-oben mit Rotation nach links, d. h. Rumpf in Extension mit Rotation nach links.
Bein: Nach unten-außen mit Innenrotation, d. h. Hüftgelenk möglichst in Extension-Abduktion-Innenrotation mit gebeugtem Kniegelenk.

Vorbereitungskommando

«Kinn einziehen und den Körper rund machen, Schulter und Knie zueinander führen!»

Aktionskommando

«Schulter und Knie zusammenführen/-ziehen!», «Zusammenziehen!»

Beachte
- Hüftflexion ist kombiniert mit Adduktion und Außenrotation; Bewegungskomponenten des Grundmusters (siehe Kapitel 2).
- Die beschriebene Übung erfordert gutes Gleichgewichtsvermögen. Bei Patienten mit ungenügendem Gleichgewichtsvermögen können die Bewegungskomponenten des Hüftgelenkes *statisch* ausgeführt werden.
- Diese Übung kann auch zur Schulung des reziproken Ganges im Einbeinstand ausgeführt werden.

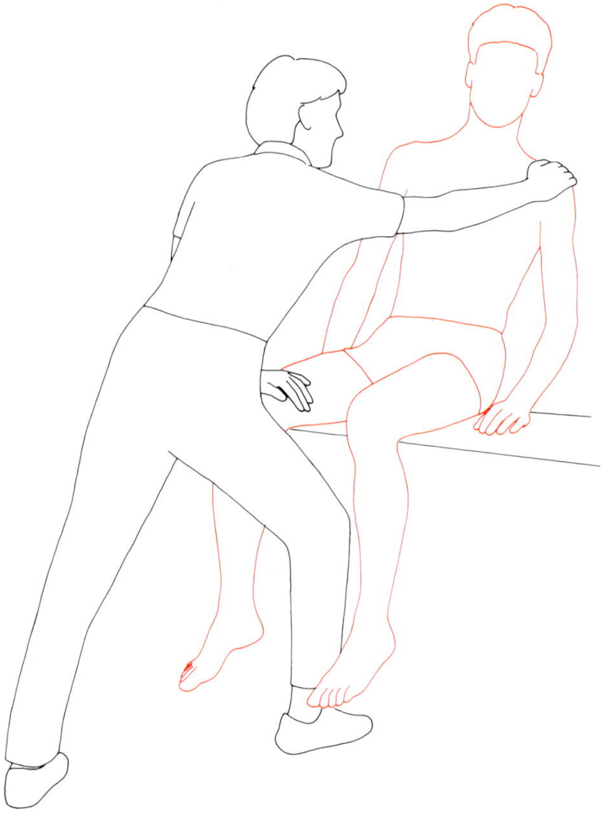

Abb. 4-61: Rumpfflexion mit Rotation nach rechts und reziproker Hüftflexion, *Ausgangsstellung.*

Abb. 4-62: Rumpfflexion mit Rotation nach rechts und reziproker Hüftflexion, *Endstellung.*

Abb. 4-63: Rumpfflexion mit Rotation nach rechts und *statischer* reziproker Hüftflexion, *Endstellung.*

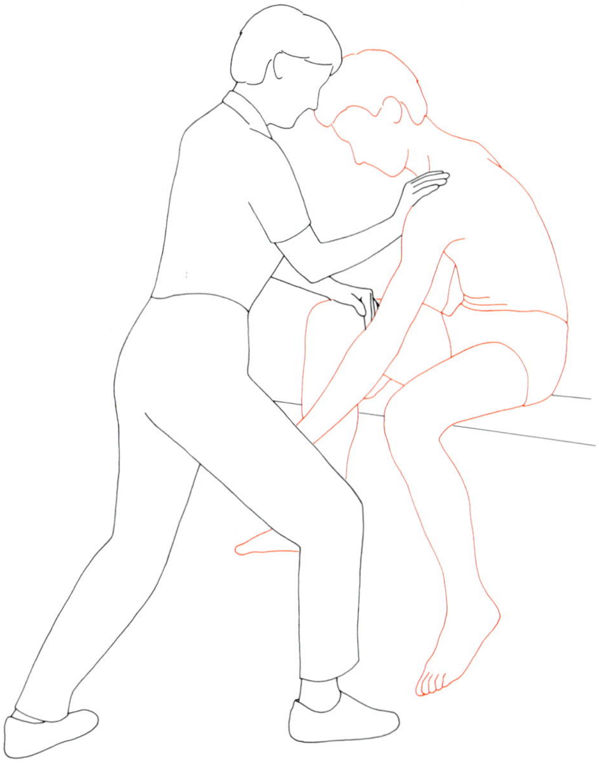

Abb. 4-62

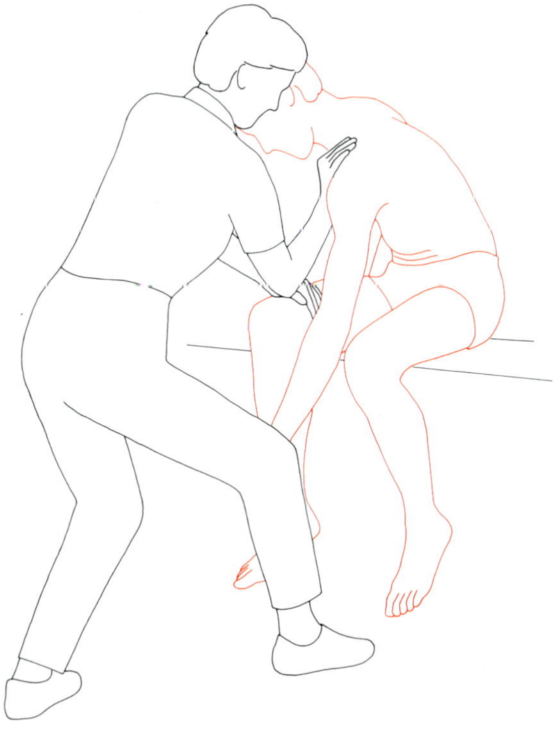

Abb. 4-63

2. Rumpfextension mit Rotation nach links und reziproker Hüftextension

Ausgangsstellung

Patient: Sitzt auf der Bank mit herunterhängenden Beinen, unterstützten Oberschenkeln und evtl. aufgestützten Händen.
(Variation: Auf einem Hocker oder im Rollstuhl, wenn eine größere Unterstützungsfläche erwünscht ist.)

Therapeut: Steht in Schrittstellung vor dem Patienten.

Manueller Kontakt

- Eine Hand mit Lumbrikalgriff oben und hinten an der Schulter. Der Druck wird *posterior* betont.
- Die andere Hand liegt *hinten-außen* am Oberschenkel proximal der Patella.
  (Variation: Diese Hand kann auch hinten unter dem Tuber ischiadicum greifen, wie beim Grundgriff für posteriore Depression.)

Vordehnung

Rumpf: Nach unten-innen mit Rotation nach rechts, d. h. Rumpf in Flexion mit Rotation nach rechts.
Bein: Nach oben-innen mit Außenrotation, d. h. Hüftgelenk möglichst in Flexion-Adduktion-Außenrotation mit gebeugtem Kniegelenk.

Vorbereitungskommando

«Kinn vorstrecken und den Körper strecken, Schulter und Knie auseinanderziehen!»

Aktionskommando

«Schulter und Knie auseinanderziehen!», «Ziehen Sie auseinander!»

Beachte

- Die Hüftextension ist mit einer Abduktion und Innenrotation kombiniert; Bewegungskomponenten des Grundmusters (siehe Kapitel 2).
- Die beschriebene Übung erfordert ein gutes Gleichgewichtsvermögen. Bei Patienten mit ungenügendem Gleichgewichtsvermögen kann die Bewegungskomponente des Hüftgelenks *statisch* ausgeführt werden.
- Diese Übung kann auch zur Schulung des reziproken Ganges im Einbeinstand ausgeführt werden.

Abb. 4-64: Rumpfextension mit Rotation nach links und reziproker Hüftextension, *Ausgangsstellung.*

Abb. 4-65: Rumpfextension mit Rotation nach links und reziproker Hüftextension, *Endstellung.*

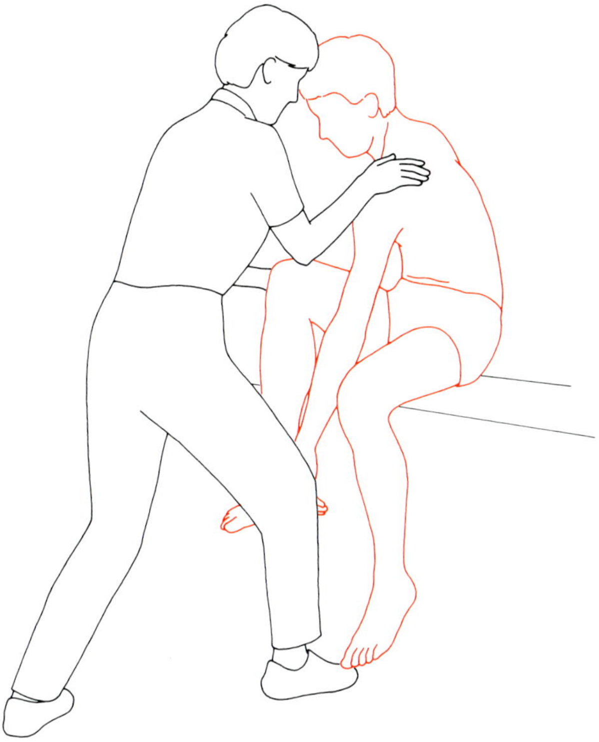

Abb. 4-64

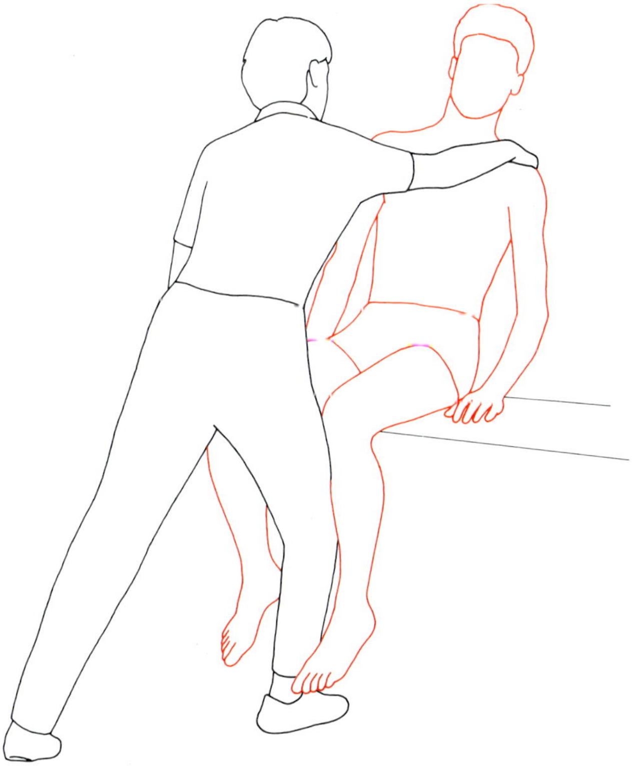

Abb. 4-65

KAPITEL 5

Mattentraining

Übersicht

Warum Training auf der Matte?

Schwerpunkte der Behandlung auf der Matte

Motorischer Lernprozeß: Entwicklungsbedingter Bewegungsablauf
Übungsaufbau und Steigerung des Mattentrainings

Praktische Sequenz

Das Rollen
Aus der Bauchlage in den Sitz
Aus der Rückenlage in den Sitz
Aus dem Sitz in den Stand

Warum Training auf der Matte?

1. **Sicherheit**
2. **Bewegungsfreiheit**
3. **Entwicklungsbedingter Bewegungsablauf**
4. **Irradiation/«Overflow»**
5. **Zusammengesetzte Bewegungen/Bewegungsabläufe**
6. **Selbsthilfeprogramm**
7. **Förderung von Gruppenarbeit**

1. Sicherheit

Die Matte gibt dem Patienten und dem Therapeuten die Möglichkeit, auf der gleichen Ebene zu arbeiten.
Die größere Bewegungsfreiheit *reduziert* die *Angst* des Patienten. Er kann nicht herunterfallen.
Die Matte kann auf dem Boden liegen, sog. Bodenmatte, oder etwas erhöht sein, sog. Hochmatte («Highmat»).
Die Hochmatte sollte etwa die gleiche Höhe wie z. B. der Rollstuhl haben oder verstellbar sein, um den «Transfer» zu erleichtern!

2. Bewegungsfreiheit

Primitive, einfache Bewegungen, wie z. B. *Massenbewegungen* in Flexion/Extension, sind auf der Matte durch den freien Bewegungsraum einfacher zu üben.
Auch komplexere Bewegungen, «Transfers» etc., werden wegen der größeren Fläche erleichtert.

3. Entwicklungsbedingter Bewegungsablauf
(motorischer Lernprozeß mit aufgeteilten Lernschritten)

Die Massenbewegungen werden in der normalen motorischen Entwicklung als die primitivsten und somit zuerst erlernten Bewegungen angesehen.
Der entwicklungsbedingte Bewegungsablauf kann als ein *Lernprozeß/Lernvorgang* für die motorische Entwicklung gesehen werden und beinhaltet eine große Auswahl von Stellungen, Bewegungen und Bewegungsübergängen, die als Lernschritte bezeichnet werden können. Diese werden in der Behandlung auf der Matte, je nach Bedarf des Patienten, *mit individuellen Übungssequenzen* kombiniert.

Die Bewegungssequenzen aus der *Bauchlage bzw. Rückenlage in den Stand* werden stufenweise, in Anlehnung an die normale motorische Entwicklung, angewandt und geübt. Allmählich werden die verschiedenen Stadien des motorischen Lernprozesses durchgearbeitet, um die *funktionellen Aktivitäten* des Patienten zu verbessern.
Es kann z. B. mit dem Rollen angefangen werden, wonach mit komplexeren Bewegungen, wie z. B. mit dem Vierfüßlerstand und dem Kniestand, fortgefahren wird.
Aus dem motorischen Lernprozeß sollten Lernschritte, d. h. Ausgangsstellungen, Bewegungen und Bewegungsübergänge, gewählt werden, in denen sich der Patient wohlfühlt und zur Mattenarbeit motiviert ist. Dadurch kann das Ziel, erschwerte Stellungen und komplexere Bewegungen kontrollieren zu können, leichter erreicht werden.
Damit der Patient auch ein Ziel und eine Entwicklung in der Behandlung sehen kann, wird darauf hingearbeitet, daß die Übung z. B. in eine funktionelle Aktivität umgesetzt wird bzw. daß beim Abschluß der Behandlung eine höhere motorische Stufe erreicht wird.

4. Irradiation/«Overflow»

Da auf der Matte meist mit komplexeren Bewegungen und mehreren Muskelgruppen gearbeitet wird, geben diese eine gute Voraussetzung für die Irradiation/«Overflow» von kräftigeren, besser koordinierten Körperteilen auf schwächere betroffene Körperteile.
Eine kräftige Fuß- und Beinmuskulatur kann z. B. genutzt werden, um einen «Overflow» auf die schwächere Rumpfmuskulatur zu erreichen; somit wird z. B. das Rollen unterstützt und erleichtert.

5. Zusammengesetzte Bewegungen/Bewegungsabläufe

In den verschiedenen Ausgangspositionen, die aus dem entwicklungsbedingten Bewegungsablauf gewählt werden, können zusammengesetzte Bewegungen trainiert werden.
Diese sind komplexere Bewegungen und Kombinationsübungen, die nicht unbedingt als entwicklungsbedingter motorischer Lernprozeß zu sehen sind. Sie gehören aber für einen Erwachsenen zu seinen physiologischen und funktionellen Bewegungsmöglichkeiten und finden auf der Matte als Steigerung bzw. Abwechslung Anwendung.

6. Selbsthilfeprogramm

Ein Selbsthilfeprogramm, welches das Ziel hat, z. B. «Transfers» zu verbessern, kann für den Patienten aus dem individuellen Übungsprogramm auf der Matte zusammengestellt werden.
Die hohe Matte ist für diese Tätigkeit besonders gut geeignet, da der «Transfer» leichter ist als der «Transfer» auf den Boden.

7. Förderung von Gruppenarbeit

Zwei oder mehrere Patienten können z. B. in einer Gruppe mit einem Therapeuten als Leiter auf der Matte zusammen üben. Diese Trainingsform kann auch in psychologischer und sozialer Hinsicht einen positiven Einfluß auf den Patienten haben dadurch, daß:

– der Patient andere Patienten in gleicher Situation trifft;
– Patienten sich untereinander anspornen;
– der Patient anderen helfen kann;
– sich eine Möglichkeit für soziale Kontakte ergibt;
– dem Training ein Wettkampfaspekt gegeben wird.

Außerdem kann der Therapeut durch Gruppenarbeit Zeit und Ressourcen einsparen.

Schwerpunkte der Behandlung auf der Matte

Ziel 1. Kraft, Stabilität und Gleichgewicht des Rumpfes werden geschult als Vorbereitung für:

A. Selbsthilfe/«ADL»:

a) Drehen im Bett.

b) «Transfer» (z. B. Rollstuhl–Bett).

c) Positionswechsel (z.B. vom Liegen zum Sitzen hochkommen und zurück).

d) An- und Ausziehen:
- Kombination Gleichgewicht und Bewegung;
- Bewegungsausmaß – an die eigenen Füße herankommen.

B. Das Gehen:

Stabilität und Gleichgewicht im Rumpf werden in der Gangschulung für Vorwärts-, Rückwärts- und Seitwärtsgang ausgenützt.

2. Funktionelle Kraft und Koordination der Extremitäten und des Rumpfes in verschiedenen Ausgangsstellungen werden verbessert.

Motorischer Lernprozeß: Entwicklungsbedingter Bewegungsablauf

Beim PNF-Training auf der Matte folgen die Bewegungsabläufe aus der Bauchlage/Rückenlage bis zum Stand in Anlehnung an eine normale motorische Entwicklung.
Die Lernschritte werden nach Bedarf dem mentalen und körperlichen Zustand des Patienten angepaßt und in den folgenden Stufen aufgebaut:

- Fangen Sie mit *primitiven, einfachen Bewegungen* an.
  Das Erlernen von Bewegungen wird oft mit dem Rollen eingeleitet, was zu einer Irradiation führt und Reflexe stimulieren kann. Diese Reflexe sind vor allem:

  a) Spinale Reflexe:
  - Kopf- und Nackenreflexe.
  - Rumpfreflexe.

  b) Vestibuläre Reflexe: Wichtig für die Gleichgewichtsreaktionen; durch das Rollen werden die Augen und der Nacken/Kopf miteinbezogen.
- *Stabilität und Bewegung*, d. h. abwechselnd Stabilität und Mobilität fördern.

– Allmählich wird der Schwerpunkt mehr auf *komplexe Bewegungen und Ausgangsstellungen* verschoben.

Dadurch kann die *proximale Kontrolle* vor allem des *Rumpfes verbessert* werden, um die Voraussetzungen für die Selbsthilfe/«ADL» und das Gehen zu erreichen.

Übungsaufbau und Steigerung des Mattentrainings*

- **Positionswechsel:** *Bewegung/Mobilität* (z. B. eine neue Position/Ausgangsstellung einnehmen).
- **Stabilisation:** *Stabilität* (z. B. Unterarmstütz beim Säugling).
- **Bewegung auf stabiler Basis:** *Mobilität auf Stabilität* (z. B. Kopf-, Scapula- und Beckenbewegungen).
  Steigerung des Trainings:
  – Ohne Gewichtsverlagerung.
  – Mit Gewichtsverlagerung.
- **Gewichtsverlagerung:** *Mobilität auf Stabilität.*
  Steigerung des Trainings:
  – Bewegung in der Ausgangsstellung ohne Verringerung der Unterstützungsfläche (z. B. Schaukeln auf den Ellenbogen).
  – Mit Verringerung der Unterstützungsfläche (z. B. auf einen Ellenbogen stützen).
- **Gleichgewichtsreaktionen** (z. B. weit nach Gegenständen reichen). Gleichgewichtsreaktionen können auch durch schnelles und kurzes Loslassen des manuellen Druckes ausgelöst werden, wobei diesen Reaktionen kein Widerstand entgegengesetzt wird.
- **Fortbewegung** (z. B. das Kriechen).

Beachte Das Schlüsselwort für Mattenarbeit ist *Bewegung/Mobilität. (Stabilität ist dafür die Voraussetzung!)*

---

* In Klammern: Vergleich mit den Bewegungen beim Kind.

Seite 138 und 139:

Abb. 5-1: Übersicht der Übungssequenz «Von der Bauchlage/Rückenlage zum Stand». Die Fortbewegung ist jeweils halbfett in Klammern angegeben, die Ausgangsstellung in Normalschrift.

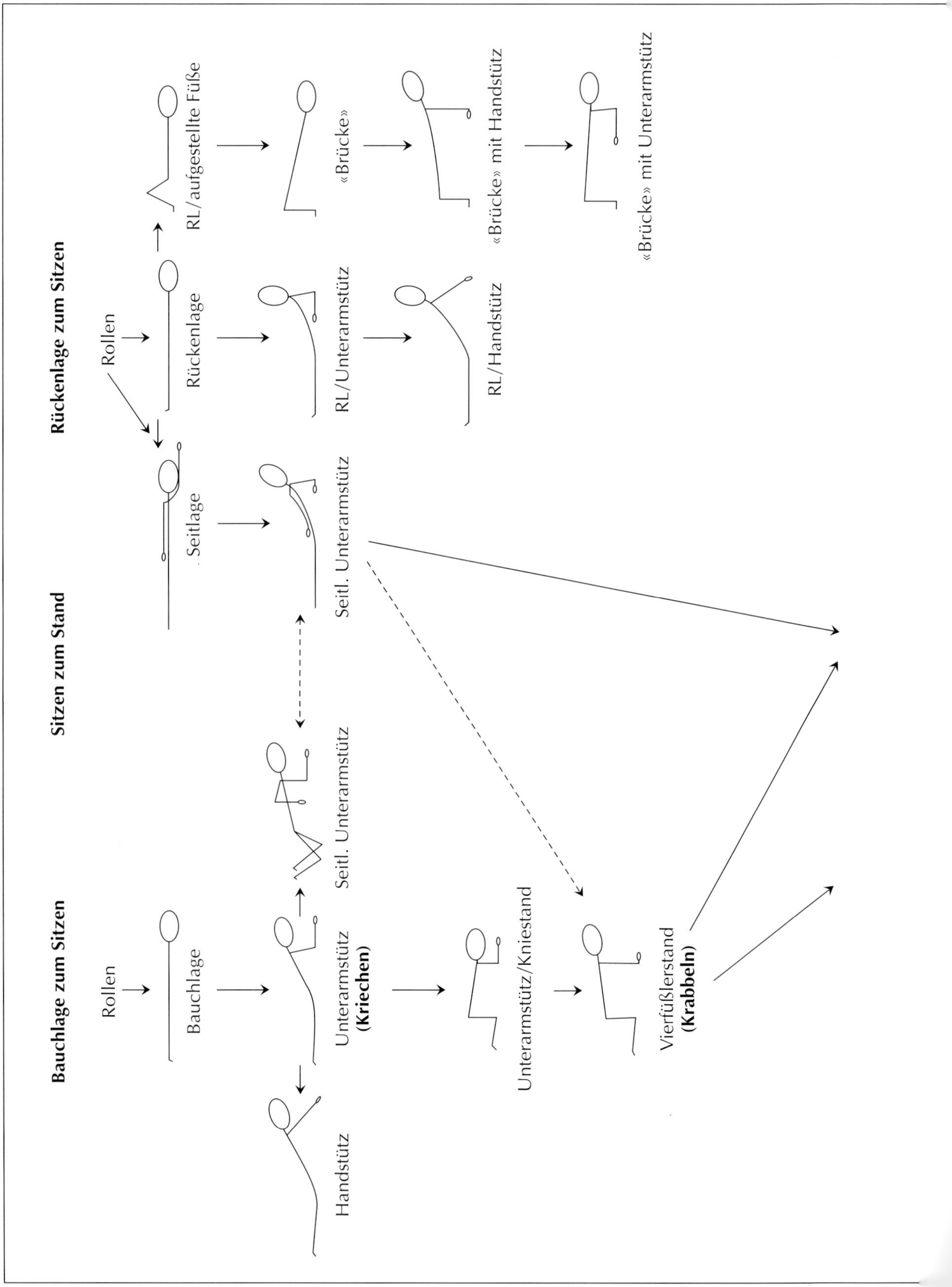

Bauchlage zum Sitzen
Sitzen zum Stand
Rückenlage zum Sitzen
Rollen
Bauchlage
Unterarmstütz
(Kriechen)
Handstütz
Seitl. Unterarmstütz
Unterarmstütz/Kniestand
Vierfüßlerstand
(Krabbeln)
Rollen
Seitlage
Seitl. Unterarmstütz
Rückenlage
RL/Unterarmstütz
RL/Handstütz
RL/aufgestellte Füße
«Brücke»
«Brücke» mit Handstütz
«Brücke» mit Unterarmstütz

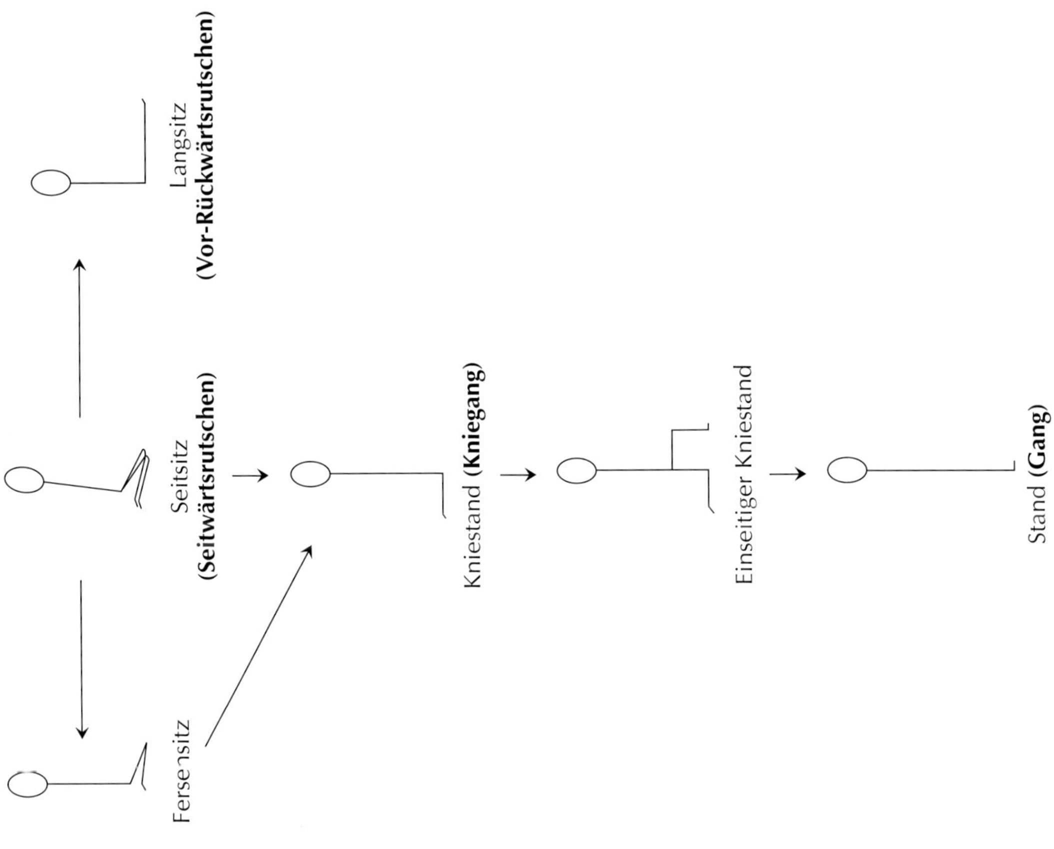
Fersensitz
Seitsitz
(Seitwärtsrutschen)
Langsitz
(Vor-Rückwärtsrutschen)
Kniestand (Kniegang)
Einseitiger Kniestand
Stand (Gang)

Zur Durchführung des Trainings auf der Matte

Auch beim Mattentraining werden die **PNF-Grundprinzipien** und **-Techniken/Behandlungsverfahren** benutzt:
Mit Hilfe von *Führung*/Bahnung, zunehmendem *optimalem/angepaßtem Widerstand* an den *kräftigeren, besseren Komponenten des Bewegungsablaufes* und *Wiederholung* wird der Patient angeregt, sich zu bewegen.

Die Durchführung des Trainings geschieht schrittweise:

- **durch Positionswechsel eine Stellung/Position einnehmen** *(Mobilität)*.

Die Bewegung kann mit einem Dehnreiz/«Stretch» eingeleitet werden, was besonders wichtig ist für Patienten mit Bewußtseinsstörungen, Sensibilitäts- und Wahrnehmungsstörungen, um so viel Stimulation zu geben wie möglich.

Die Bewegung wird hauptsächlich *diagonal* ausgeführt.

Wenn der Patient eine Stellung eingenommen hat, wird fortgesetzt mit:

- **Stabilisation** *(Stabilität)* in dieser Stellung mit
  a) *Approximation*, die die posturalen/aufrechterhaltenden Haltungsreflexe stimuliert. Die Antwort der Approximation wird beibehalten durch:
  b) *Statischen Widerstand* mit beibehaltener Kompression, welche z. B. am Becken und/oder an Scapula und/oder Kopf gegeben wird.

Beachte Als Steigerung kann die Stabilisation ohne Approximation ausgeführt werden, damit der Patient lernt, die Stellung ohne diesen Stimulus selbst beizubehalten.

In dieser eingenommenen stabilisierten Stellung fährt man dann fort mit:

- **dynamischer Muskelarbeit/Bewegung** *(Mobilität auf Stabilität)*.

Sie erfolgt gegen Widerstand, um das *Gleichgewicht* zu trainieren.

Zusammenfassung Man beginne evtl. *dynamisch* mit einer Bewegung/*einem Positionswechsel* und *stabilisiere* dann immer in der *neu* erreichten *Ausgangsstellung*. Man arbeitet danach wieder *dynamisch auf stabiler Unterlage* ohne oder mit *Gewichtsverlagerung* und dann mit *Gleichgewichtsreaktionen* und *Fortbewegung* auf einer Stufe. Dann folgt eventuell die nächste Stufe, abhängig davon, was der Patient benötigt.

Beachte Immer *zuerst Stabilität, danach Mobilität auf Stabilität!*

Die Übungssequenzen können zuerst *passiv* gebahnt und danach dynamisch konzentrisch oder exzentrisch folgendermaßen ausgeführt werden:

- *Unterstützt;*
- *aktiv;*
- *aktiv gegen angepaßten Widerstand.*

Um den Behandlungseffekt zu intensivieren, können zusätzlich spezielle PNF-Techniken und Behandlungsverfahren benutzt werden.

Techniken und Behandlungsverfahren beim Mattentraining

Ziel	**Technik/Behandlungsverfahren** (Kap. 3)
– Stabilisation (in einer Stellung, bevor eine Bewegung ausgeführt wird)	– Stabilisierung – Stabilisierende Umkehr – Rhythmische Stabilisation (sog. statische Umkehr)
– Bahnung (den Körperteil durch die erwünschte Aktivität führen/assistieren oder die Aktivität mit «Stretch» einleiten)	– Rhythmische Bewegungseinleitung – Wiederholte Kontraktionen: A. Dehnreiz/«Stretch» auf vorgedehnter Muskulatur B. Dehnreiz/«Stretch» auf kontrahierter Muskulatur
– Kräftigung/Koordination (Widerstand gegen die erwünschte Aktivität, zur Kräftigung) (Wiederholung der Aktivität, um Kontrolle, Schnelligkeit, Koordination, Ausdauer, Geschmeidigkeit und Sicherheit der Bewegungen zu erreichen und um «motorische Programme» wiederherzustellen)	– Kombinationen dynamischer Muskelarbeit – Langsame Umkehr (sog. dynamische Umkehr) – Wiederholte Kontraktionen: A. Dehnreiz/«Stretch» auf vorgedehnter Muskulatur B. Dehnreiz/«Stretch» auf kontrahierter Muskulatur – Betonte Bewegungsfolge – Rhythmische Stabilisation (sog. statische Umkehr)
– Entspannung (Aktive Muskelarbeit mit nachfolgender Phase der Inhibition wird für die Entspannung und Dehnung tonuserhöhter oder verspannter Muskulatur ausgenützt.)	– Anspannen–Entspannen – Halten–Entspannen

Praktische Sequenz

Die praktischen Übungen werden chronologisch nach der Entwicklung der Bewegungen beschrieben. In der Behandlung wird aber das herausgegriffen, was für den jeweiligen Patienten nötig und wichtig ist!
Die praktischen Übungssequenzen für das Mattentraining werden nicht einzeln beschrieben, da die Ausgangsstellungen und Übungsabläufe individuell unterschiedlich sind.
Die verschiedenen Bewegungsübergänge mit Beispielen der Positionswechsel und einigen Übungsbeispielen werden anhand von *Abbildungen* dargestellt, da die Variationsmöglichkeiten groß sind und dem Patienten individuell angepaßt werden müssen.

Körperhaltung des Therapeuten

Um das eigene Körpergewicht optimal als Schub- bzw. Druckkraft auf der Matte auszunützen, wird entweder im *Kniestand* mit breiter Unterstützungsfläche oder vor allem im *einseitigen Kniestand* gearbeitet.
Der Rücken wird möglichst gerade gehalten und das Gewicht seitlich oder nach vorne und hinten verlagert.

Beachte

Auf der Matte sind sowohl der Therapeut als auch der Patient *barfuß*, was für den Patienten eine wichtige zusätzliche extero- und propriozeptive Stimulation ergibt. Außerdem hat der Therapeut barfuß einen festeren Stand und kann sein Körpergewicht besser einsetzen.

Funktionsanalyse

Untersuchung und Funktionsprüfung *vor, während* und *nach* der Behandlung sind wichtig, um die Behandlungsziele zu erkennen, die Behandlung individuell aufzubauen und Behandlungserfolge feststellen zu können.

Beispiel der Funktionsanalyse: Das Rollen
Man läßt den Patienten ohne Anweisungen über die Matte am Boden *rollen*, und zwar vorwärts und rückwärts.

Man beobachte:
- **Bewegungsablauf,**
- **Gesamtmuster des Körpers,**
- **Koordination einzelner Körpersegmente.**

Entspricht die Bewegung dem Alter, dem motorischen und psychischen Niveau des Patienten?

Schwerpunkte bei der Beobachtung

a) **Ausgangsstellung** (z. B. Rückenlage, Seitlage, Bauchlage).

b) **Bewegungsablauf** (Einleitung, Weiterführung und Endstellung).
- Flexions- oder Extensionsdominanz?
- En-bloc-Bewegung?
- Überwiegen das Schulterblatt/die oberen Extremitäten/Kopf/Nacken?
- Überwiegen die unteren Extremitäten/das Becken?
- Ausweichbewegungen?
- Bewegungseinschränkungen?
- Was passiert im Rumpf? Wie bewegen sich oberer/unterer Rumpf im Verhältnis zueinander? Rotation des Rumpfes? «Quadrantenanalyse» des Rumpfes: Siehe die funktionelle Untersuchung bei Kombinationen von Scapula und Becken in Kapitel 4, S. 93f.

c) **Koordination der Bewegungen.**

Die beschriebenen Hinweise zur Beobachtung können teilweise auch auf die übrigen Positionswechsel, auf Ausgangsstellungen und selektive Übungen übertragen werden.

Außerdem können weiter beobachtet werden:
Ausgangsstellungen und Bewegungen bezüglich der adäquaten Möglichkeit, eine *Stellung einzunehmen*, diese *beizubehalten* und zu *stabilisieren* und sich in dieser und aus dieser heraus zu *bewegen*.

Das Rollen

Das Rollen ist eine der primitivsten und einfachsten Bewegungen im motorischen Lernprozeß.

Allgemeines

Die einfachsten und primitivsten Bewegungen der allerersten Phase in der motorischen Entwicklung sind sog. *Massenbewegungen*, d. h. Massenflexion und -extension des Rumpfes. Diese können für das Rollen angewandt werden.
Wenn diese Massenbewegungen am Ober- bzw. Unterkörper *reziprok* (gegeneinander) ausgeführt werden, wird eine *Rotation im Rumpf* erreicht. Die Rotation ist eine der wesentlichsten Komponenten einer Bewegung, da sie in fast jeder Bewegung enthalten ist.
Rotation wird benutzt, um eine gute *Vordehnung* für evtl. *Dehnreiz/«Stretch»* zu bekommen, welcher die Rumpfbewegungen fazilitiert und fördert. Außerdem ist das Rollen wegen der Rotation zur Normalisierung des Muskeltonus und zur Auslösung und Schulung der Gleichgewichtsreaktionen sehr wichtig. Der Patient kann dadurch auch das Gefühl für die Körpermitte wiedererlangen.

Ziel

- Rumpf- und Kopf-Nacken-Kontrolle.
- Rumpfkräftigung.
- Rotation im Rumpf.
- Koordination des Rumpfes.
- Normalisierung des Muskeltonus.
- Schulung der Gleichgewichtsreaktionen.
- Ermöglichung selbständiger «Transfers» (z. B. Drehen im Bett).

Ausführung

Für das Rollen wird mit den Rumpfbewegungen angefangen. Diese können *isoliert*, z. B. mit Hilfe der Grundbewegungsmuster von Scapula und Becken gelernt und geübt werden (Kapitel 4). Sie können auch mit Extremitätenbewegungen *kombiniert* geübt werden.

Verwenden Sie den kräftigsten Körperteil des Patienten, um eine *Irradiation* für den Rumpf zu erreichen (z. B. Scapula, Becken, Extremitäten, Nakken).

Man läßt den Patienten sich in der erwünschten Bewegungsrichtung bewegen und gibt gegen die Bewegung diagonalen *Widerstand*. Man übt am Anfang einer Rollbewegung viel Widerstand aus; wenn das Rollen eingeleitet ist und der Rumpf miteingesetzt wird, vermindert man den Widerstand und läßt die Rollbewegung zu.

Aktionskommando

- «Und!» (Dehnreiz/«Stretch»)
- «Rollen!» (Widerstand)

Beim Rollen ist die *Bewegungsfolge/das «Timing»* wichtig: Nur ein Bewegungsmuster durchzuführen reicht nicht, um eine Rollbewegung zustande zu bringen!
Man hält das Bewegungssegment, was für die Rollbewegung benutzt wird, zurück (z. B. Becken oder Scapula), läßt den Rumpf anspannen, den Patienten dann auf die Seite oder ganz zur Rückenlage oder Bauchlage herüberrollen.

Wenn die Rollbewegung beherrscht wird, kann ein neues Ziel sein, die Rumpfmuskulatur in dieser Bewegung zu kräftigen. Kräftigere Körpersegmente soll man in der Bewegung durch Widerstand zurückhalten, schwächere Körpersegmente den Bewegungsweg ausführen lassen.
Die kräftigeren Körpersegmente werden also zurückgehalten, um eine *«Betonte Bewegungsfolge mit Wiederholten Kontraktionen für einen bestimmten Körperteil»* zu erreichen; hier für den Rumpf (siehe Techniken/Behandlungsverfahren, Kapitel 3). So kann die «Betonte Bewegungsfolge» für den Rumpf in der Rollbewegung ausgeführt werden.
Für das Rollen können verschiedene kräftige Körpersegmente genutzt werden.

Körpersegmente zur Einleitung des Rollens

1. *Vom Rumpf:*
   a) Becken,
   b) Scapula,
   c) Becken und Scapula kombiniert.
2. *Von den Extremitäten:*
   a) Untere Extremität, ein-/beidseitig,
   b) obere Extremität, ein-/beidseitig.
3. *Von den Extremitäten und vom Rumpf in Kombination:*
   a) Bein/Becken,
   b) Arm/Scapula.
4. *Vom Kopf/Nacken.*
5. *Vom Kopf/Nacken und vom oberen Rumpf (Scapula) in Kombination.*
6. *Vom Kopf/Nacken und vom unteren Rumpf (Becken) in Kombination.*
7. *Von den Extremitäten und vom Kopf/Nacken in Kombination*:
   a) Einseitig obere Extremität und Kopf/Nacken.
   b) Bilateral asymmetrisch obere Extremität und Kopf/Nacken, sog. «Chopping».
   c) Bilateral asymmetrisch obere Extremität und Kopf/Nacken, sog. «Lifting».
   d) Untere Extremität und Kopf/Nacken (bei Kindern).

Beachte Wenn ein *Arm* z. B. zu schmerzhaft oder zu schwach ist, um aus eigener Kraft beim Rollen mitbewegt zu werden, kann er folgendermaßen mitgenommen werden:
a) Arme vorne überkreuzen, wobei der betroffene Arm unten liegt.
b) Hände falten, Arme strecken und über den Kopf zusammen herüberschwingen, wobei der kräftigere Arm dem schwächeren hilft.
c) Den betroffenen Arm zur Seite ablegen, wenn über die betroffene Stelle gerollt wird.

Übersicht der Übungssequenz des Rollens

A. Rollen aus der Rückenlage über die Seitlage in die Bauchlage.
B. Rollen aus der Bauchlage über die Seitlage in die Rückenlage.

Beim Rollen kann auch die Bewegungssequenz von der Rückenlage zur Bauchlage und umgekehrt in kleinere Sequenzen aufgeteilt werden, wobei die Bewegung sich nur bis in die *Seitlage* erstreckt oder aus der Seitlage begonnen wird.

A. Rollen aus der Rückenlage (RL) über die Seitlage (SL) in die Bauchlage (BL)

Ausgangsstellung

Patient: Rückenlage. – Das zum Rollen benutzte Körpersegment wird in die bestmögliche Dehnstellung für das entsprechende Bewegungsmuster gelegt.

Therapeut: Sitzt in der Verlängerung der Diagonale.

Manueller Kontakt

Mit Lumbrikalgriff an dem zu trainierenden Körpersegment wie für das Grundmuster (z. B. Scapula oder Becken).

Vorbereitungskommando

Man benutzt zuerst das Kommando zur Einleitung der Bewegung wie für das entsprechende Grundmuster und fügt hinzu: «und in Richtung Seitlage-Bauchlage rollen!»

Aktionskommando

Man gibt zuerst das Kommando für das benutzte Körpersegment und fügt dann hinzu: «Herüberrollen!»
(z. B. bei Flex.-Add.-AR der unteren Extremitäten: «Fuß und Bein hochziehen – herüberrollen!»)

Ausführung

In der folgenden Bildsequenz werden nur verschiedene *Beispiele* dargestellt, wie unterschiedliche Körpersegmente und Bewegungsmuster benutzt werden können, um das Rollen zu üben. Die detaillierte Beschreibung des benutzten Bewegungsmusters für Scapula und Becken ist in Kapitel 4 ausgeführt.

Abb. 5-2: Rollen aus der Rückenlage über die Seitlage in die Bauchlage. Das *Schulterblatt* und das *Becken* können für die Massenflexion gleichzeitig bewegt werden, um das Rollen zu unterstützen. Becken: Ant. Elev.; Scapula: Ant. Depr.

Abb. 5-3: Das *Becken* kann auch isoliert für das Rollen benutzt werden, wobei die ant. Elev. eine günstige Beckenbewegung für das Rollen aus der RL in Richtung BL ist.

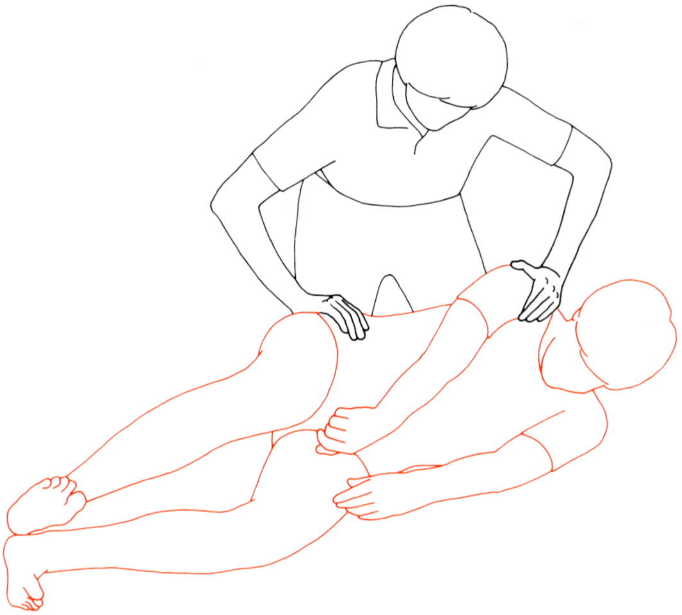

Abb. 5-2

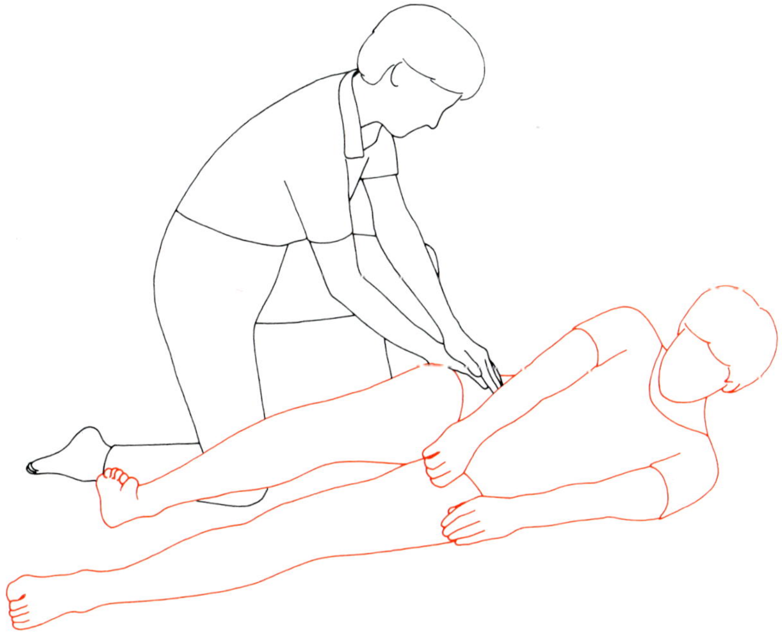

Abb. 5-3

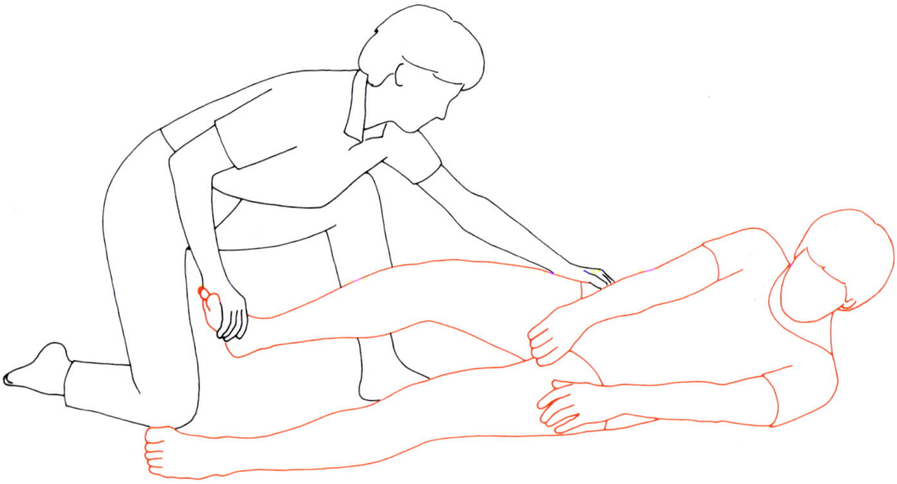

Abb. 5-4: Kombination *Becken* und *untere Extremität:* Ant. Elev. des Beckens und Flexion-Adduktion-Außenrotation des Hüftgelenkes mit Beugung des Kniegelenkes. Wenn das Becken in der Rollbewegung nicht mit eingesetzt wird, kann ein zusätzlicher manueller Kontakt am Becken für die ant. Elev. gegeben werden.

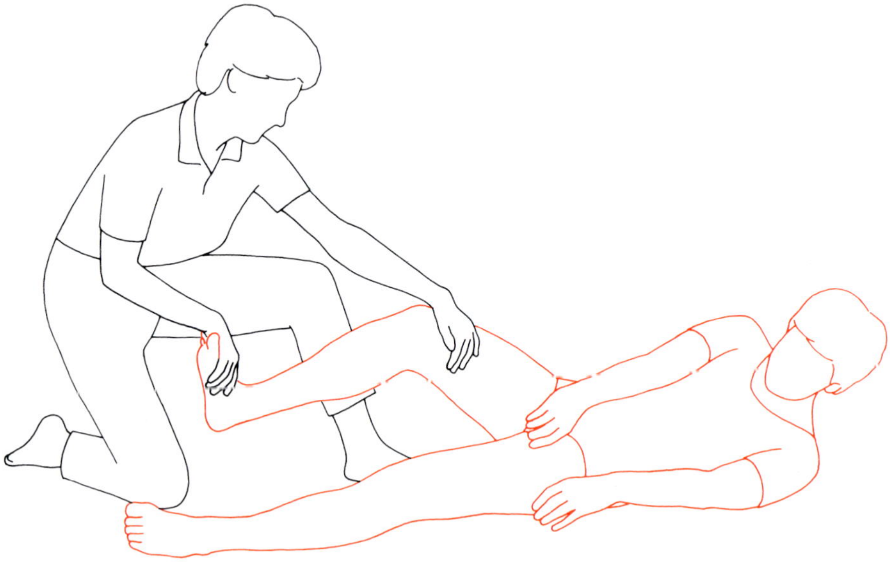

Abb. 5-5: Das Rollen wird aus der Rückenlage zur Seitlage durch die *unteren Extremitäten* mit Flexion-Adduktion-Außenrotation des Hüftgelenkes und Beugung des Kniegelenkes eingeleitet.

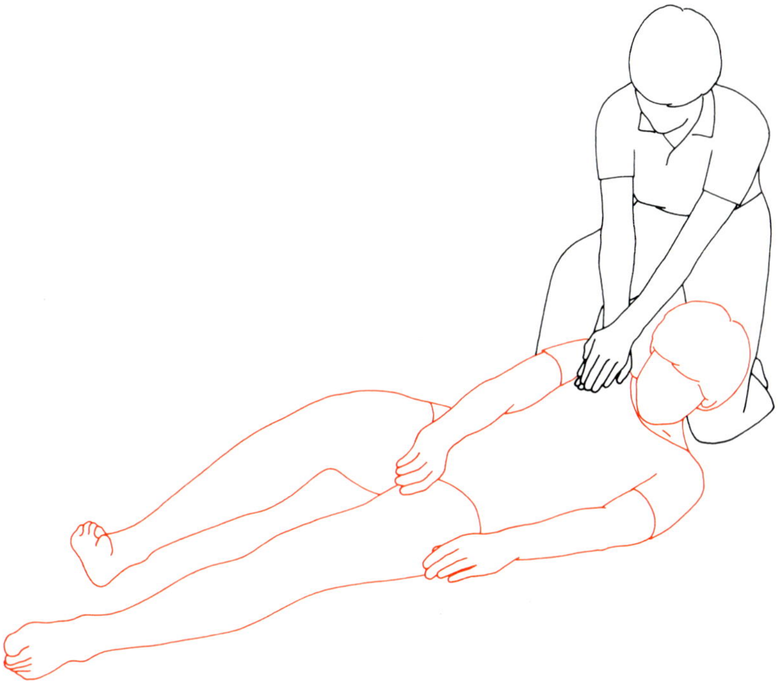

Abb. 5-6: Das *Schulterblatt* kann, wie das Becken, auch isoliert für das Rollen benutzt werden. Hier mit ant. Depr. gezeigt.

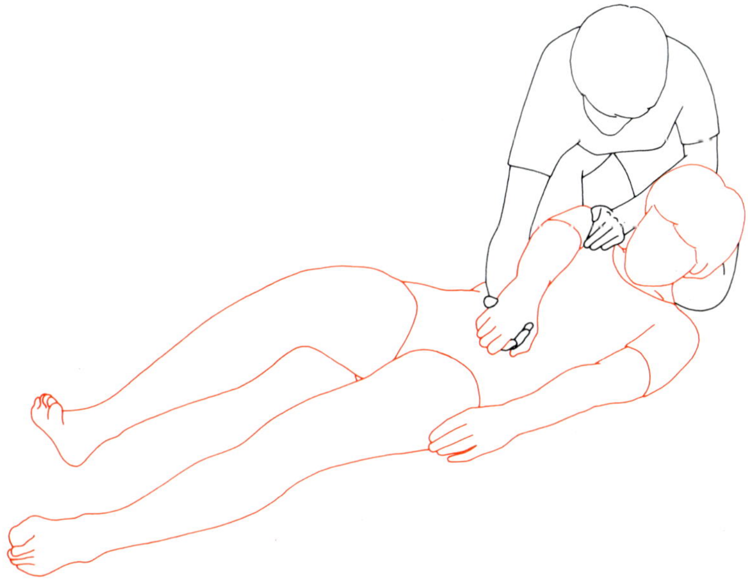

Abb. 5-7: Zur besseren Mitbewegung der Schulter wird der manuelle Kontakt distal am *Arm* und proximal an der *Schulter* gegeben. Arm: Extension-Adduktion-Innenrotation mit gestrecktem Ellenbogengelenk; Scapula: Ant. Depr.

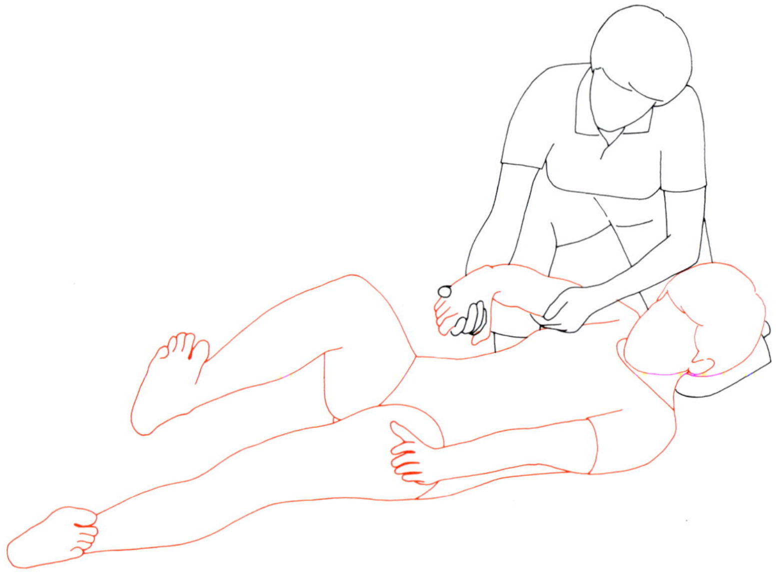

Abb. 5-8: Wenn der Patient eine kräftige *obere Extremität* hat, wird auch der Arm für das Rollen verwendet. Hier: Extension-Adduktion-Innenrotation mit gestrecktem Ellenbogengelenk von der RL zur SL.

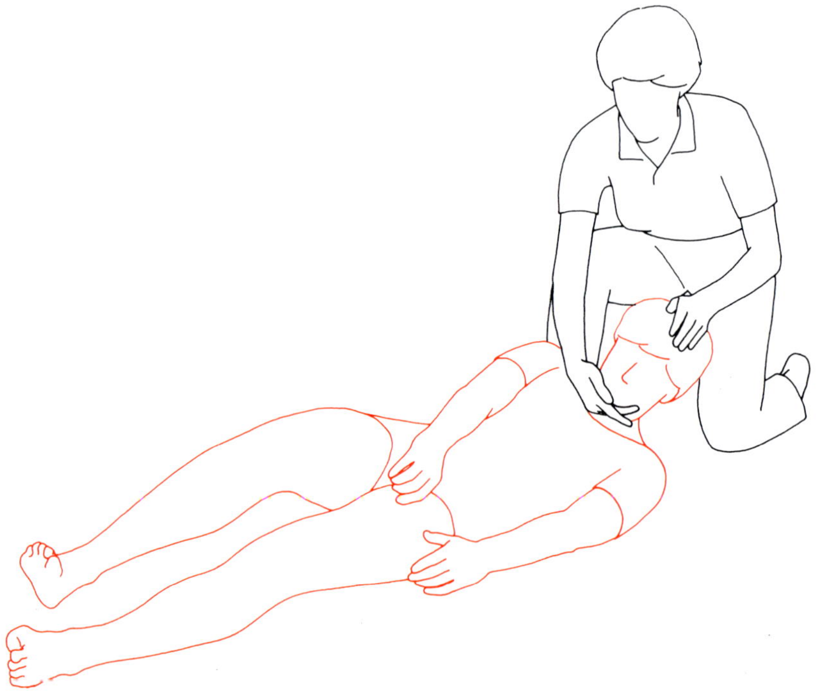

Abb. 5-9: Oft ist die *Nacken*muskulatur kräftig, was auch für das Rollen ausgenutzt werden kann. Aus der RL zur SL-BL wird die Nackenflexion bevorzugt.

B. Rollen aus der Bauchlage (BL) über die Seitlage (SL) in die Rückenlage (RL)

Ausgangsstellung

Patient: Bauchlage. – Das zum Rollen benutzte Körpersegment wird in die bestmögliche Dehnstellung für das entsprechende Bewegungsmuster gebracht.

Therapeut: Sitzt in der Verlängerung der Diagonale.

Manueller Kontakt

Mit Lumbrikalgriff an dem zu trainierenden Körpersegment wie beim Grundmuster (z. B. Scapula und Becken).

Vorbereitungskommando

Man benutzt zuerst das Kommando zum Einleiten der Bewegung wie für das entsprechende Grundmuster und fügt hinzu «und in Richtung Seitlage-Rückenlage rollen!»

Aktionskommando

Man gibt zuerst das Kommando für das benutzte Körpersegment und fügt dann hinzu: «Herüberrollen!»
(z.B. bei Ext.-Abd.-IR der unteren Extremitäten: «Ferse und Bein zur Decke strecken – herüberrollen!»)

Ausführung

In der folgenden Bildsequenz werden nur verschiedene *Beispiele* dargestellt, wie unterschiedliche Körperteile und Bewegungsmuster benutzt werden können, um das Rollen zu üben. Die detaillierte Beschreibung der verwendeten Bewegungsmuster für Scapula und Becken ist in Kapitel 4 ausgeführt.

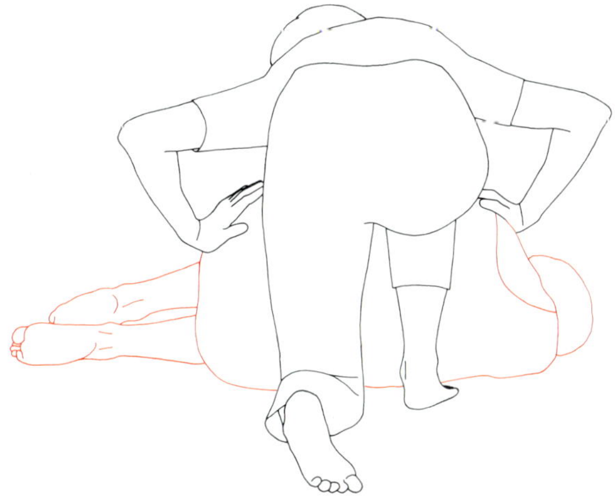

Abb. 5-10: Das Rollen kann auch über die *Massenbewegung* in *Extension* eingeleitet werden. Ausgangsstellung für das Bewegungsmuster: Becken: Ant. Elev.; Schulterblatt: Ant. Depr.

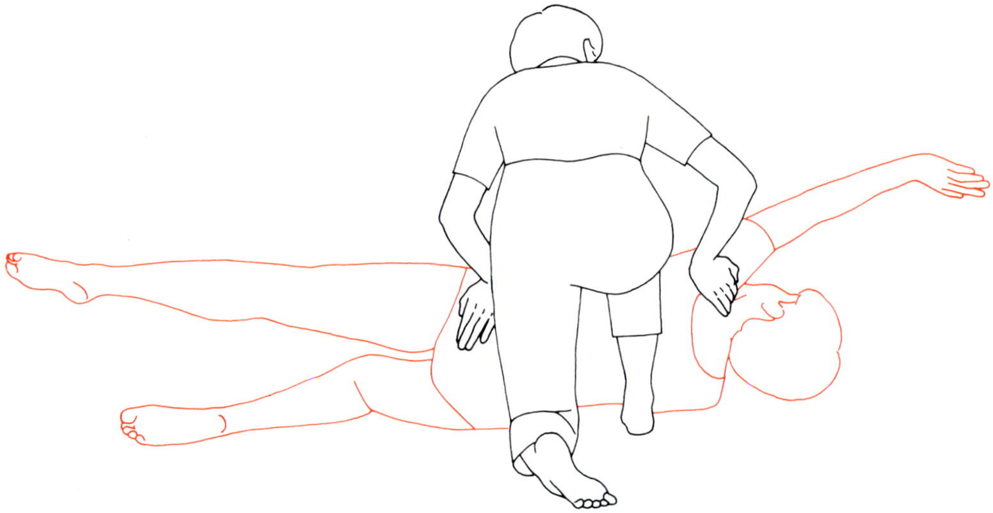

Abb. 5-11: Weiterführung der Massenextension in Richtung RL.
Beachte: Die *Hände drehen* sich während der Bewegung, um die Belastung an den Handgelenken zu vermindern.

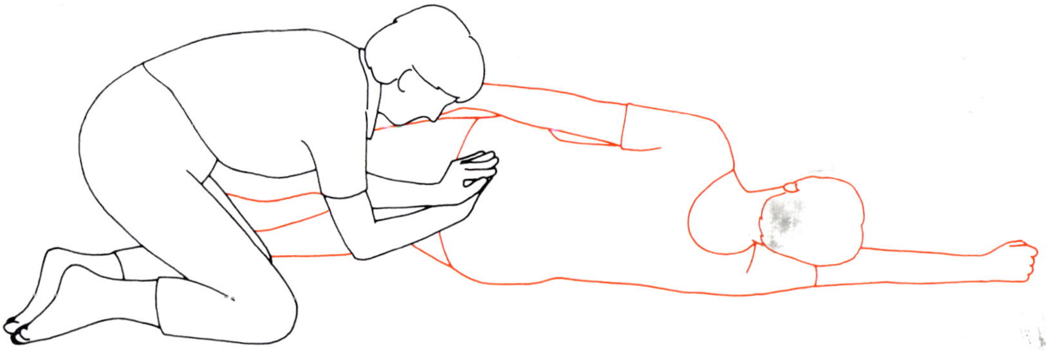

Abb. 5-12: Das Bewegungsmuster post. Depr. am *Becken* kann isoliert für das Rollen in Richtung SL-RL benutzt werden.

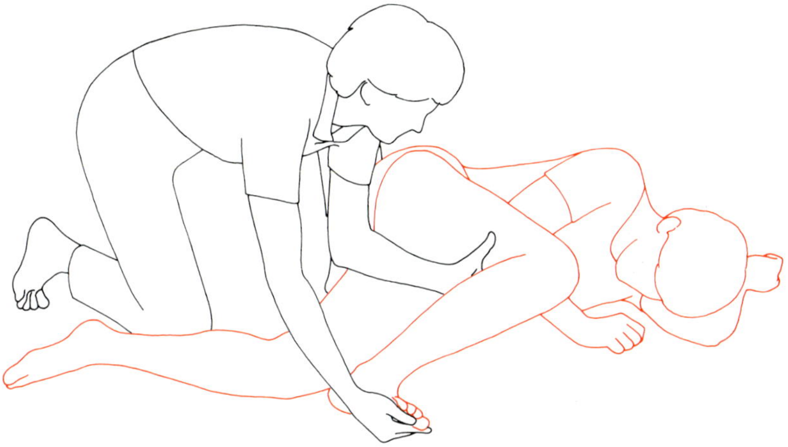

Abb. 5-13: Für den Bewegungsweg SL-RL wird z. B. Extension-Abduktion-Innenrotation mit Kniegelenksstreckung der *unteren Extremität* angewandt.
Beachte: Ausgangsstellung mit *Außenrotation* des Hüftgelenkes.

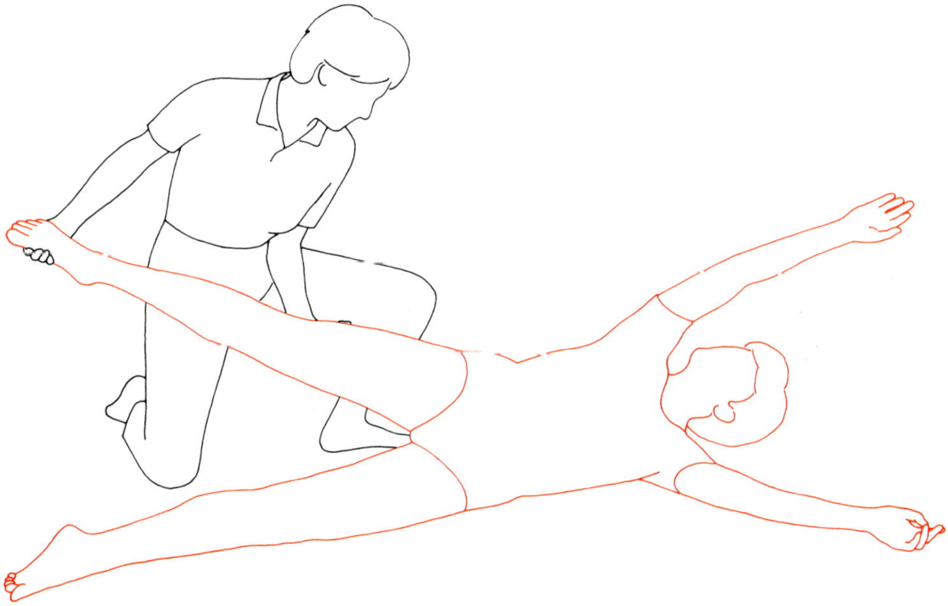

Abb. 5-14: Weiterführung der Ext.-Abd.-IR mit Extension des Kniegelenkes in Richtung RL.

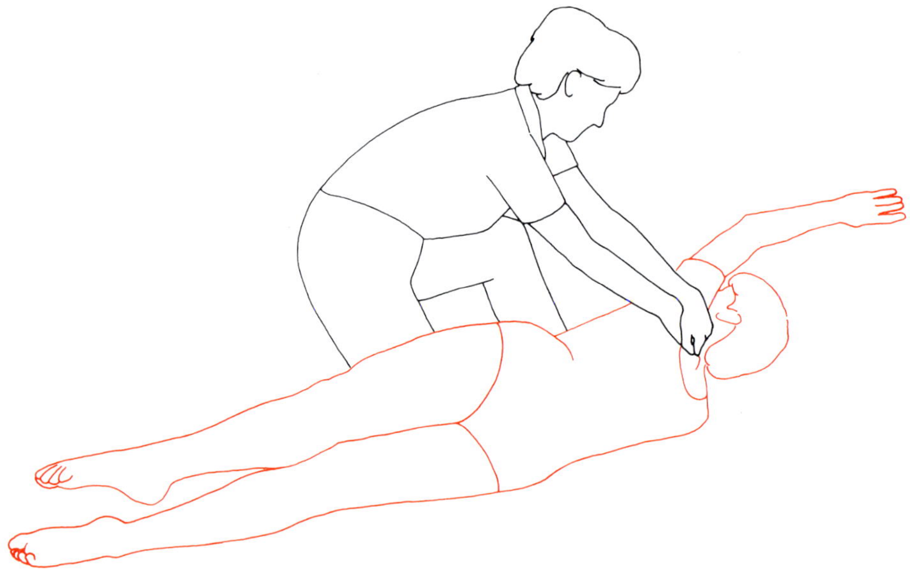

Abb. 5-15: Wenn das *Schulterblatt* isoliert das Rollen einleitet, kann die post. Elev. dafür verwendet werden.

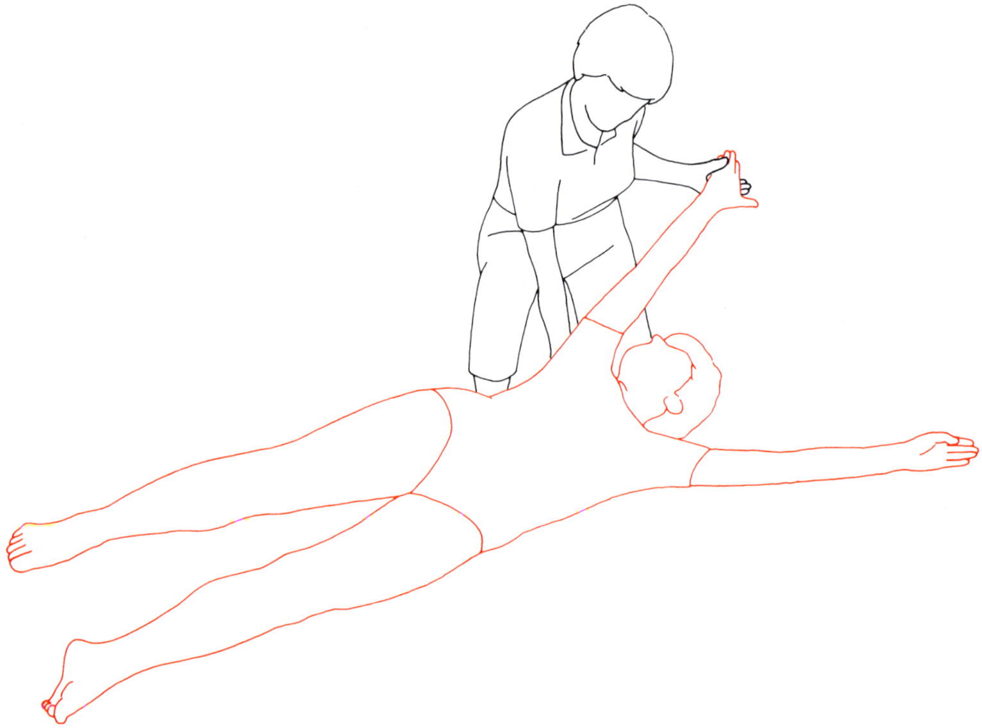

Abb. 5-16: Um den Einsatz des Schulterblattes in der Bewegung zu verstärken, kann der manuelle Kontakt distal am *Arm* und proximal am *Schulterblatt* sein. Widerstand gegen die post. Elev. geben.

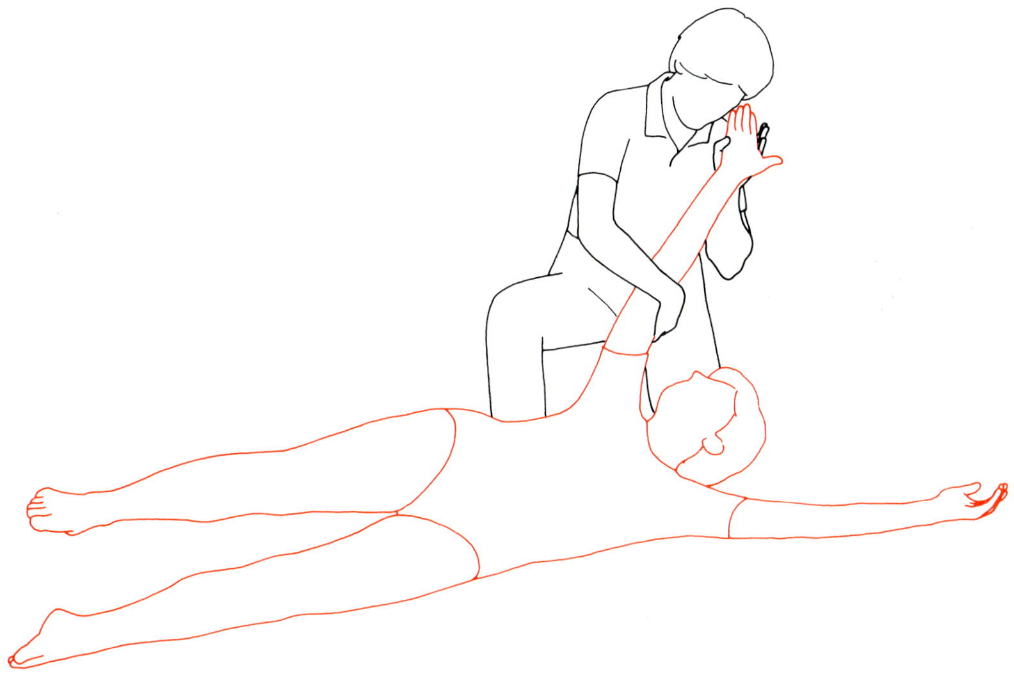

Abb. 5-17: An der *oberen Extremität* kann das Bewegungsmuster Flexion-Abduktion-Außenrotation mit gestrecktem Ellenbogen das Rollen aus der SL in die RL einleiten.

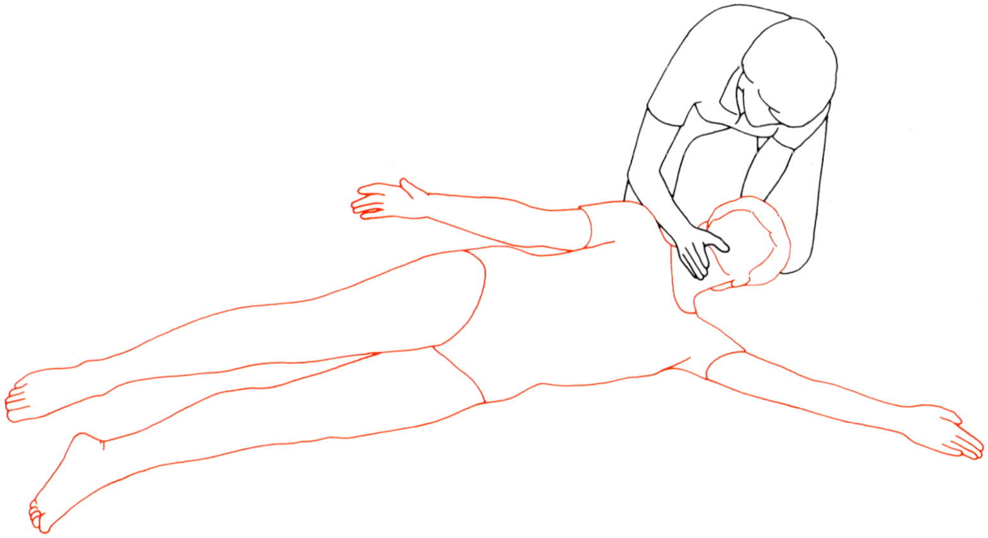

Abb. 5-18: Wenn die *Nacken*muskulatur das kräftigere Körpersegment ist, wird die Extension der HWS für das Rollen in Richtung RL zurück bevorzugt.

Aus der Bauchlage in den Sitz

Im motorischen Lernprozeß können die Übungssequenzen BL-Sitz und RL-Sitz separat trainiert werden. Die Übungssequenz «Aus dem Sitz in den Stand» ist für beide Entwicklungsvorgänge etwa gleich und wird auch so präsentiert und trainiert.

Bisher wurde das Rollen als die einfachste und primitivste Bewegung beschrieben. Die *primitivste Ausgangsstellung* ist die *Bauchlage*. Um diese einnehmen zu können, ist das Rollen manchmal nötig. Aus der BL wird dann die nächste Übungssequenz weitergeführt.

Übersicht der Einteilung der Übungssequenz «Aus der Bauchlage in den Sitz»

1. **Bauchlage → Unterarmstütz.**
2. **Unterarmstütz-Kniestand.**
3. **Vierfüßlerstand.**
4. **Vierfüßlerstand → Seitsitz.**
5. **Seitsitz → Langsitz.**
6. **Bauchlage → Langsitz**.

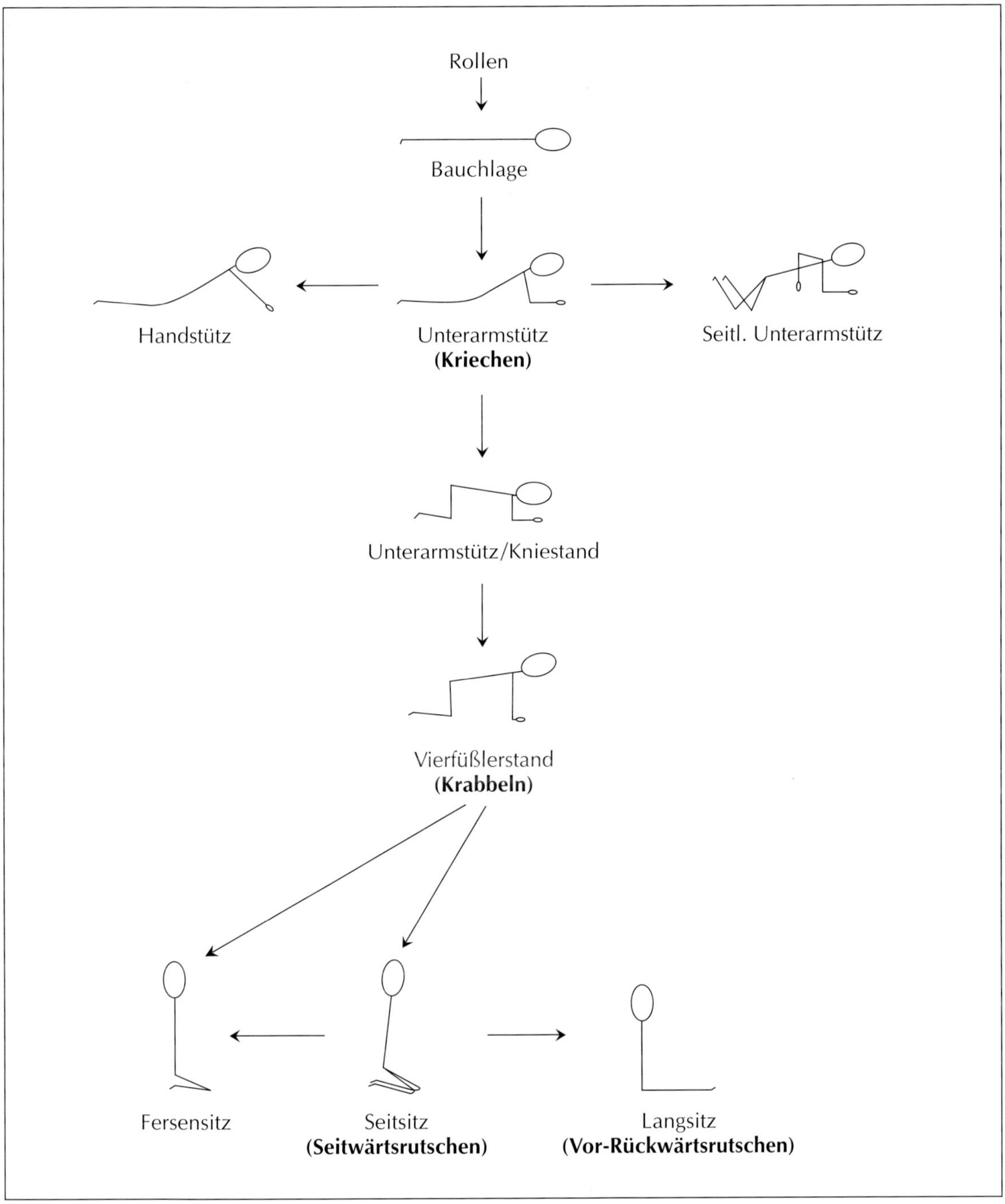

Abb. 5-19: Übersicht der Übungssequenz «Aus der Bauchlage in den Sitz». Die Fortbewegung ist jeweils halbfett in Klammern angegeben, die Ausgangsstellung in Normalschrift.

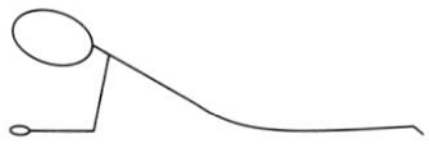

1. Bauchlage → Unterarmstütz

Die erste Belastung einer Extremität erfolgt aus der *Bauchlage* in den *Unterarmstütz*. Um diese Stellung einzunehmen, können die Bewegungsmuster der oberen Extremitäten oder auch die Bewegungsmuster der Scapula oder von Kopf/Nacken angewandt werden.

Ausgangsstellung — *Patient:* Bauchlage. – Die Arme nach vorne gestreckt.
Therapeut: Sitzt diagonal vor dem Patienten.

Manueller Kontakt — Mit Lumbrikalgriff ein- oder beidseitig am Handrücken, evtl. zusätzlich außen am Oberarm (vgl. obere Extremitätenmuster Ext.-Abd.-IR).
(Variation: 1. Auf der Scapula für post. Depr.
2. Auf dem Kopf für Nackenextension/-flexion.)

Vorbereitungskommando — «Hand/Hände hochziehen, Arme heranziehen und auf die Unterarme stützen!»

Aktionskommando — «Auf die Unterarme stützen!»

Ausführung

- **Positionswechsel:** Die Bewegung wird gebahnt, wiederholt und ihr allmählich Widerstand gegeben.

- **Stabilisation:** Wenn der Unterarmstütz erreicht ist, wird dieser zuerst stabilisiert (Abb. 5-24).

Der manuelle Kontakt wird bei der Stabilisation unterschiedlich sein, abhängig von der Kraft des Patienten. Man beginnt dort, wo der Patient am kräftigsten ist!
Grundsätzlich wird der Widerstand in *Richtung anterior-posterior, posterior-anterior* oder *rotatorisch in beide Diagonalen* an der *Scapula*, am *Becken* oder am *Kopf* gegeben.

Ausnahme: Keinen isolierten rotatorischen Widerstand am Kopf! (Siehe Stabilisation im Sitzen, Kapitel 4.)

Abb. 5-20: Aus der Bauchlage in Richtung Unterarmstütz mit Widerstand beidseitig an den *Handrücken*.

Abb. 5-21: *Ausgangsstellung* für einseitige Ext.-Abd.-IR mit manuellem Kontakt dorsal distal an der *Hand* und dorsolateral am *Oberarm*.

Abb. 5-22: Die Arme werden nacheinander an den Körper herangezogen, wobei die Bewegung weitergeführt wird, bis der Ellenbogen jeweils senkrecht unter der Schulter steht.

Abb. 5-20

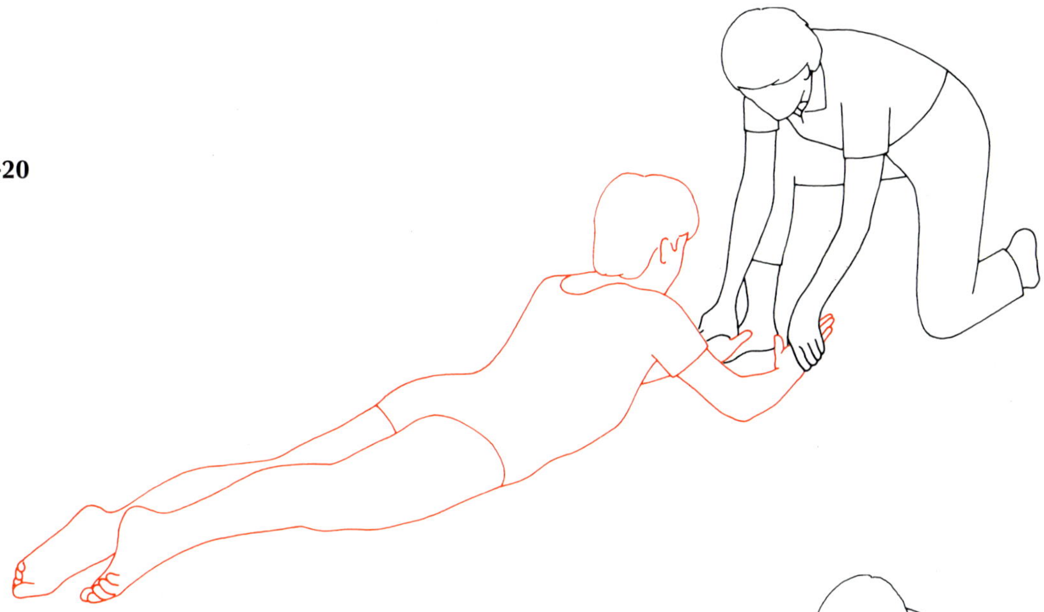

Abb. 5-21

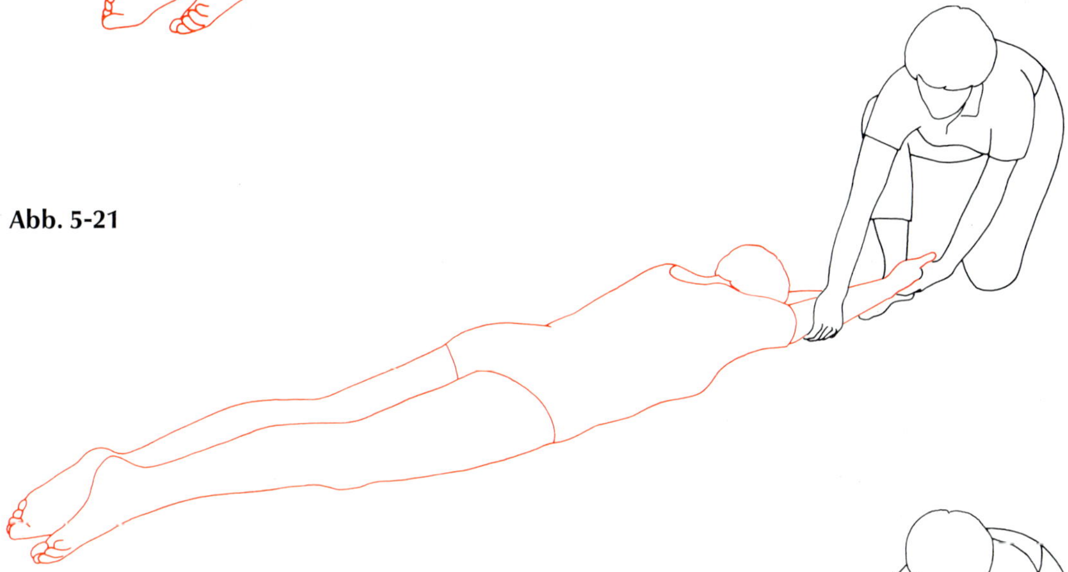

Abb. 5-22

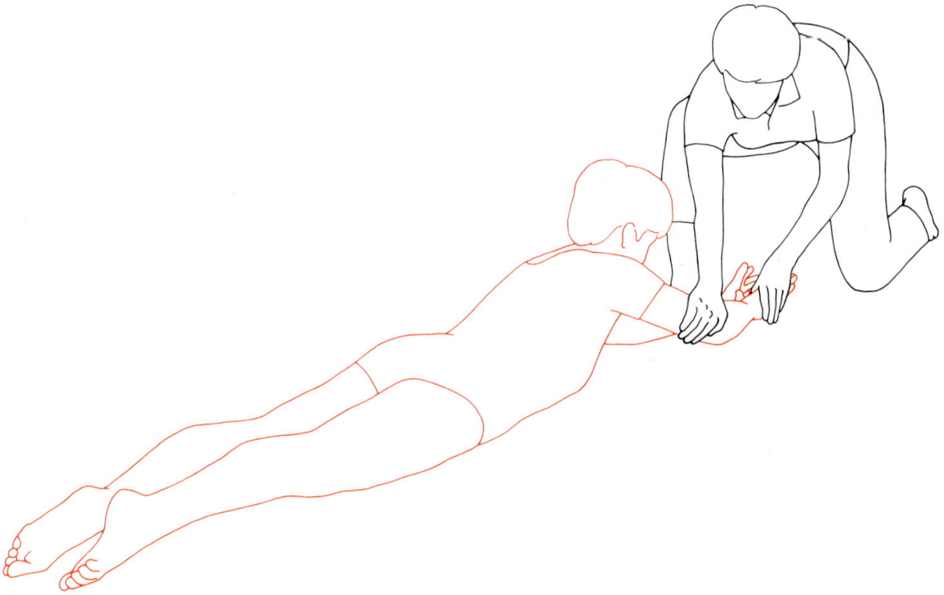

- Dann wird die **Bewegung auf stabiler Basis** trainiert.
  Dies kann z. B. sein:
  - Kopf- und/oder Armbewegung oder
  - eine Schulter mit Approximation und Widerstand stabilisieren, die andere Schulter gegen Widerstand bewegen; sog. Mobilität auf Stabilität.

- Die Übungen mit **Gewichtsverlagerung**, z. B. Vor-/Zurückschaukeln auf den Unterarmen, können vorbereitende Übungen für die Fortbewegung sein. Dabei wird das ganze Gewicht auf eine Extremität verlagert. Sie können auch als Vorübungen für das Stützen auf die Hände sein.

- **Gleichgewichtsreaktionen.**

- Die **Fortbewegung** auf den Unterarmen wird in Form des diagonalen *Krabbelns* vorwärts oder rückwärts mit Widerstand an den Füßen, am Becken oder an der Scapula geübt. Diese Übung kann als Vorbereitung für die Gangschulung benutzt werden.
  Beim Krabbeln wird die *Amphibienreaktion* benutzt: Beim Hochdrehen einer Beckenhälfte wird das Bein auf dieser Seite gebeugt, abduziert und nach außen rotiert.
  Diese Flexion entspricht fast einem PNF-Bewegungsmuster.
  Es ist mehr eine sog. primitive Bewegung, wogegen aber Widerstand gegeben werden kann.
  Man fordert dabei den Patienten auf, sich über die Schulter den Fuß anzusehen, dem Widerstand gegeben wird, und läßt ihn dabei auf den Unterarmen nach vorne ziehen oder nach hinten schieben.

Abb. 5-23: *Ausgangsstellung für das Stützen:* Ellenbogen in Schulterhöhe. Manueller Kontakt am Schulterblatt für die beidseitige post. Depr.

Abb. 5-24: Unterarmstütz gegen Widerstand beidseitig an der Scapula für die post. Depr. Wenn die neue Stellung erreicht ist, wird diese sofort *stabilisiert*, was mit dem gleichen manuellen Kontakt ausgeführt werden kann.

Abb. 5-25: Stabilisation mit Widerstand an den *Schultern.*

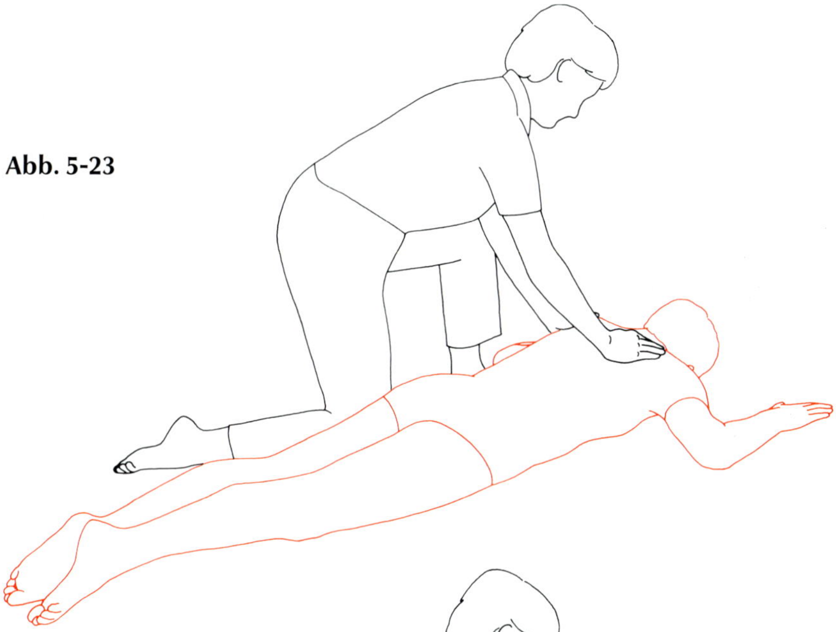

Abb. 5-23

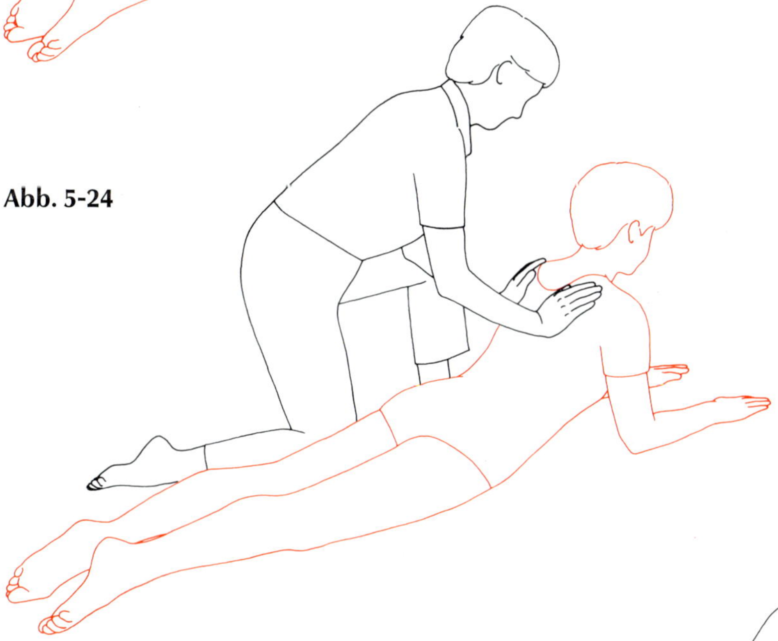

Abb. 5-24

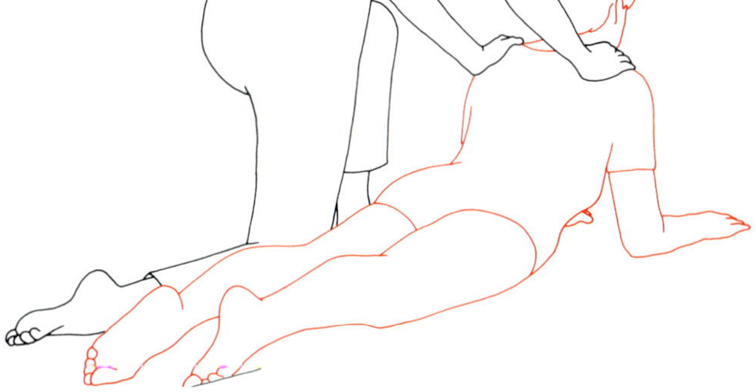

Abb. 5-25

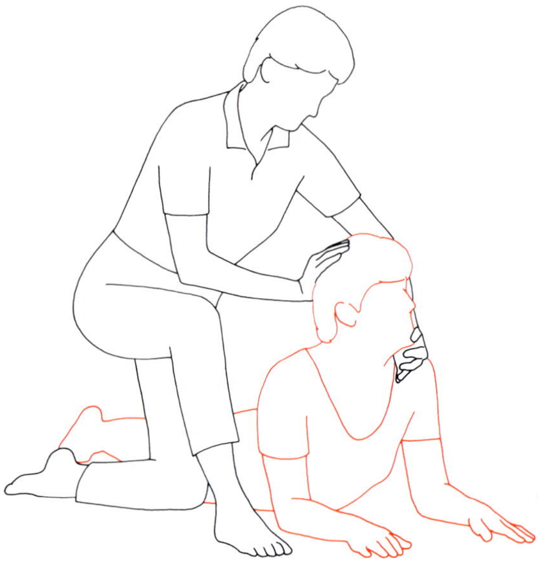

Abb. 5-26: Bewegung auf stabiler Basis: *Nackenextension* mit manuellem Kontakt am Kinn und am Kopf.

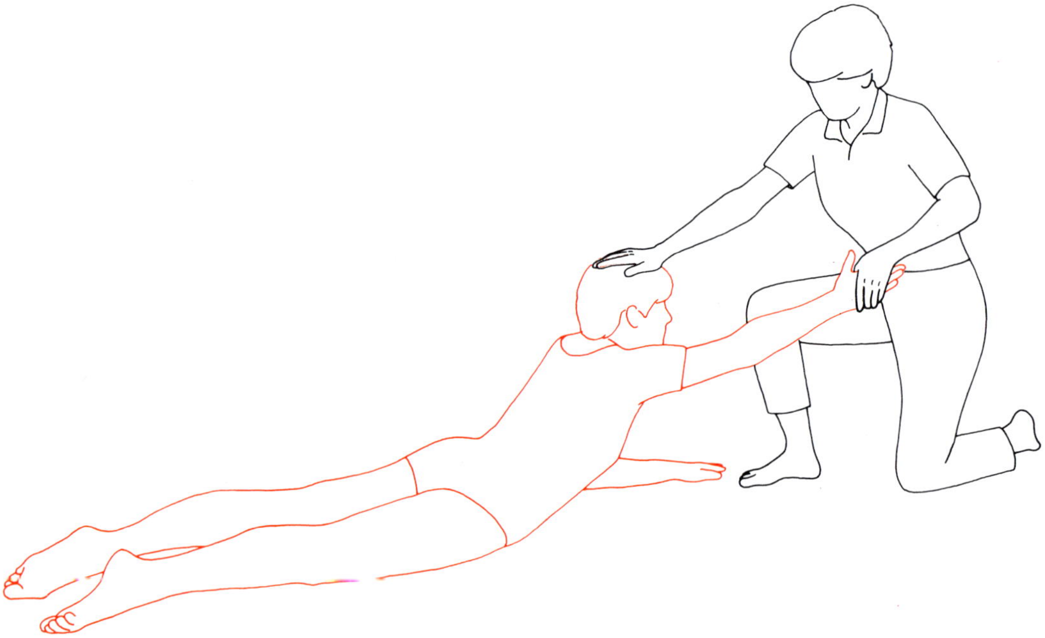

Abb. 5-27: Unterarmstütz mit Gewichtsverlagerung auf *einen Unterarm* mit Widerstand am Kopf und an der Hand.

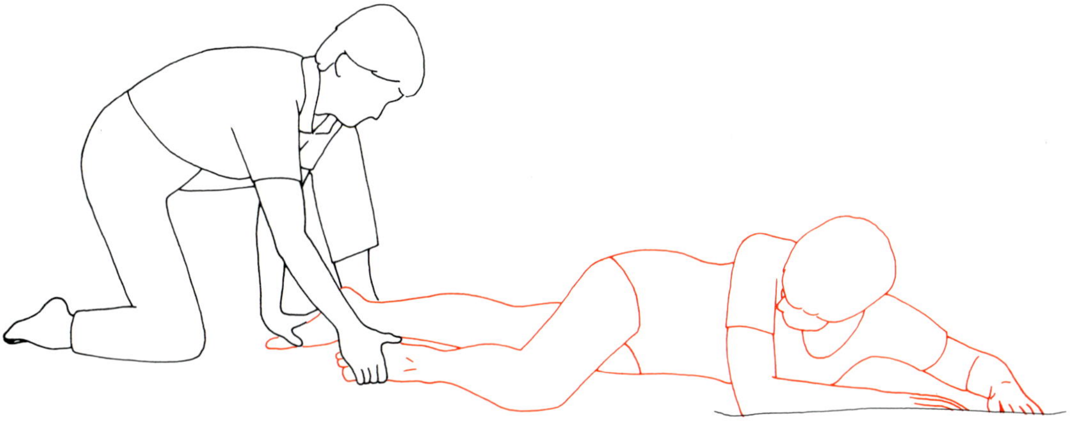

Abb. 5-28: Vorwärtskrabbeln mit Widerstand dorsolateral/distal am *Fuß* für die Beinbeugung. Am gegenüberliegenden Bein wird der manuelle Kontakt plantar-distal am Fuß gegeben, um Widerstand gegen die Streckung dieses Beines zu geben.

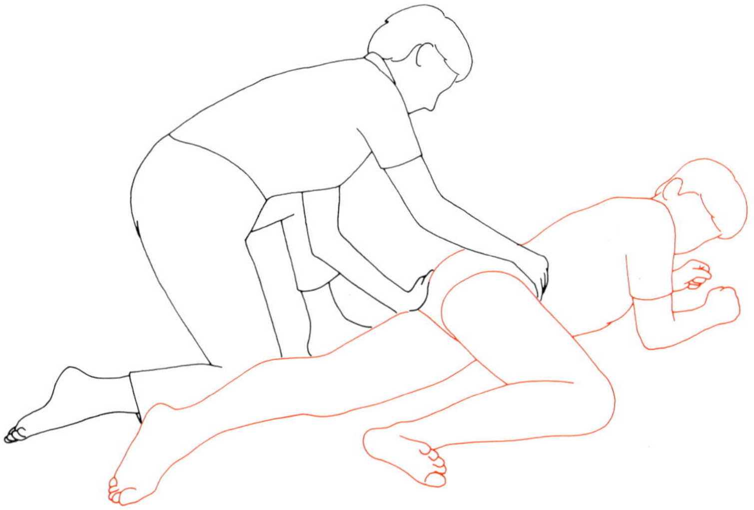

Abb. 5-29: Der manuelle Kontakt kann auch am *Becken* als eine Vorübung für die Gangschulung gegeben werden.

2. Unterarmstütz-Kniestand

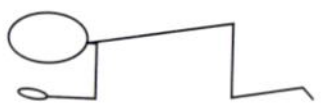

Diese Ausgangsstellung ist eine Vorstufe für den Vierfüßlerstand und eignet sich gut für Patienten, die die Hände nicht belasten können oder dürfen, aber bei denen doch eine Belastung der oberen Extremitäten erwünscht ist.

Ausführung

- **Positionswechsel:** Aus dem Ellenbogenstütz wird der Kniestand mit diagonalem Widerstand z. B. am Tuber ischiadicum bei beibehaltenem Ellenbogenstütz erreicht. Das Gewicht wird allmählich nach hinten verlagert.
  Der Bewegungsübergang kann auch durch dynamisch *exzentrische* Muskelarbeit geübt werden, dann mit manuellem Kontakt beidseits vorne am Becken. Dadurch wird die Kontrolle der Bewegung mehr gefördert.

Die weiteren Übungen in dieser Ausgangsstellung bezüglich **Stabilisation, Bewegung auf stabiler Basis, Gewichtsverlagerung, Gleichgewichtsreaktionen** und **Fortbewegung** sind die gleichen wie für den Vierfüßlerstand beschrieben.

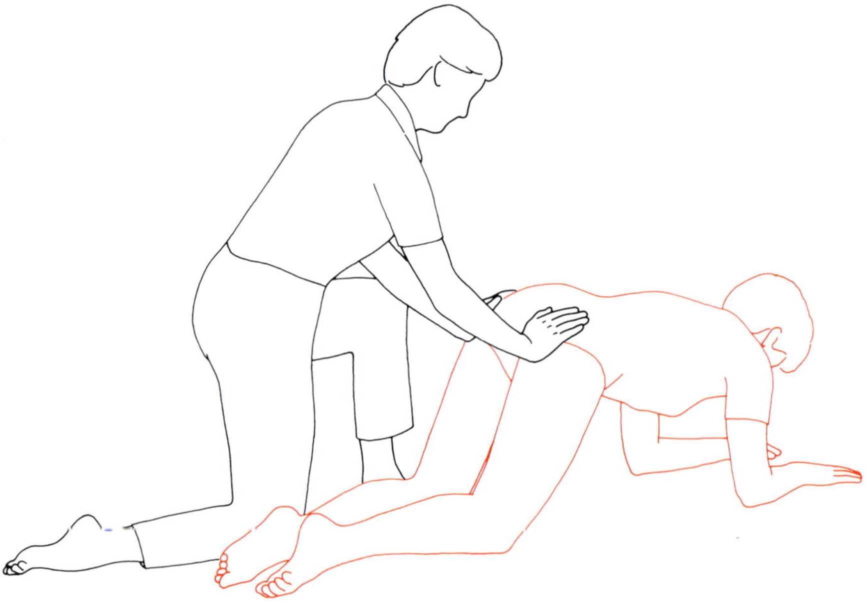

Abb. 5-30: Positionswechsel mit Widerstand am *Tuber ischiadicum*.

3. Vierfüßlerstand

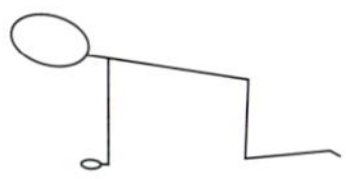

Diese Ausgangsstellung kann eine günstige Ausgangsstellung für Patienten sein, die noch nicht im Stand/Gang üben können oder dürfen. Diese Stellung ergibt außer der Teilbelastung der unteren Extremitäten auch eine gute Möglichkeit, die oberen Extremitäten in der Belastung zu beüben.
Es werden z. B. Stabilisationsübungen und/oder (mobilisierende) Übungen auf stabiler Basis trainiert.

Ausführung

- **Positionswechsel:** Der Vierfüßlerstand wird aus dem Unterarmstütz-Kniestand mit Widerstand am Kopf, an der Schulter, am Becken oder in Kombination erreicht.
- **Stabilisation** in der neuen Ausgangsstellung mit Approximation und Widerstand.
- **Bewegungen auf stabiler Basis:** Diese können sowohl Extremitäten- oder Kopfbewegungen als auch Becken- oder Schulterblattbewegungen sein.
- **Gewichtsverlagerung** nach vorne/hinten und seitlich ergibt eine gute Belastungsübung der Arme mit gleichzeitiger Schulung des Gleichgewichtes.
- **Gleichgewichtsreaktionen.**
- **Fortbewegung:** Die Fortbewegung im Vierfüßlerstand ist das *Kriechen*. Dieses kann diagonal vorwärts oder rückwärts geübt werden. Die Widerstände können entweder am Becken, an den Schultern, Beinen oder Füßen, isoliert oder in Kombination miteinander gegeben werden. Damit die Bewegungen diagonal erfolgen, wird der Patient nur aufgefordert, entweder nach rechts oder links, vor oder zurück zu kriechen.

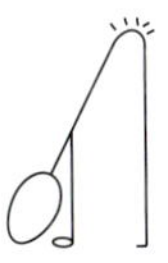

Vom Vierfüßlerstand führt entwicklungsgemäß die Übungssequenz über den einseitigen Kniestand oder den Stand auf Händen und Füßen, dem sog. **Bärenstand**, in den Stand. Da der Bärenstand aber eine *ergonomisch ungünstige Ausgangsstellung* mit einer erhöhten Belastung des Lumbalbereiches darstellt, hat die Verfasserin es vorgezogen, diese Stellung aus der Übungssequenz auszuschließen. Statt dessen geht die Übungssequenz über Fersensitz oder Seitsitz → Kniestand → einseitiger Kniestand → Stand weiter.

Beachte

Jedoch kann der sog. «modifizierte Bärenstand» gut zum Belastungstraining der oberen Extremität oder als Vorübung für den aufrechten Stand/Gang benutzt werden.

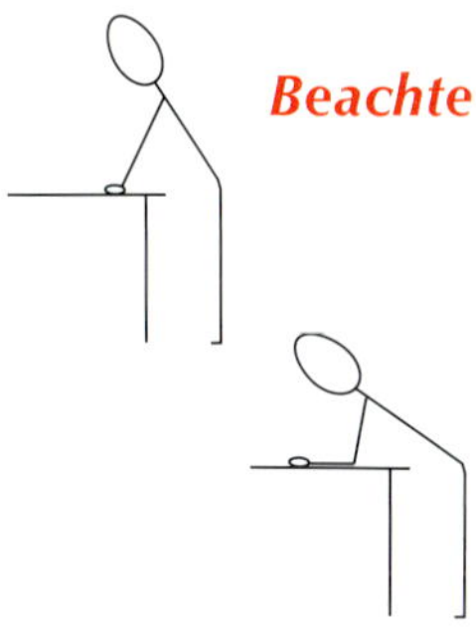

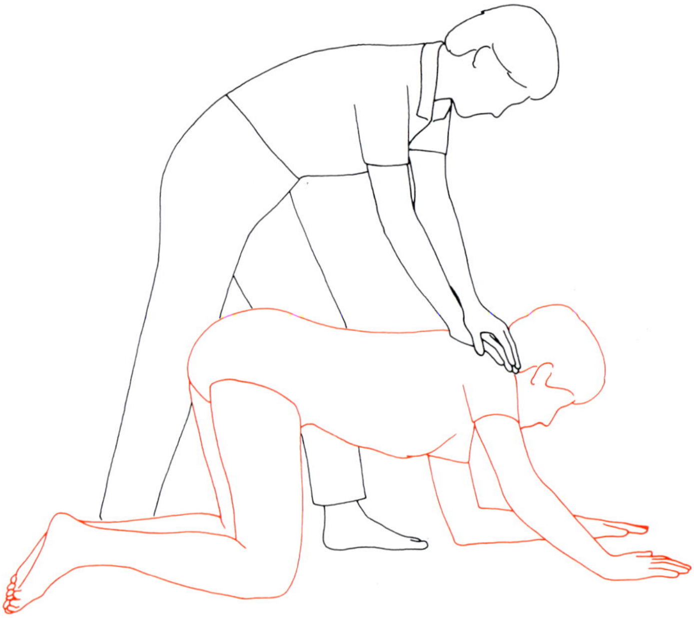

Abb. 5-31: Positionswechsel mit Approximation und Widerstand an der rechten *Schulter* gegen die Armstreckung. Das Gewicht wird auf den gegenüberliegenden Arm verlagert.

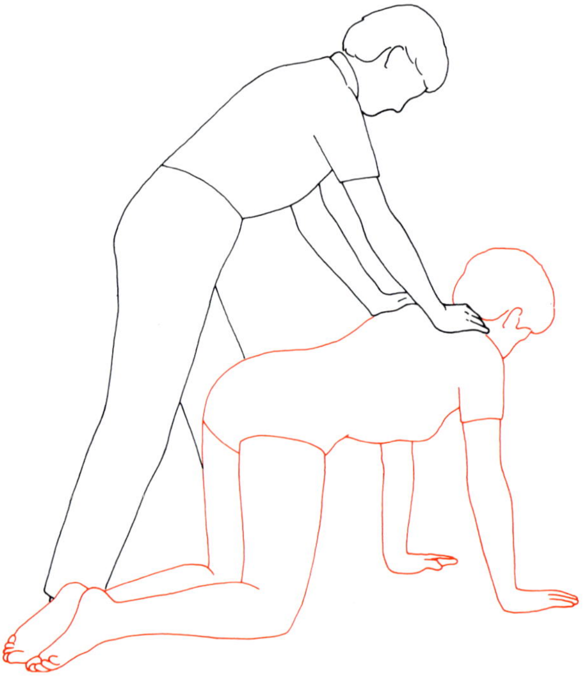

Abb. 5-32: Stabilisation mit manuellem Kontakt beidseitig an der *Scapula* für post. Depr.

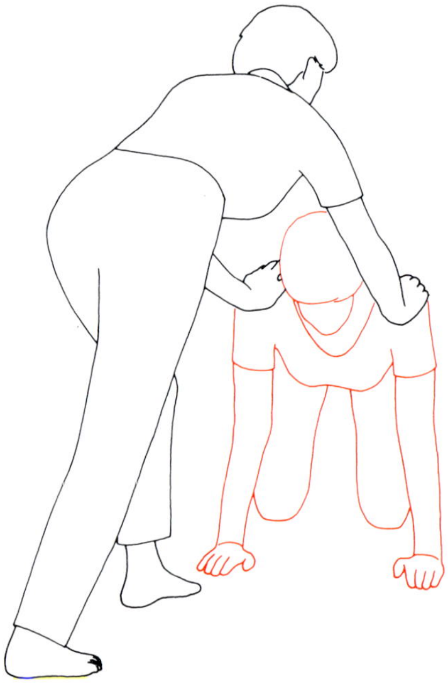

Abb. 5-33: Stabilisation mit manuellem Kontakt beidseitig an der *Scapula* für ant. Elev.

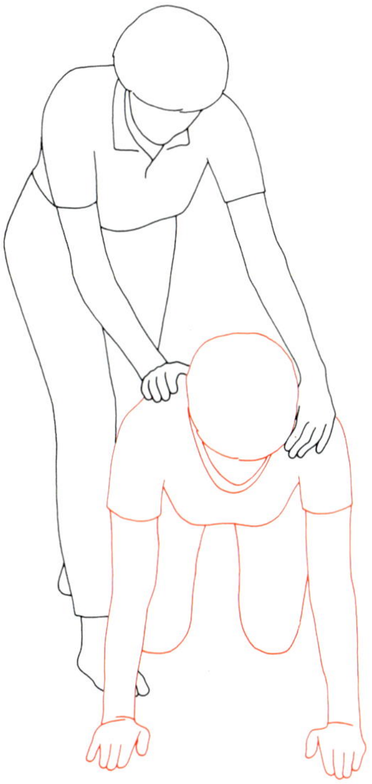

Abb. 5-34: Stabilisation mit manuellem Kontakt an der *Scapula* für diagonal-rotatorischen Widerstand.

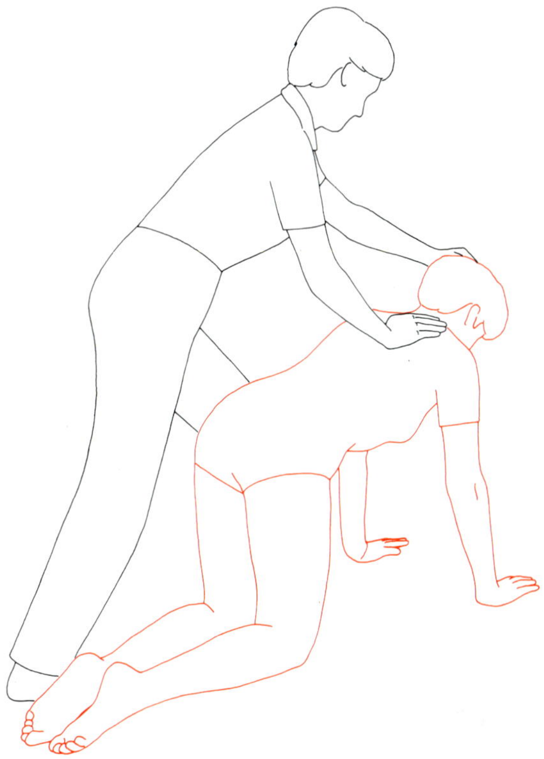

Abb. 5-35: Stabilisation mit manuellem Kontakt an der *Scapula* für post. Depr. und am *Kopf* für Nackenextension.

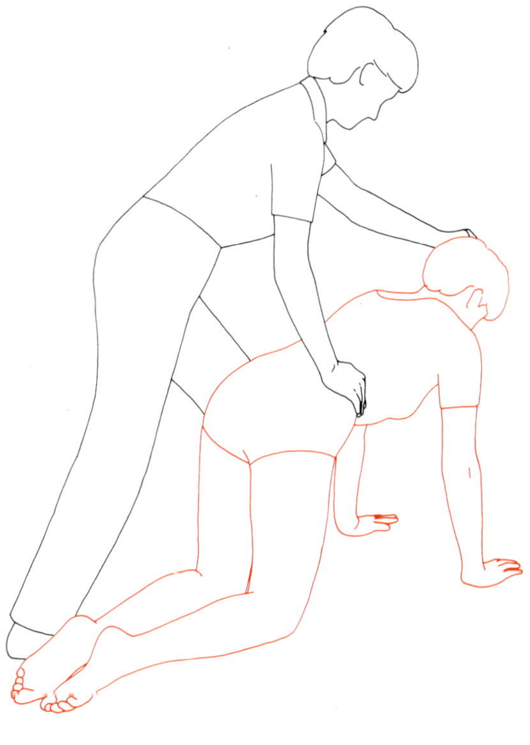

Abb. 5-36: Stabilisation mit manuellem Kontakt an *Kopf–Becken*.

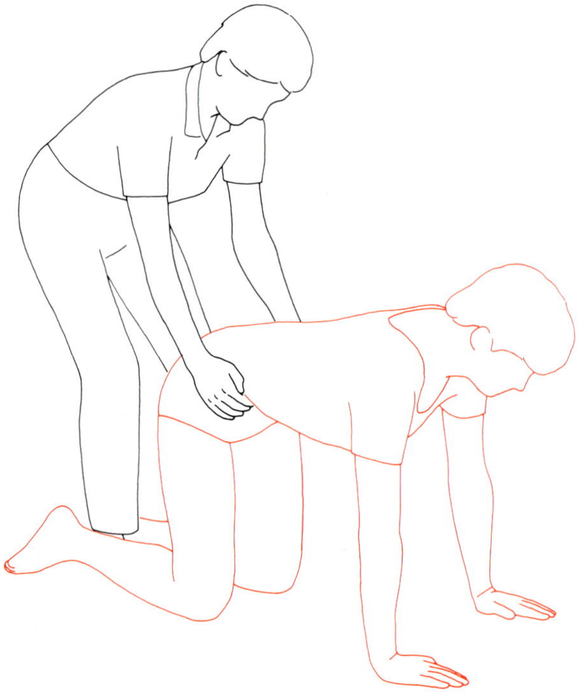

Abb. 5-37: Stabilisation mit manuellem Kontakt beidseitig am *Becken* für Widerstand nach hinten in Richtung post. Depr.
Beachte: Der Körper des Therapeuten übt Zugkraft aus.

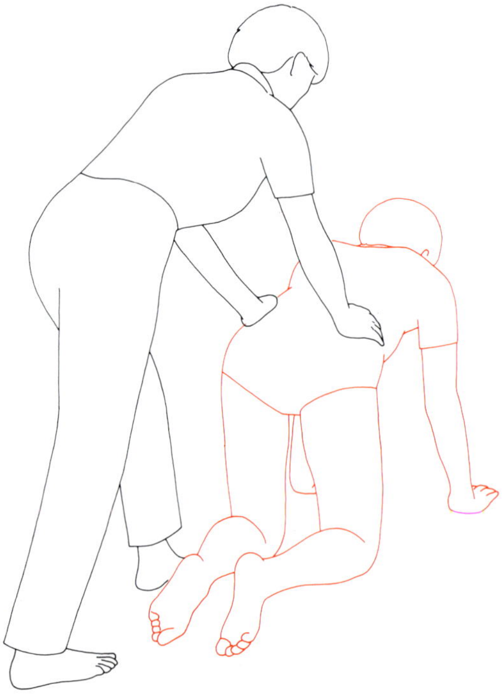

Abb. 5-38: Stabilisation mit manuellem Kontakt beidseits am *Becken* für Widerstand nach vorne in Richtung ant. Elev.
Beachte: Der Körper des Therapeuten übt Druckkraft aus.

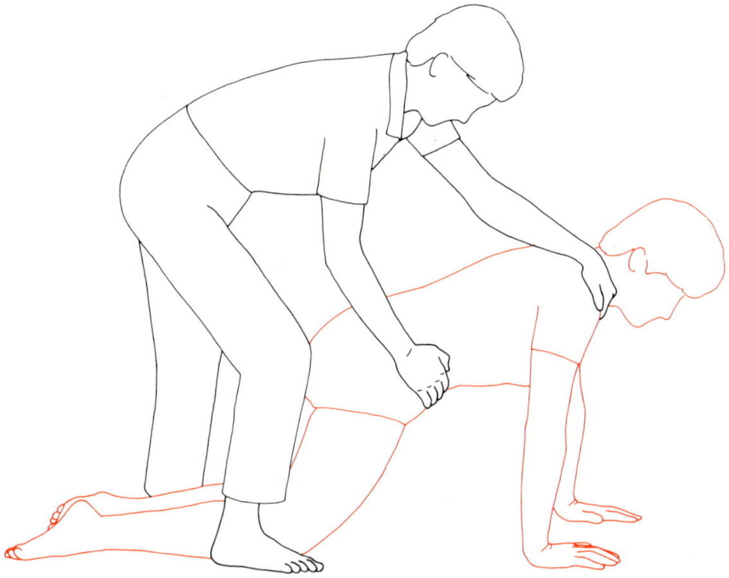

Abb. 5-39: Bewegung auf stabiler Basis mit Gewichtsverlagerung: *Vorwärtsschaukeln* gegen dynamisch *konzentrischen* Widerstand.

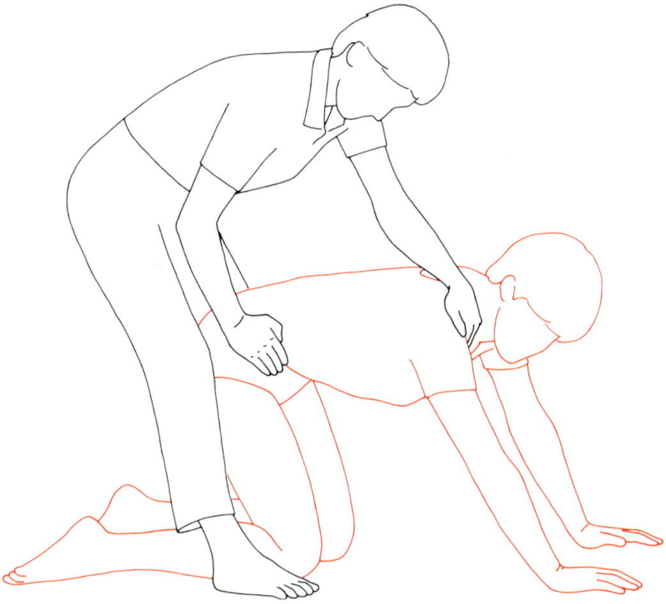

Abb. 5-40: Bewegung auf stabiler Basis mit Gewichtsverlagerung: *Rückwärtsbewegung* gegen dynamisch *exzentrischen* Widerstand.

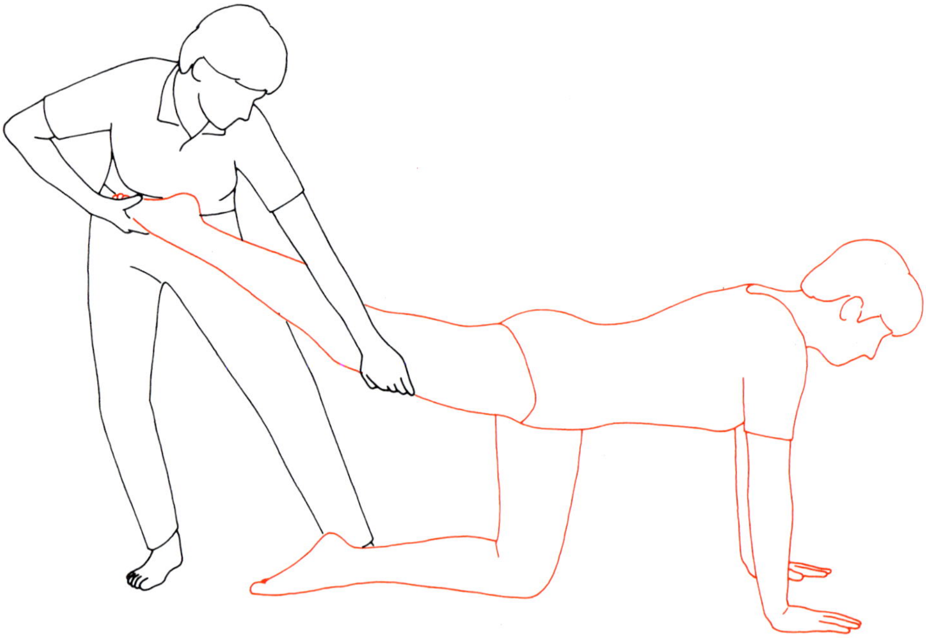

Abb. 5-41: Bewegung auf stabiler Basis mit Gewichtsverlagerung: *Ausgangsstellung* für die *untere Extremität*. Bewegungsmuster Flexion-Abduktion-Innenrotation mit Kniegelenksbeugung.

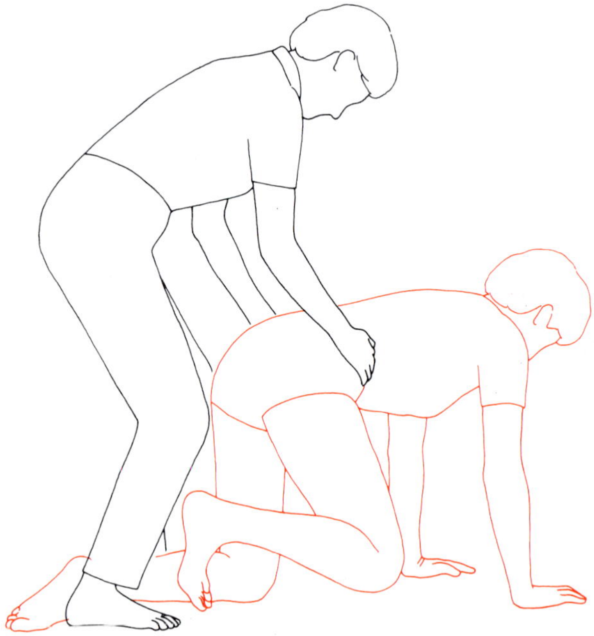

Abb. 5-42: Fortbewegung im Vierfüßlerstand: Vorwärtskriechen, Widerstand am *Becken*.

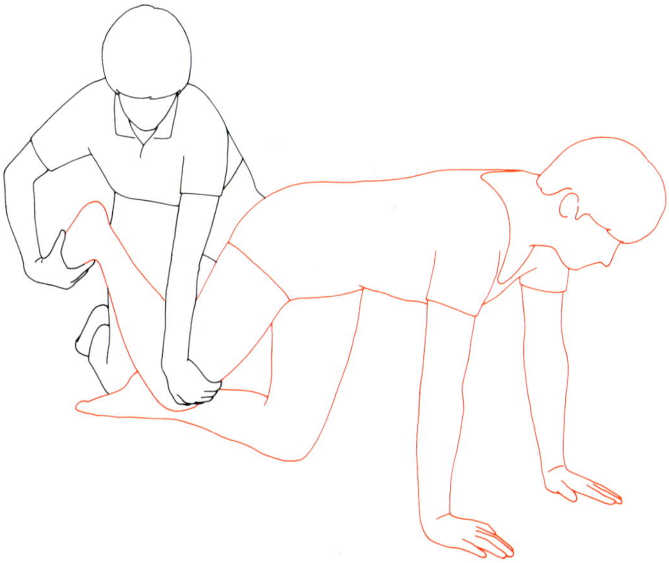

Abb. 5-43: Das Kriechen mit Widerstand an den Füßen kann isoliert mit manuellem Kontakt dorsolateral/distal am *Fuß* und anterolateral am *Oberschenkel* für das entsprechende Bein vorbereitet werden.

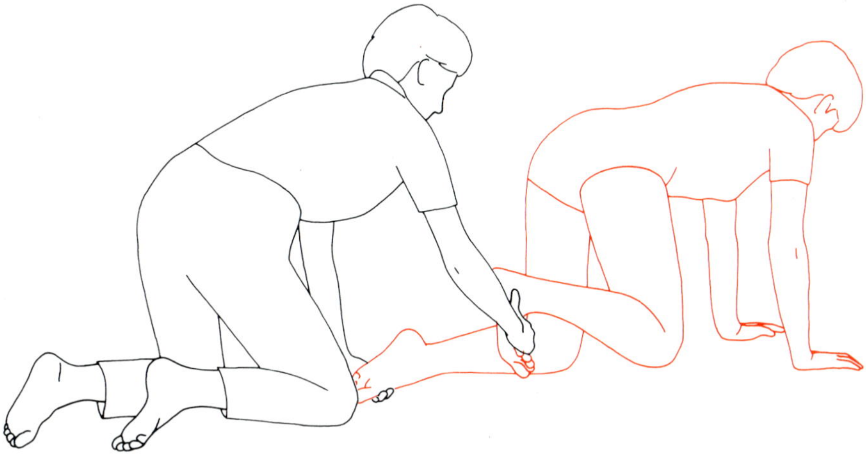

Abb. 5-44: Vorwärtskriechen nach rechts mit Widerstand nur distal gegen die *Fußrücken*.

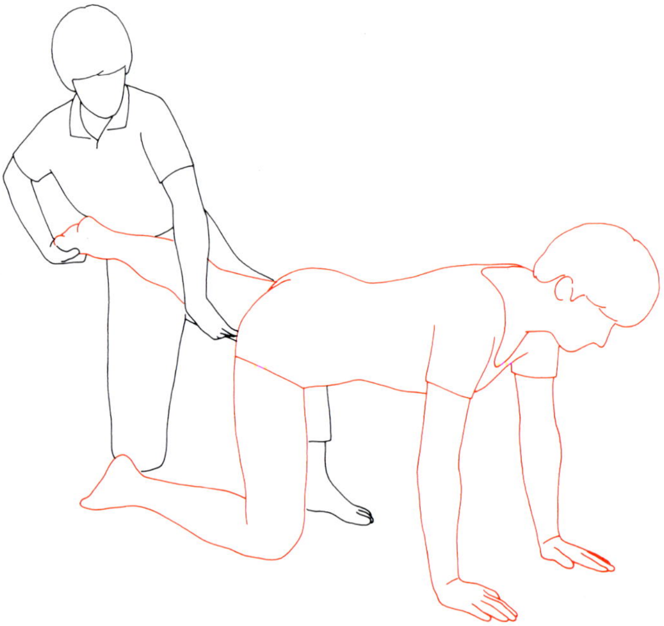

Abb. 5-45: *Vordehnung* für das gegenüberliegende Bein in Ext.-Abd.-IR mit Kniegelenksstreckung . . .

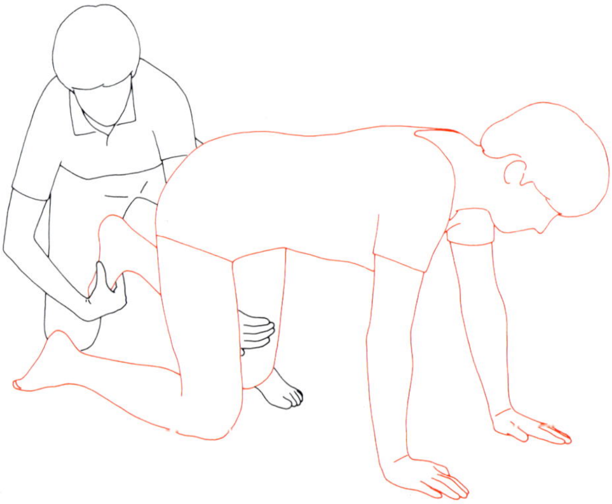

Abb. 5-46: . . . für das Kriechen nach rechts mit *Flex.-Add.-AR und Kniegelenksbeugung* links.

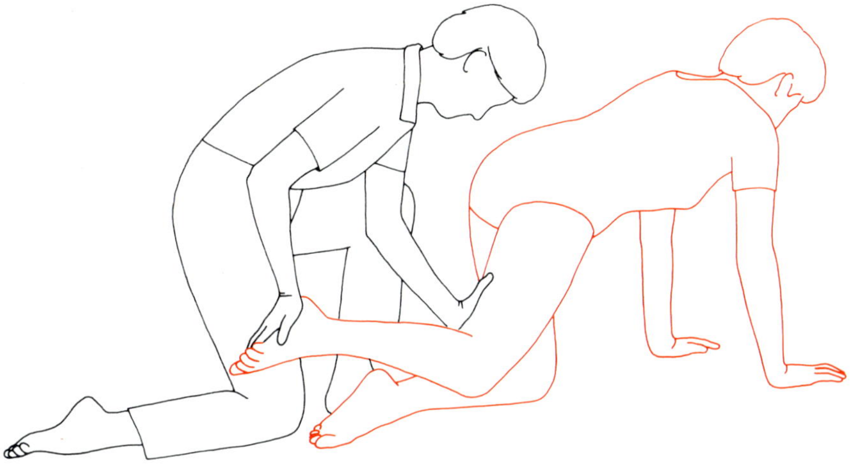

Abb. 5-47: Das **Rückwärtskriechen** nach links kann auch isoliert *vorbereitet* werden mit Widerstand plantar-medial distal am *Fuß* und postero-medial am *Oberschenkel* für die Ext.-Add.-AR mit Kniestrekkung rechts.

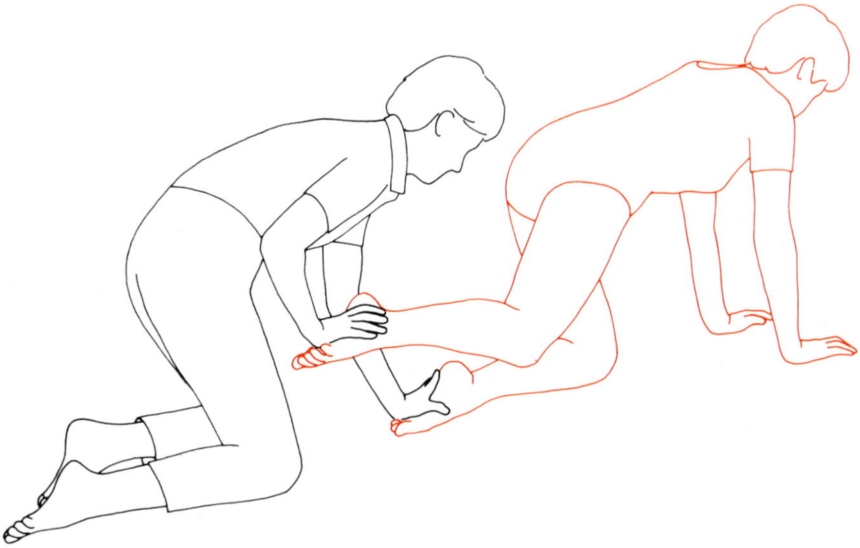

Abb. 5-48: Rückwärtskriechen nach links mit Widerstand distal an den *Fußsohlen*.

4. Vierfüßlerstand → Seitsitz

Die Übungssequenz «Aus der Bauchlage» kann aus dem Vierfüßlerstand in den Sitz über den Seitsitz oder in den Fersensitz weitergeführt werden. Aus dem Seitsitz/Fersensitz wird die Übungssequenz in den Kniestand → einseitigen Kniestand → Stand weitergeführt.

Ausführung

- **Positionswechsel:** Der Bewegungsübergang aus dem Vierfüßlerstand in den Seitsitz kann mit Widerstand am Becken oder an der Schulter durch dynamisch konzentrische oder vor allem exzentrische Muskelarbeit durchgeführt werden.
- **Stabilisation, Bewegung auf stabiler Basis, Gewichtsverlagerung, Gleichgewichtsreaktionen** und **Fortbewegung:** siehe Seitsitz.

Beachte Der Seitsitz ist oft schwer – er verlangt gute Rumpfrotation/Lateralflexion und gutes Gleichgewicht!

Abb. 5-49: Positionswechsel. Der Patient wird zum seitlichen Hinsetzen mit bahnendem manuellem Kontakt an den *Tubera ischiadica* für die post. Depr. aufgefordert.

Abb. 5-50: Der Übergang aus dem Vierfüßlerstand in den Seitsitz kann auch mit rotatorischen Widerständen beidseits an den *Schultern* weitergeführt werden, rechts für die posteriore Rotation mit post. Depr. und links für die anteriore Rotation mit ant. Elev.

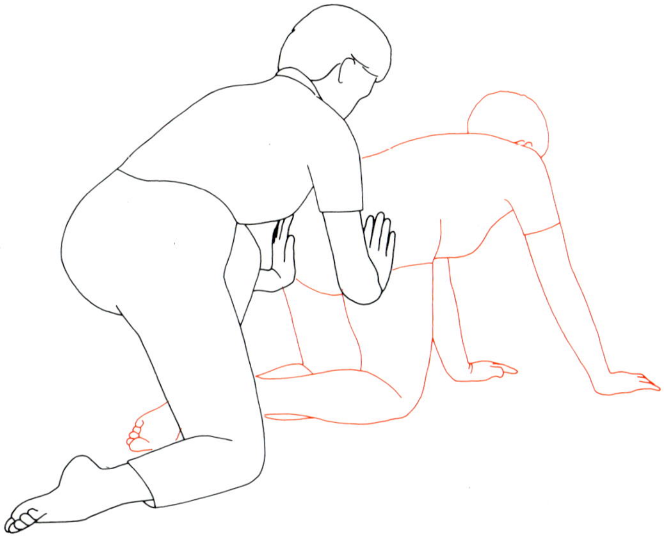

Abb. 5-49

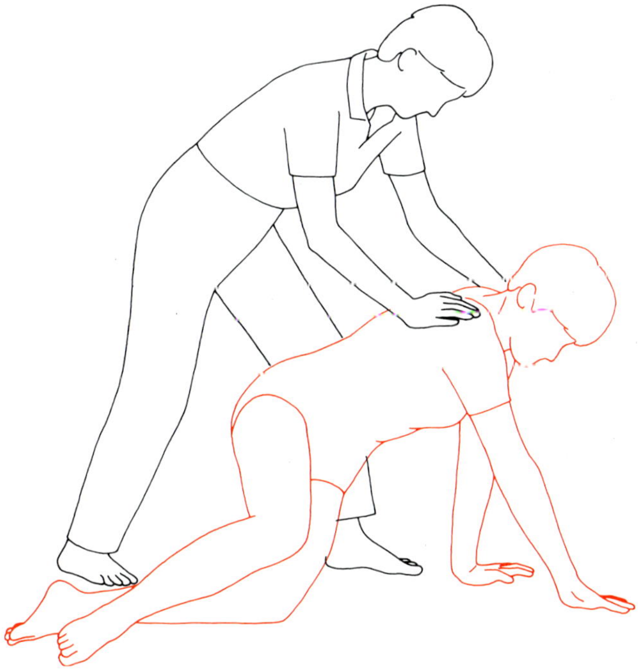

Abb. 5-50

5. Seitsitz → Langsitz

Ausführung

- **Positionswechsel:** Aus dem Seitsitz kann der Bewegungsübergang in den Langsitz über den Langsitz mit ausgeprägter Flexion des Rumpfes (= «Hyperflexion») durchgeführt werden.
  Der manuelle Kontakt kann an Kopf, Scapula oder Becken sein.
  Da die Bewegung mit Rotation/Drehung einhergeht, wird auch diese unterstützt.

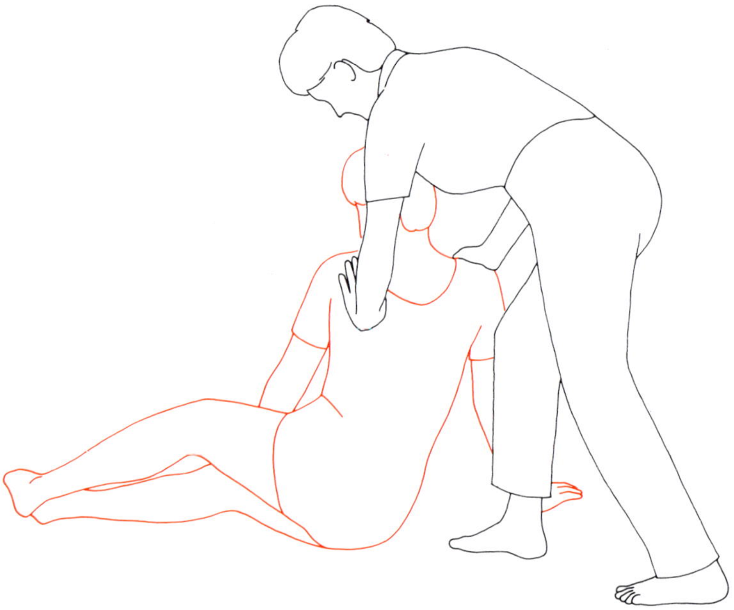

Abb. 5-51: Positionswechsel aus dem Seitsitz in den Langsitz mit Flexion des Rumpfes mit manuellem Kontakt an den *Schultern;* links hinten für die post. Depr. der Scapula und rechts vorn für die ant. Elev. der Scapula.

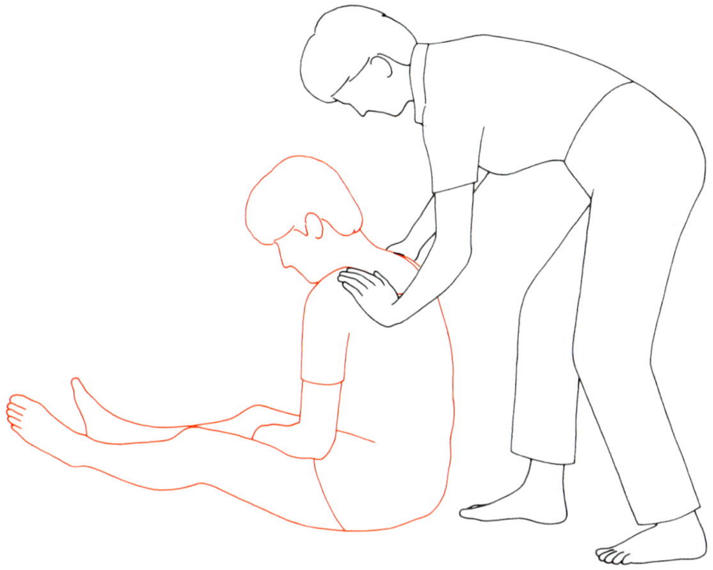

Abb. 5-52: *Weiterführung der Bewegung in den Langsitz mit Rumpfflexion* und beibehaltenem manuellem Kontakt an den *Schultern.*

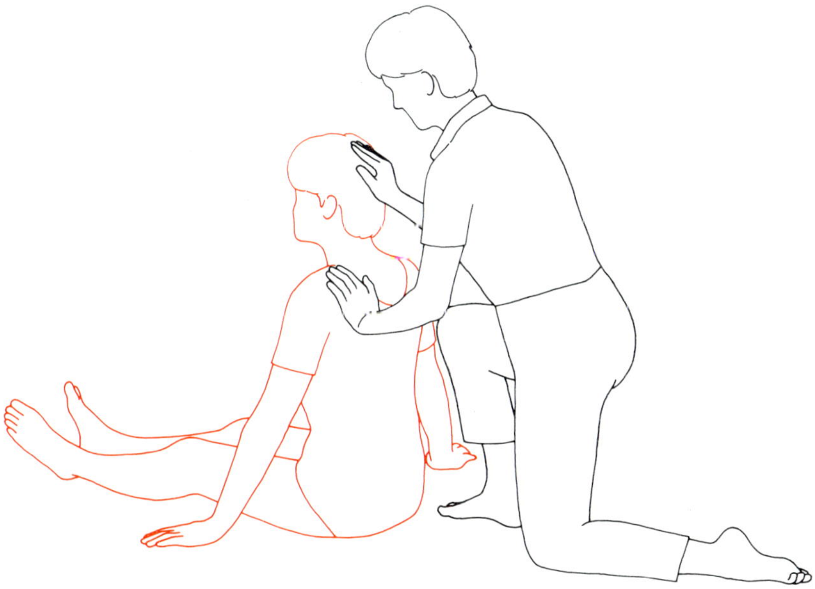

Abb. 5-53: *Aufrichtung des Rumpfes im Langsitz* mit manuellem Kontakt hinten an *Kopf und Schulter.* Die neue Ausgangsstellung wird sofort **stabilisiert**, wobei der manuelle Kontakt bleiben kann.

6. Bauchlage → Langsitz

Als ein fließender Bewegungsablauf kann der Langsitz auch direkt aus der Bauchlage eingenommen werden, wobei die Rotation des Rumpfes betont wird.

Ausführung

- **Positionswechsel:** Der manuelle Kontakt kann entweder am Kopf, an den Schultern oder am Becken, auch in Kombination miteinander, gegeben werden. Man beachte in der Bildsequenz, wie die Therapeutin sich bei der Drehung mitbewegt.

Die Bewegungsübergänge aus dem Sitz in den Stand sind bei der Übungssequenz aus der Bauchlage bzw. Rückenlage ähnlich und werden nach der Übungssequenz «Aus der Rückenlage in den Sitz» zum Schluß beschrieben.

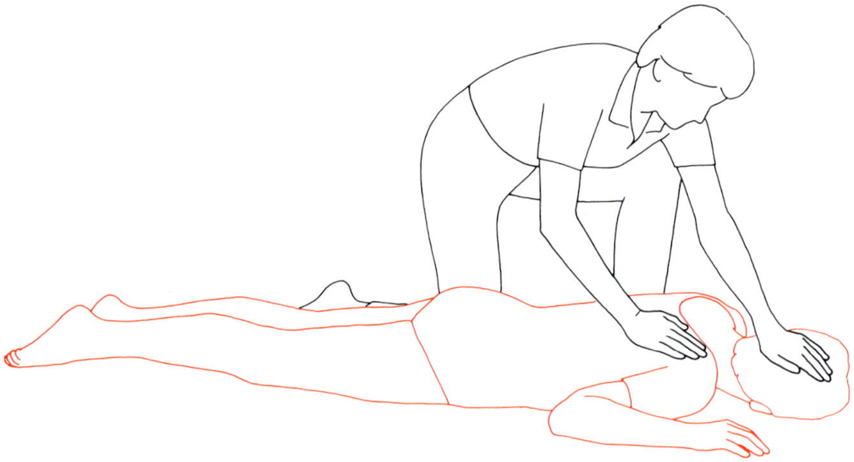

Abb. 5-54: Positionswechsel. *Ausgangsstellung* in der Bauchlage mit manuellem Kontakt am *Kopf* und an den *Schultern*.

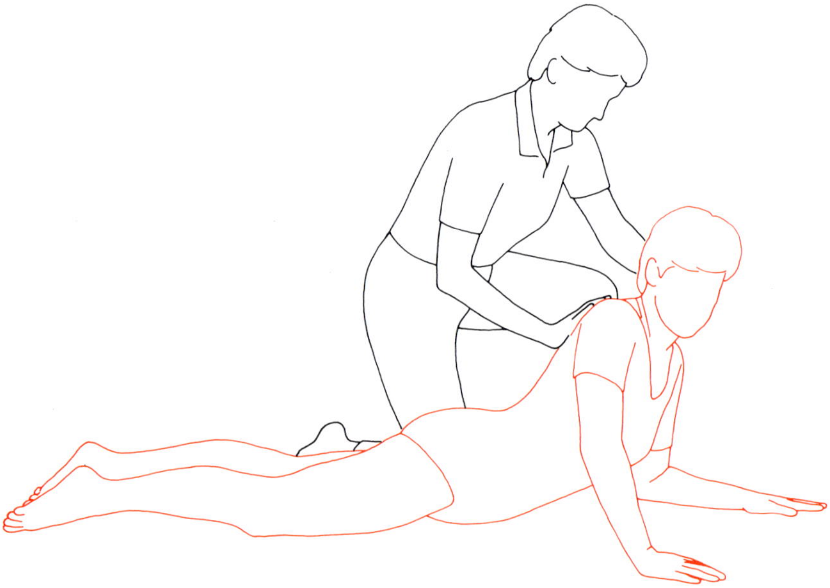

Abb. 5-55: Der Patient wird aufgefordert, den Kopf nach rechts zu drehen und sich auf die rechte *Hand* zu *stützen*.

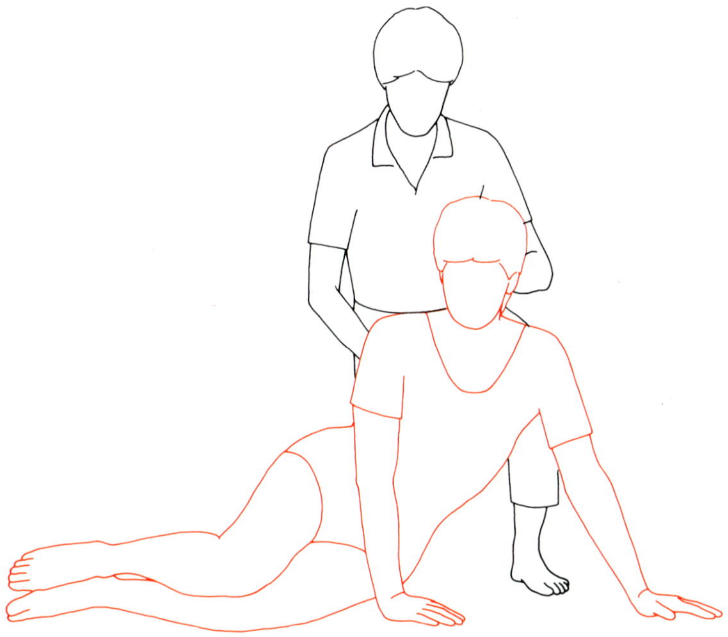

Abb. 5-56: Weiterführung der Bewegung in den *Seitsitz*, wobei der Patient aufgefordert wird, zusätzlich den linken Arm zu strecken und die Knie zu beugen.

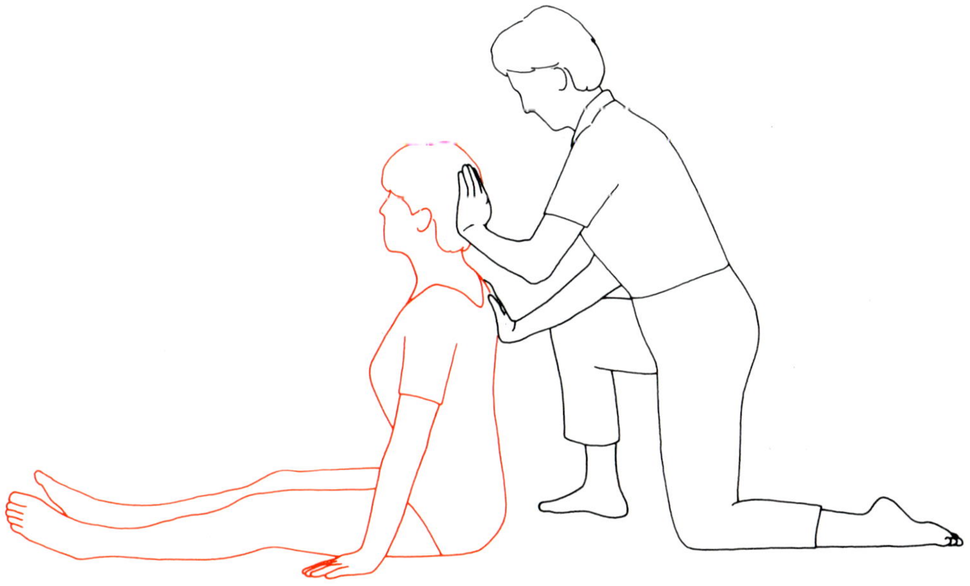

Abb. 5-57: Der Patient wird aufgefordert, die Beine herauszustrecken, und kommt in den *Langsitz*. Manueller Kontakt wird beibehalten. Sofortige **Stabilisation** der neu erreichten Ausgangsstellung.

Aus der Rückenlage in den Sitz

Übersicht der Einteilung der Übungssequenz «Aus der Rückenlage in den Sitz»

1. **Rückenlage mit aufgestellten Füßen.**
2. **Seitlage im Unterarmstütz.**
3. **Seitlage im Unterarmstütz → Seitsitz.**
4. **Seitsitz → Langsitz.**
5. **Rückenlage → Langsitz.**

Um in die Rückenlage zu kommen, kann hierfür auch das Rollen benutzt werden (siehe Rollen).

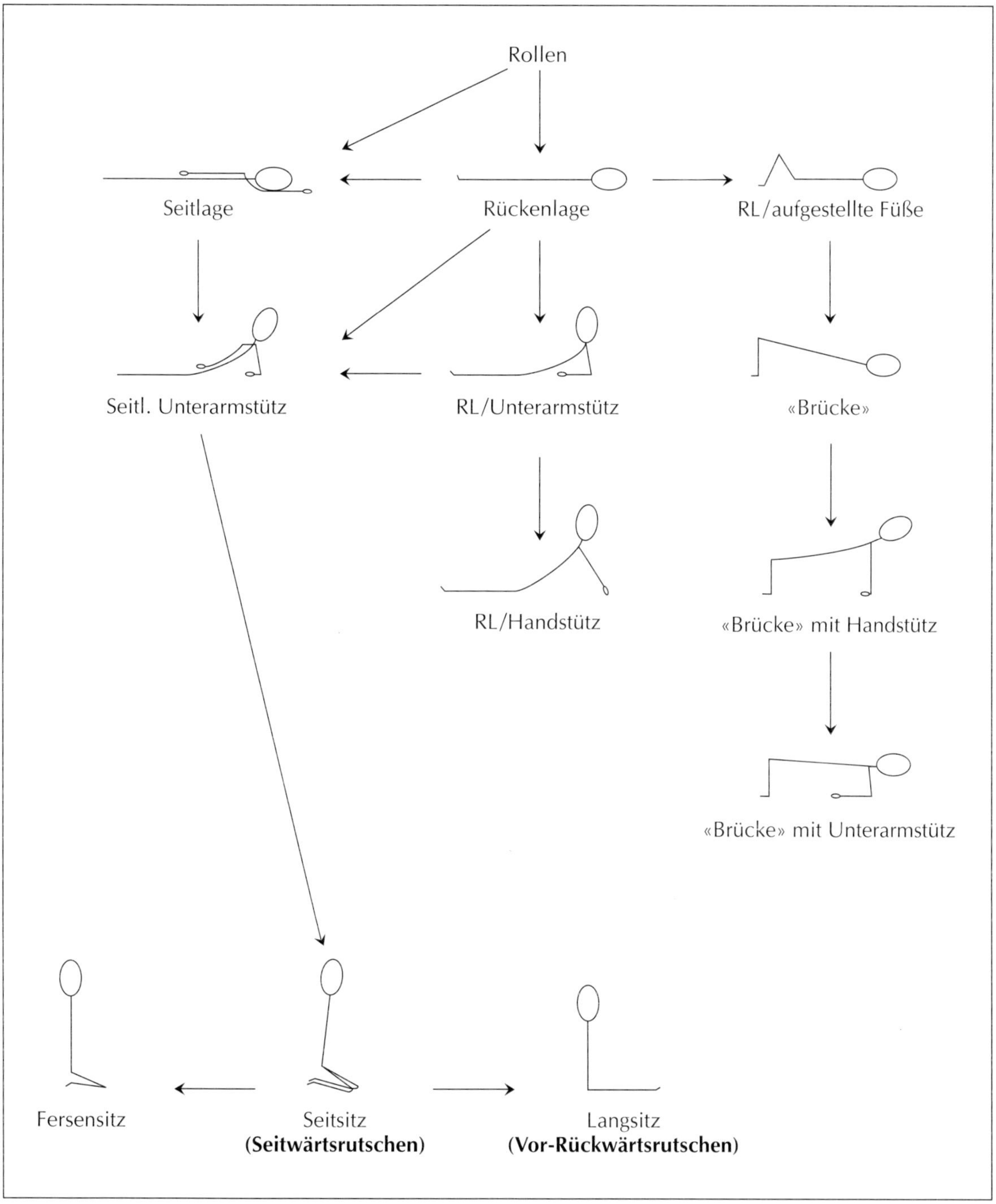

Abb. 5-58: Übersicht der Übungssequenz «Aus der Rückenlage in den Sitz». Die Fortbewegung ist jeweils halbfett in Klammern angegeben, die Ausgangsstellung in Normalschrift.

1. Rückenlage mit aufgestellten Füßen

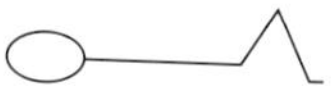

Die Ausgangsstellung Rückenlage mit aufgestellten Füßen ist das erste Stadium der Belastung der unteren Extremitäten.
In dieser Stellung können mehrere Übungen ausgeführt werden, z. B. Elevation des Beckens aus der Rückenlage, auch «Brücke» genannt. Sie stellt für den Patienten außer einer entwicklungsmäßigen auch eine funktionelle Aktivität in Hinsicht auf das Selbsthilfetraining/«ADL» und die «Transfers» dar.
Die Stellung kann durch einen entsprechenden Winkelgrad der Knieflexion erschwert werden: je gestreckter das Bein, desto schwerer die Übung.

Ausführung

- **Positionswechsel:** Die Beine und die Füße werden nacheinander aufgestellt; Widerstand wird am Fuß und am Oberschenkel gegeben.
- **Stabilisation:** Die Stellung wird mit Approximation und Widerstand an den Knien stabilisiert.
- **Bewegung auf stabiler Basis:**
  a) *Beide Beine rechts und links absenken* mit manuellem Kontakt an den Knien. Die stabile Basis ist durch den Rumpf und die Arme gegeben (Abb. 5-59 u. 5-60).
  b) *Beckenhebung/«Brücke».*

Ziel:
- Verbesserte Rumpf-/Beckenkontrolle.
- Verbessertes Gleichgewicht.
- Kräftigung der Extensoren des Hüftgelenkes.
- Funktionelles Training für Selbsthilfetraining/«ADL»:
  - Drehen im Bett.
  - An- und Ausziehen im Bett.
  - «Transfers».
  - Pflege/Benutzung der Bettpfanne.
- Inhibition/Hemmung von pathologischen Mustern durch Hüftextension mit Knieflexion.
- Stabilisation durch Kokontraktion der Ab- und Adduktoren des Hüftgelenkes.

Ausgangsstellung *Patient:* Rückenlage mit aufgestellten Füßen.
Therapeut: Sitzt schräg vor oder hinter dem Patienten.

Manueller Kontakt Mit beidseitigem Lumbrikalgriff vorn am Beckenkamm.

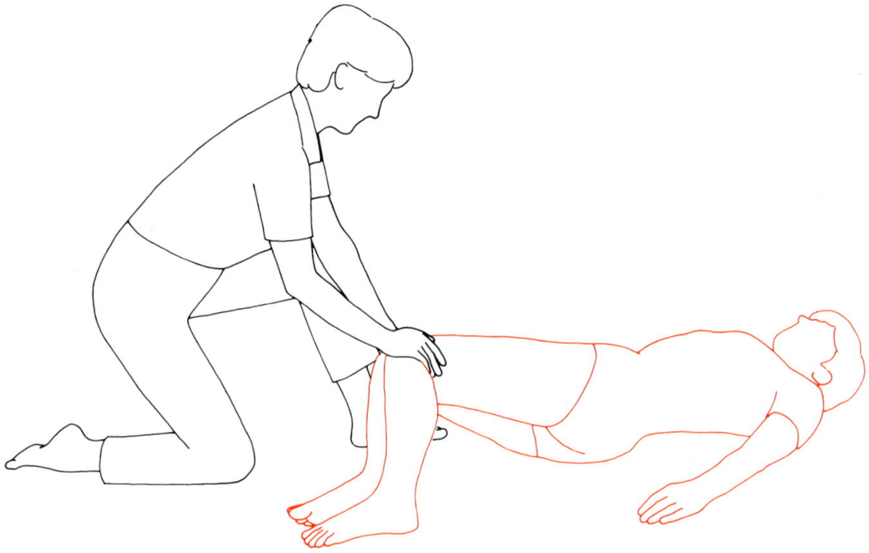

Abb. 5-59: Bewegung auf stabiler Basis: *Beide Knie zur Seite.* Ausgangsstellung mit manuellem Kontakt an den Knien.

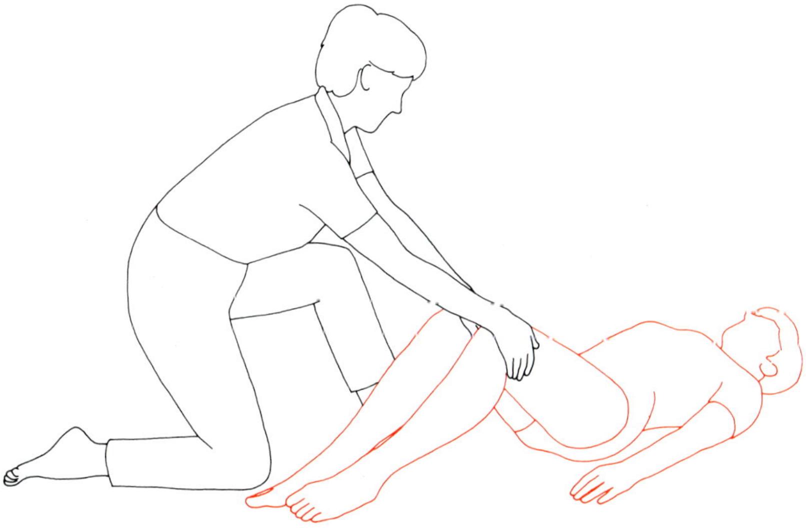

Abb. 5-60: Beide Knie zur Seite in der *mittleren Bewegungsbahn*.

►

Ausführung mit Steigerung

– Rückenlage mit aufgestellten Füßen.
– Handstütz mit aufgestellten Füßen.
– Unterarmstütz mit aufgestellten Füßen.
(Abb. 5-61 bis 5-64).

– Der Patient soll eine Beckenseite betont nach oben rechts/links heben. Es wird *diagonal* (z. B. Vorbereitung für «ADL»/Drehen im Bett) mit dem Schwerpunkt auf einer Beckenseite geübt. Man beginnt mit der kräftigeren Seite. Der Patient wird aufgefordert, den Kopf, die Hände und die Füße gegen die Unterlage zu drücken und das Becken gegen angepaßten Widerstand hochzuheben.

(Variationen der Bewegungsrichtung:
– Gerade Beckenhebung.
– Diagonale Beckenhebung [schräg nach oben rechts bzw. links].
– Rotatorische Beckenhebung [abwechselnd rechte/linke Beckenhälfte nach oben drehen in gehobener Stellung].)

Die Bewegungskombinationen in der Rückenlage mit Beckenhebung und das seitliche Ablegen des Beckens sind eine wichtige funktionelle Übung als Vorübung für den seitlichen «Transfer» oder das Drehen im Bett, wie in Kapitel 7 (Abb. 7-1 bis 7-4) beschrieben. Das Becken wird dabei diagonal angehoben und seitlich mit exzentrischer Muskelarbeit abgelegt. Es werden beide Seiten geübt.

- **Gewichtsverlagerung:** Das Schaukeln in der «Brücke» nach vorne und hinten kann als Gewichtsverlagerung geübt werden.
  Weitere Erschwerung der Ausgangsstellung: Elevation des Beckens wie oben mit Stütz auf den Händen bzw. Ellenbogen, Belastung nur *auf einem Fuß*, das andere Kniegelenk wird gestreckt.
- **Gleichgewichtsreaktionen:** Steigerung:
  – Ohne Beckenhebung.
  – Mit Beckenhebung.
  – Mit Beckenhebung und gestrecktem Kniegelenk.
- **Fortbewegung:** In dieser Stellung nicht möglich.

Aus der Rückenlage kann über die Seitlage und dann weiter in den Seitsitz die Übungssequenz aus der Bauchlage angeschlossen werden. Sonst kann die Übungssequenz aus der Rückenlage direkt in den Langsitz und Sitz führen, was separat beschrieben wird.

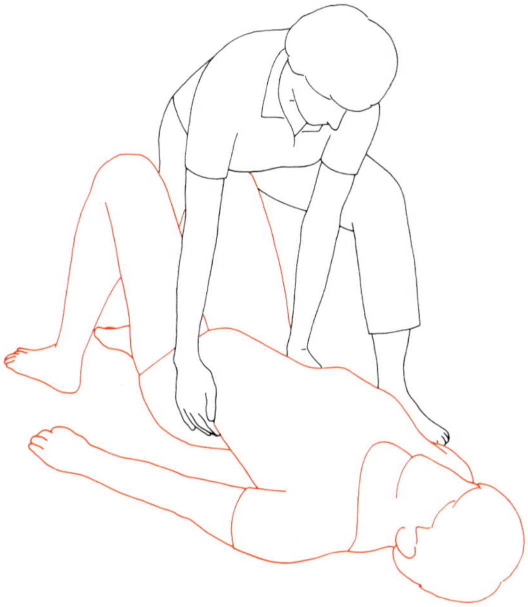

Abb. 5-61: Bewegung auf stabiler Basis: *Beckenhebung. Ausgangsstellung mit Vordehnung* für das Heben des Beckens mit beidseitigem manuellem Kontakt am *Becken*.

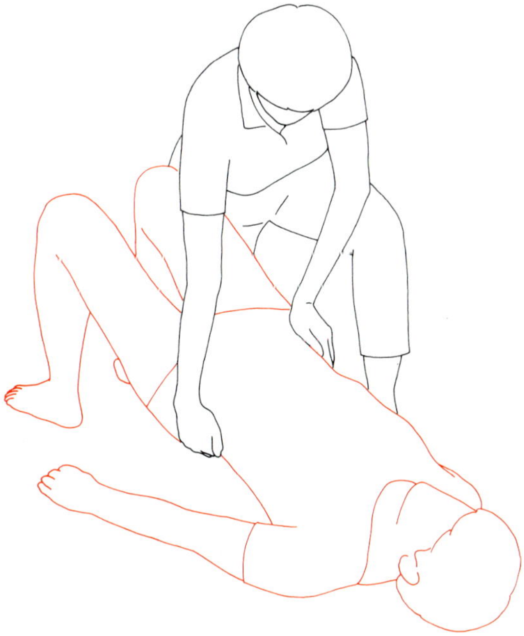

Abb. 5-62: Bewegung auf stabiler Basis (Forts.): Diagonale Hebung der vorgedehnten rechten Beckenseite.

►

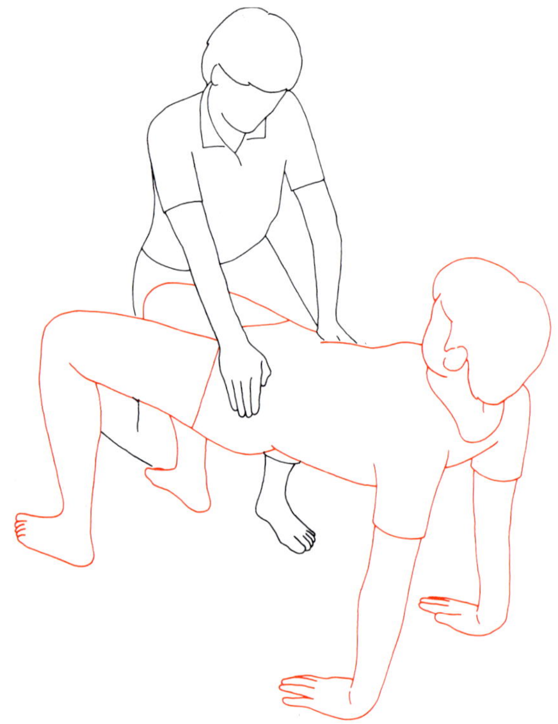

Abb. 5-63: Steigerung: Beckenhebung mit Stütz auf den *Händen und Füßen*.

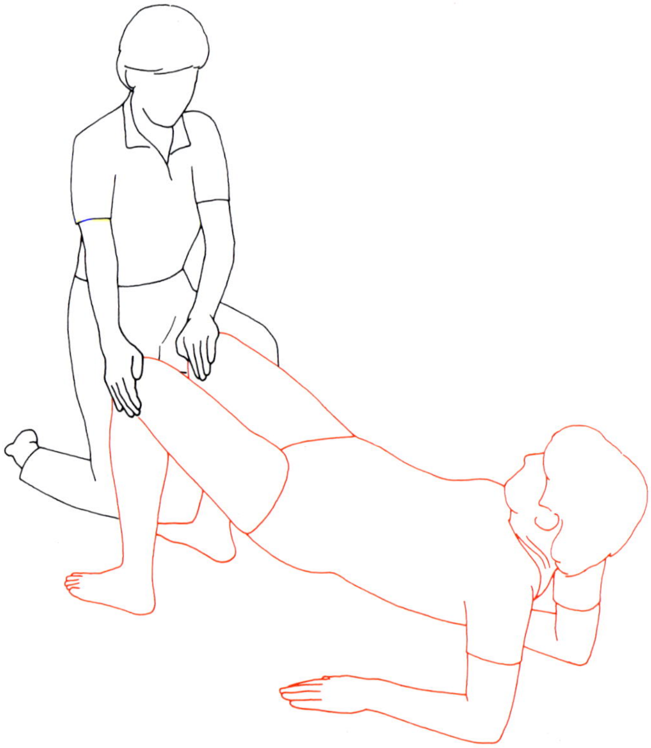

Abb. 5-64: Steigerung: Stütz auf den *Unterarmen und Füßen*.

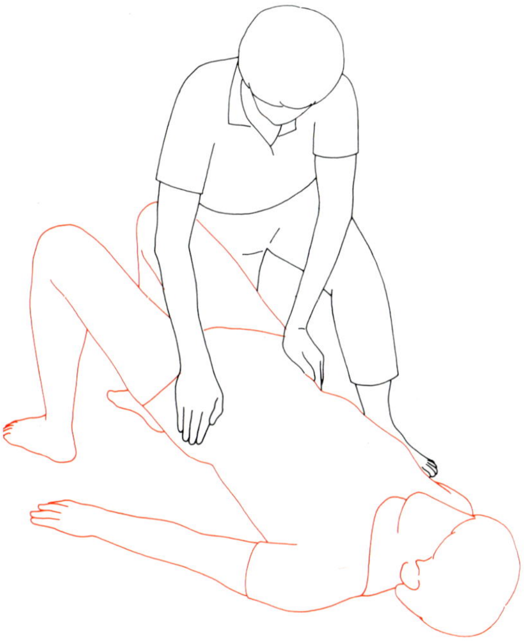

Abb. 5-65: *Zurück zur Ausgangsstellung* mit *exzentrischer* Muskelarbeit gegen Widerstand an der Ventralseite des Beckens.

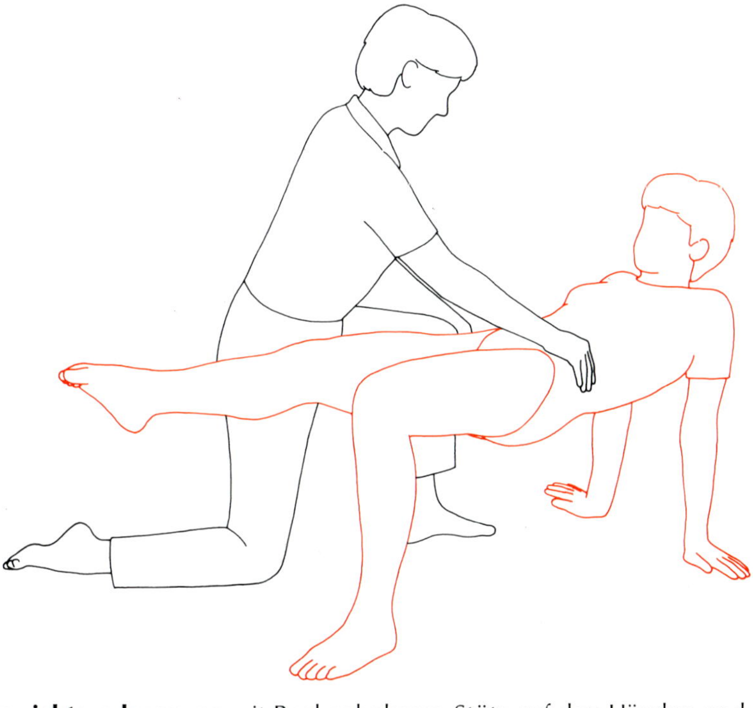

Abb. 5-66: Gewichtsverlagerung mit Beckenhebung. Stütz auf den Händen und *Streckung eines Kniegelenkes* als erschwerte Übung.

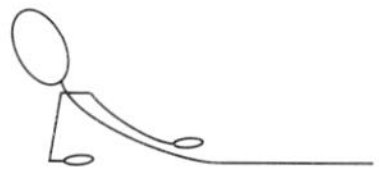

2. Seitlage im Unterarmstütz

Aus der *Rückenlage in die Seitlage* gelangt der Patient durch Rollen. Der manuelle Kontakt kann, wie beim Rollen beschrieben, nach Bedarf und Kraft des Patienten variiert werden.
Der Patient kann auch, wie in den Abbildungen beschrieben, direkt aus der *Rückenlage im Unterarmstütz in die Seitlage* gelangen.

Ausführung

- **Positionswechsel:** Aus der Rückenlage rollt der Patient in die Seitlage; manuellen Kontakt und adäquaten Widerstand geben, z. B. an der Schulter für die ant. Depr. der Scapula. Man fordert den Patienten dabei auf, die Beine anzubeugen, den Arm heranzuziehen und sich auf den Ellenbogen zu stützen.

  Variationen des manuellen Kontakts:
  - Dorsal-distal an der Hand und lateral-proximal am Ellenbogen für Widerstand gegen Ext.-Abd.-IR mit Ellenbogenbeugung der oberen Extremitäten.
  - Oberes Extremitätenmuster und/oder Nackenmuster.
  - Unteres Extremitätenmuster.

- **Stabilisation:** In der neu erreichten Ausgangsstellung wird dann mit manuellem Kontakt, z. B. an Kopf, Schulter oder Becken oder in Kombination miteinander stabilisiert.

- **Bewegung auf stabiler Basis, Gewichtsverlagerung, Gleichgewichtsreaktionen** und **Fortbewegung in der aufgestützten Seitlage** (siehe Seitsitz).

Abb. 5-67: Positionswechsel. Aus der Rückenlage in die Seitlage im Unterarmstütz mit Widerstand vorne an der *Schulter* für die ant. Depr. der Scapula.

Abb. 5-68: Stabilisation in der aufgestützten Seitlage mit z. B. beibehaltenem manuellem Kontakt vorne an den *Schultern*.

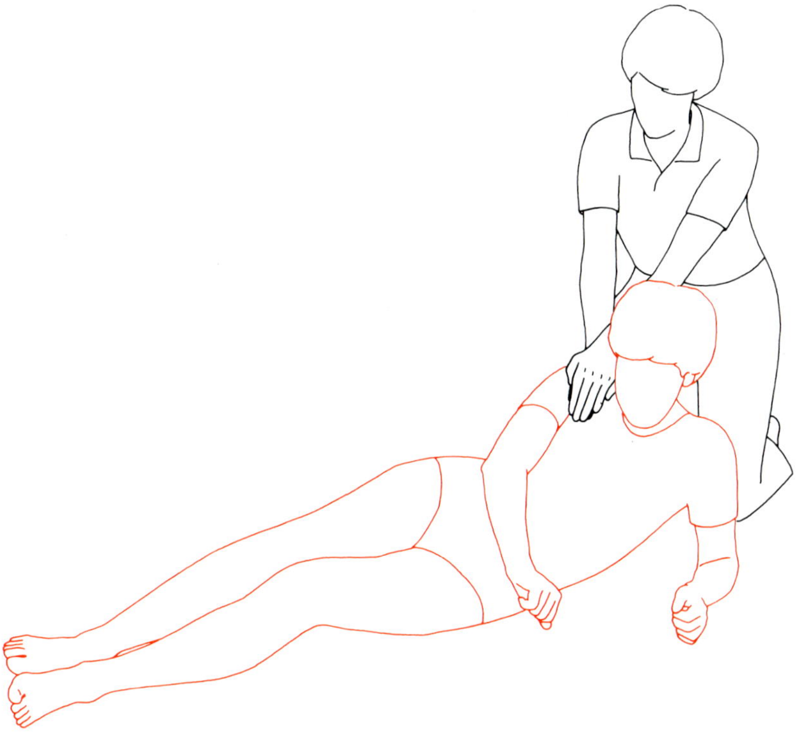

Abb. 5-67

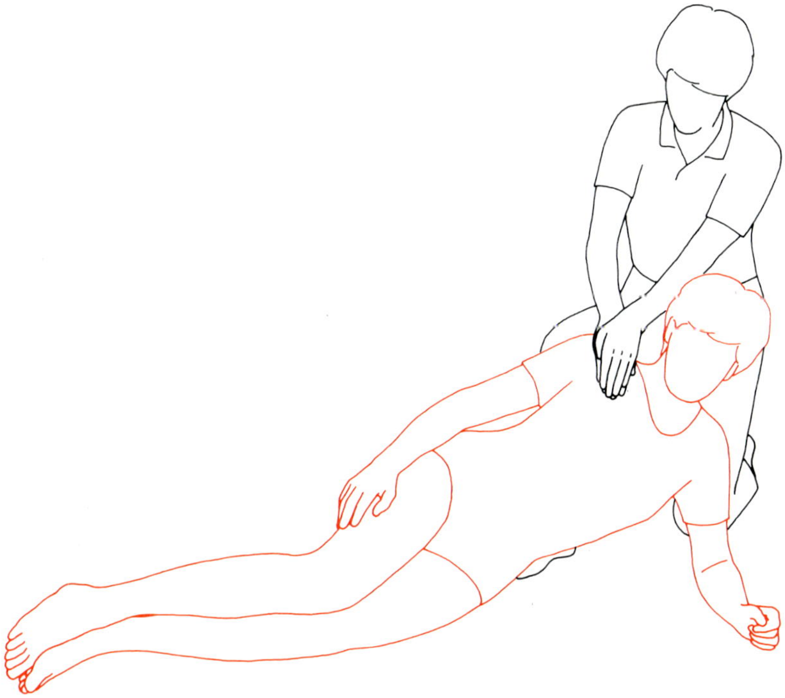

Abb. 5-68

3. Seitlage im Unterarmstütz → Seitsitz

Ausführung

- **Positionswechsel:** Aus der Seitlage im Unterarmstütz kommt der Patient in den Seitsitz, z.B. über die Drehung des Rumpfes mit rotatorischem Widerstand an den Schultern, wobei der manuelle Kontakt an einer Seite vorne und an der anderen Seite hinten ist.
- **Stabilisation:** Die neue Ausgangsstellung wird dann stabilisiert (Abb. 5-70).
- Diese Übung und die weiteren mit **Bewegung auf stabiler Basis, Gewichtsverlagerung, Gleichgewichtsreaktionen** und **Fortbewegung:** siehe Seitsitz.

Abb. 5-69: Ausgangsstellung mit Vordehnung für den **Positionswechsel** vom Seitstütz zum Seitsitz mit manuellem Kontakt auf der *Schulter* für die post. Depr. der Scapula hinten und für die ant. Depr. vorne.

Abb. 5-70: In den Seitsitz angekommen; der Unterarm wird während der Bewegung gestreckt. Die **Stabilisation** kann unter Beibehaltung des manuellen Kontakts sofort begonnen werden.

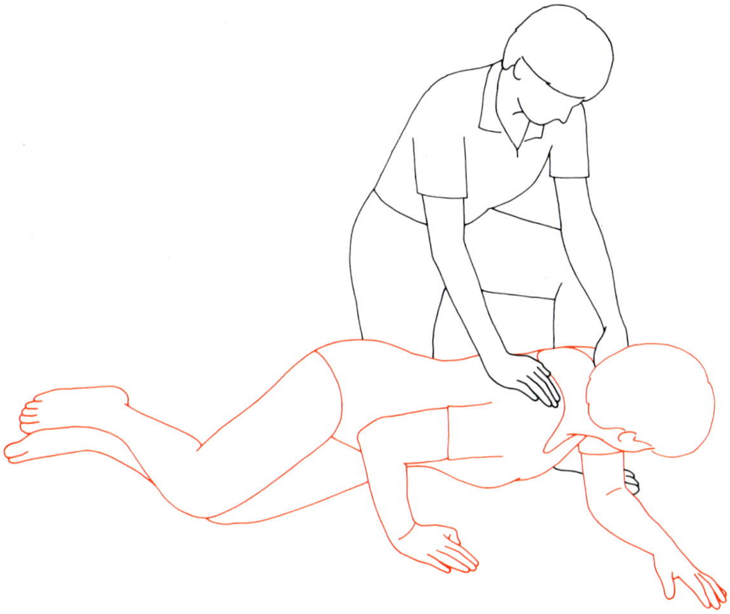

Abb. 5-69

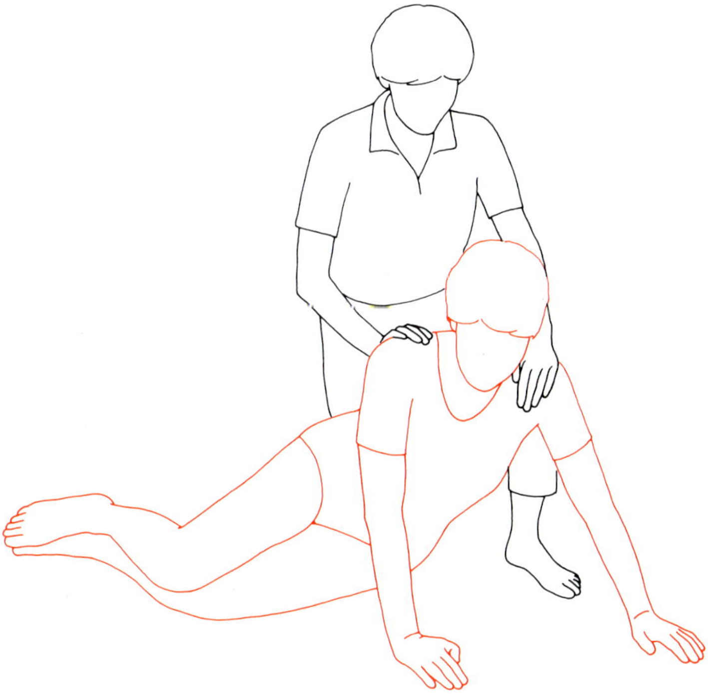

Abb. 5-70

4. Seitsitz → Langsitz

Die Übungssequenz aus dem Seitsitz in den Langsitz wird unter Beibehaltung des manuellen Kontakts an den Schultern weitergeführt. (Siehe auch: Übungssequenz aus der Bauchlage: Aus dem Seitsitz in den Langsitz.)

Abb. 5-71: Positionswechsel aus dem Seitsitz in den *Langsitz*. Fortsetzung der Bewegung von Abb. 5-70 mit Aufforderung an den Patienten, die Beine zu *strekken*, um so in den Langsitz zu gelangen.

Abb. 5-72: Positionswechsel (Forts.). Im Langsitz wird die *Aufrichtung des Rumpfes* durch manuellen Kontakt und Widerstand stimuliert. Die Hand, die vorne war, wird nach hinten für die post. Depr., und die Hand, die hinten war, wird nach vorne für die ant. Depr. gewechselt.

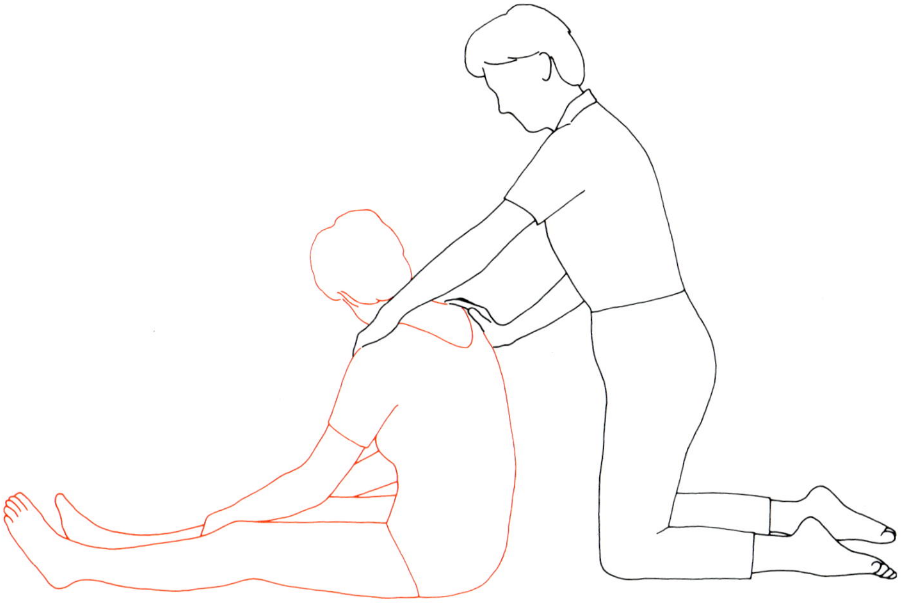

Abb. 5-71

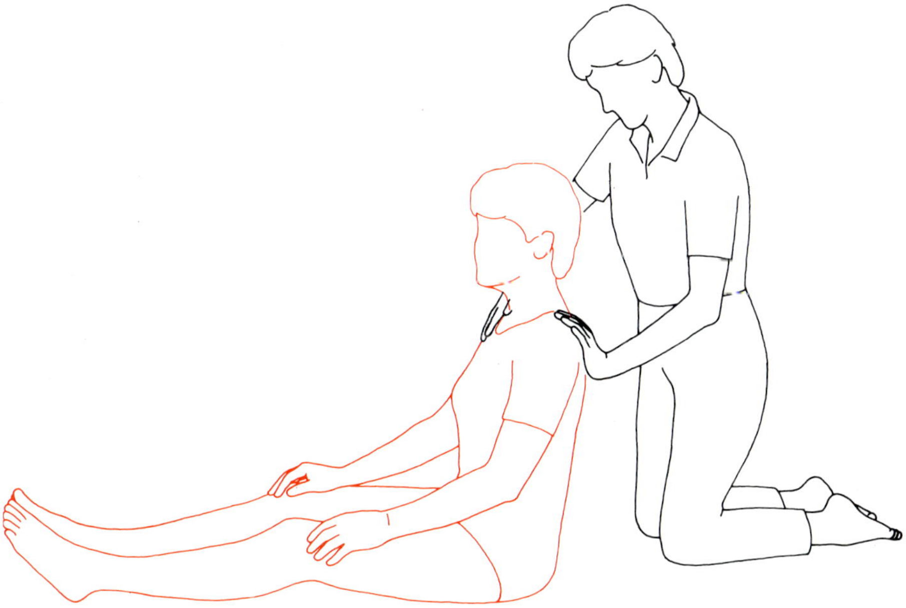

Abb. 5-72

5. Rückenlage → Langsitz

Wie in der Übungssequenz «Aus der Bauchlage in den Sitz», so kann auch ein fließender Bewegungsablauf direkt aus der Rückenlage in den Langsitz gewählt werden. Dieser wird vollständigkeitshalber erwähnt, ohne das Grundmuster vorher beschrieben zu haben.

Ausführung

- **Positionswechsel:** Das Beispiel in den Abbildungen zeigt den Bewegungsablauf mit Ausnützung eines oberen Rumpfmusters, zusammengesetzt aus beidseitigen asymmetrischen Flexionsmustern der oberen Extremitäten in Kombination mit Kopf-Nacken-Flexion, auch «Chopping» genannt.
  Der Langsitz in ausgeprägter Flexion des Rumpfes wird durch Anwendung eines oberen Rumpfmusters, zusammengesetzt aus beidseitigen asymmetrischen Extensionsmustern der oberen Extremitäten in Kombination mit Nackenextension zum aufrechten Langsitz, auch «Lifting» genannt.

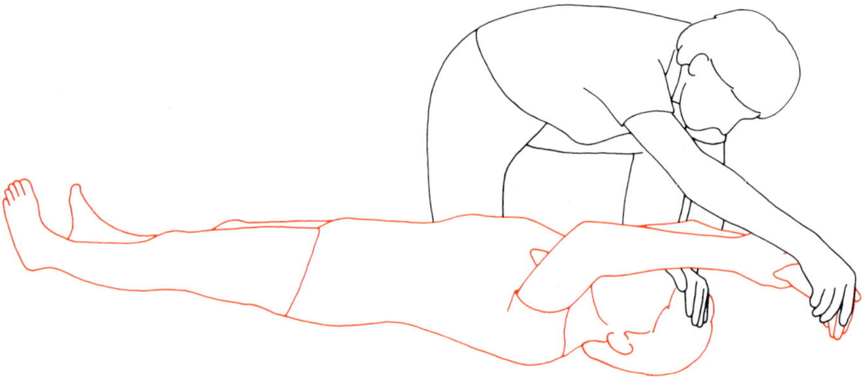

Abb. 5-73: Positionswechsel. *Ausgangsstellung* in der *Rückenlage* mit manuellem Kontakt vorne-lateral am *Kopf* für die Nackenflexion und dorsal-distal an der *Hand* für die Dorsalextension des Handgelenkes und Extension-Abduktion-IR des Schultergelenkes des leitenden Armes mit beibehaltener Extension des Ellenbogengelenkes.

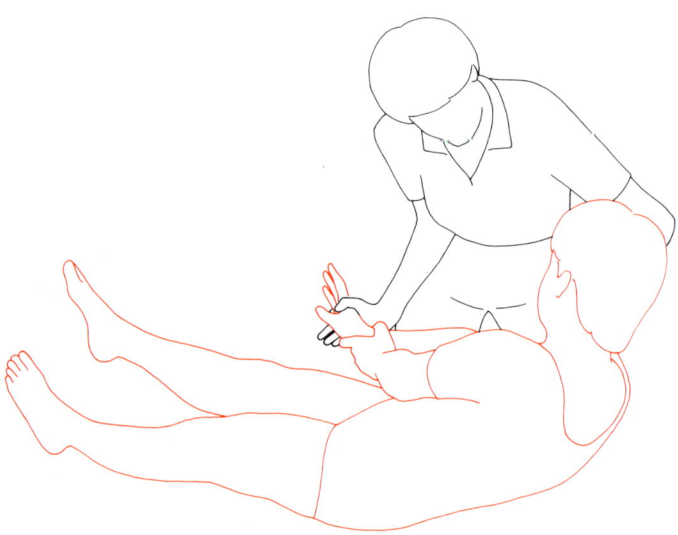

Abb. 5-74: Der Patient wird dazu aufgefordert, die Hand und die Finger zu strecken, das Kinn anzuziehen, den Kopf nach rechts zu drehen, den Arm nach rechts-unten zu bewegen und in den Sitz zu kommen («Chopping»).

Abb. 5-75: Weiterführung der Bewegung in den *Langsitz mit Rumpfflexion*.

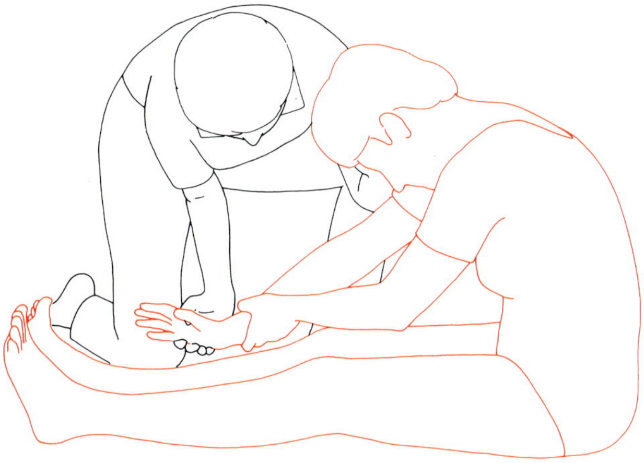

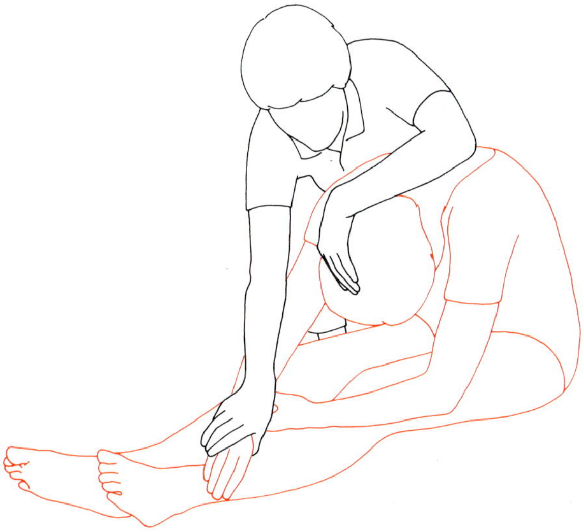

Abb. 5-76: Positionswechsel. Ausgangsstellung in Langsitz mit Rumpfflexion; für das *Aufrichten* manuellen Kontakt seitlich hinten am *Schädel* für die Nakkenextension und distal-dorsal an der *Hand* für die Dorsalextension des Handgelenkes mit Flexion-Abduktion-AR des Schultergelenkes geben.

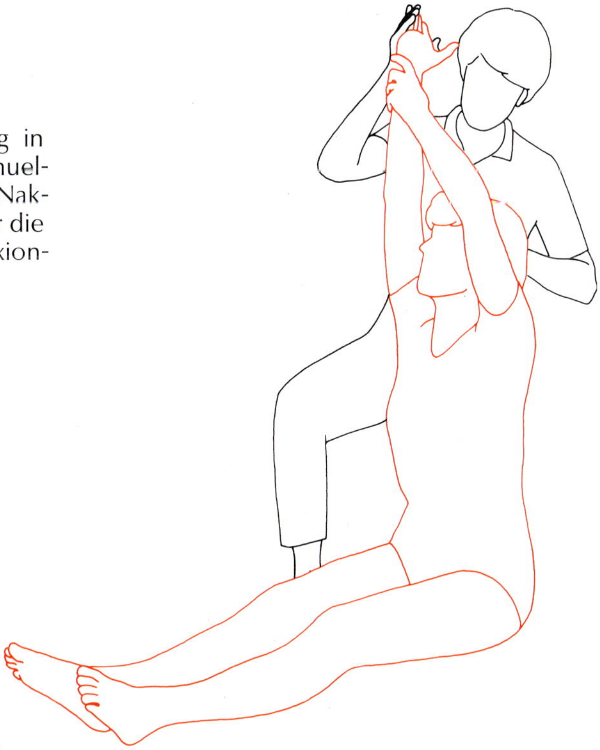

Abb. 5-77: Stabilisation *im aufrechten Langsitz*.

Aus dem Sitz in den Stand

Die Übungssequenz (aus der Bauchlage bzw. Rückenlage) **«Aus dem Sitz in den Stand»** ist für die beiden vorangegangenen Übungssequenzen fast gleich und wird deswegen in einem vorgestellt. Beide Übungssequenzen aus der Bauchlage bzw. Rückenlage können für das Training aus dem Sitz in den Stand benutzt werden.

Der Sitz

Im Sitz können Übungen für den Rumpf mit oder ohne Aufstützen der Hände durchgeführt werden.

Ziel
- Verbessertes Gleichgewicht.
- Gewichtsverteilung auf beide Körperhälften (Tuber ischiadicum).
- Rumpfstabilität.
- Kopfkontrolle.
- Rumpfmobilität.
- Stützfunktion der Arme.

Variationen der Sitzposition
- Seitsitz.
- Fersensitz.
- Langsitz.

Übersicht der Einteilung der Übungssequenz «Aus dem Sitz in den Stand»

1. **Seitsitz.**
2. **Fersensitz.**
3. **Langsitz.**
4. **Kniestand.**
5. **Einseitiger Kniestand.**
6. **Stand.**

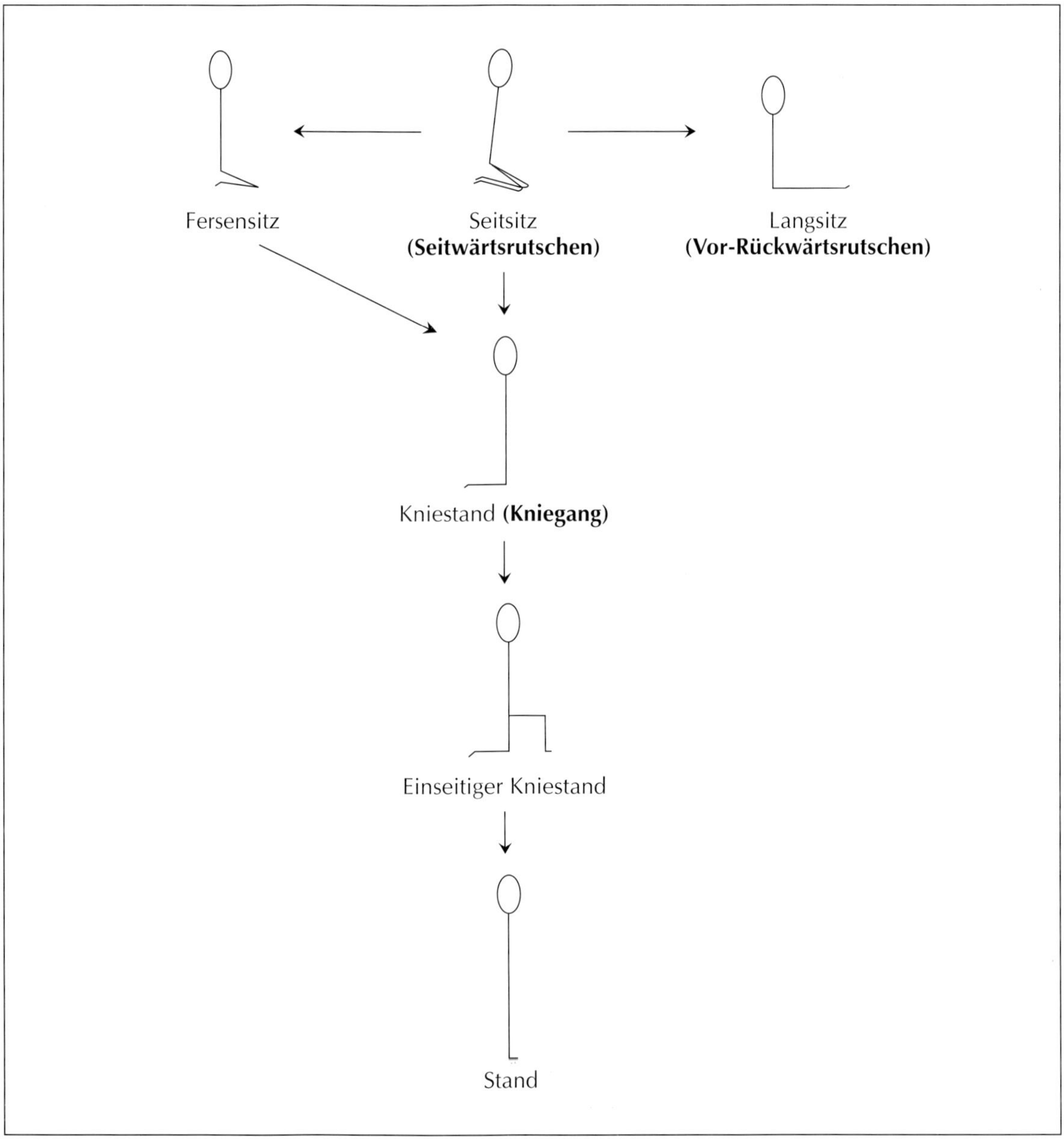

Abb. 5-78: Übersicht der Übungssequenz «Aus dem Sitz in den Stand». Die Fortbewegung ist jeweils halbfett in Klammern angegeben, die Ausgangsstellung in Normalschrift.

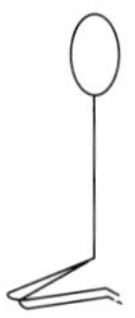

1. Seitsitz

Der Seitsitz wurde in den Übungssequenzen «Aus der Bauchlage bzw. Rückenlage in den Sitz» schon kurz beschrieben. Hier folgt nur eine Zusammenfassung der *Bewegungsübergänge*.

Ausführung

- **Positionswechsel:** In der *Übungssequenz «Aus der Bauchlage* in den Sitz» kommt der Patient in den Seitsitz:
  – aus dem Vierfüßlerstand (Abb. 5-49 u. 5-50);
  – aus dem Fersensitz (Abb. 5-81 u. 5-82).

  In der *Übungssequenz «Aus der Rückenlage in den Sitz»* kommt der Patient in den Seitsitz:
  – von der aufgestützten Seitlage (Abb. 5-69 u. 5-70).

- **Stabilisation:** Wenn der Seitsitz eingenommen ist, wird die neue Ausgangsstellung sofort stabilisiert.

- **Bewegung auf stabiler Basis, Gewichtsverlagerung** und **Gleichgewichtsreaktionen** können auch im Seitsitz trainiert werden.

- **Fortbewegung:** Das Seitwärtsschieben ist für viele Patienten eine wichtige funktionelle Aktivität. Es kann auch als Vorbereitung für das Training des Hinfallens und Aufstehens benutzt werden, wo der Patient sich auch auf dem Boden fortbewegen können muß.

Abb. 5-79: Stabilisation im Seitsitz mit Approximation und Widerstand an den *Schultern*.

Abb. 5-80: Fortbewegung im Seitsitz: *Seitwärtsschieben* mit Gegenhalt an den *Fußsohlen* und vorne am *Becken* für das Hochziehen des Beckens.
Nach dem Seitwärtsschieben: Widerstand an den Fußrücken und an den Oberschenkeln für das Beugen der Beine. So sitzt der Patient erneut in der richtigen Ausgangsstellung.

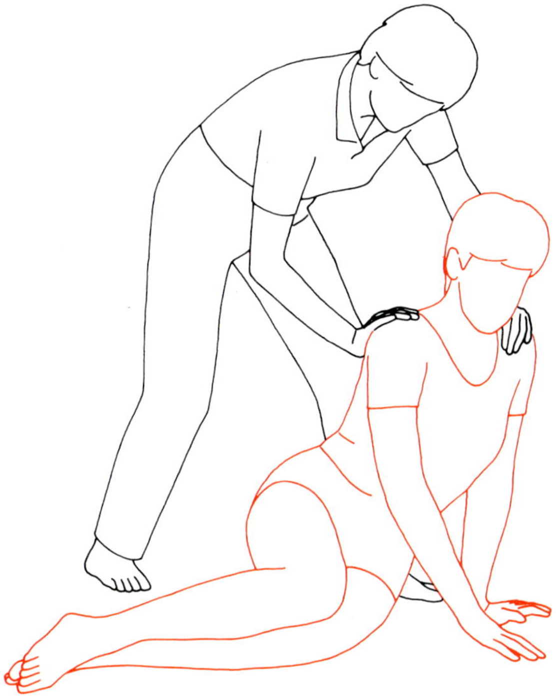

Abb. 5-79

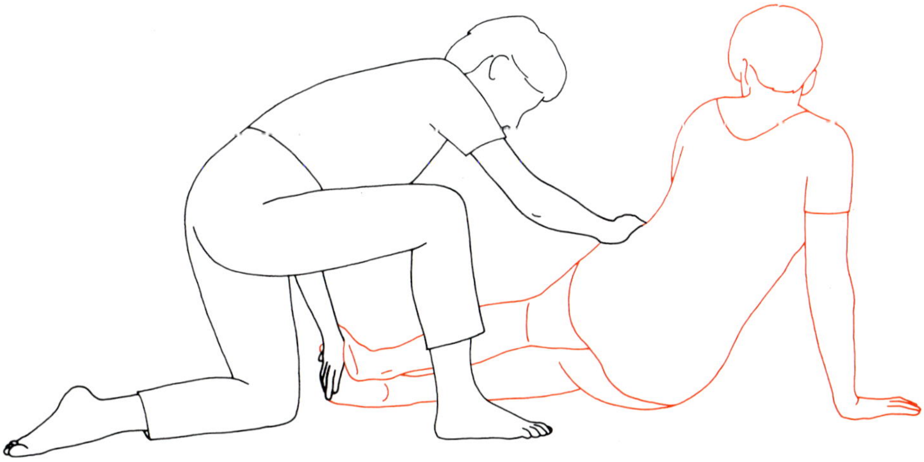

Abb. 5-80

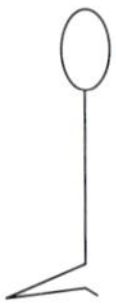

2. Fersensitz

Ausführung

- **Positionswechsel:** Der Patient kommt in den Fersensitz aus:
  - dem *Seitsitz* mit manuellem Kontakt und Widerstand am Becken, an der Schulter, am Kopf, an den oberen Extremitäten oder an den oberen Extremitäten in Kombination mit dem Kopf, sog. «Chopping»;
  - dem *Vierfüßlerstand* wie in der Übungssequenz «Aus der Bauchlage in den Sitz». Der Patient wird aufgefordert, sich auf die Fersen herunterzusetzen, wobei das Gewicht nach hinten verlagert wird. (*Manueller Kontakt:* Siehe Abb. 5-81 bis 5-83. Der Bewegungsübergang kann auch mit *exzentrischer Muskelarbeit* durchgeführt und trainiert werden, wobei mehr Kontrolle gefördert wird.)
- **Stabilisation:** Im aufrechten Fersensitz wird die neue Ausgangsstellung mit Approximation und Widerständen stabilisiert (siehe auch Abb. 5-83).
- **Bewegung auf stabiler Basis:** Die Bewegungsmuster der oberen Extremitäten sowie von Kopf/Nacken oder der Scapula können auch im Fersensitz geübt werden.
- **Gewichtsverlagerung:** Durch die fixierte Unterstützungsfläche ist die Gewichtsverlagerung im Fersensitz nur auf den Händen in Richtung Vierfüßlerstand oder auf den Knien in Richtung Kniestand sowie auch auf einem Tuber ischiadicum in Richtung einseitiger Kniestand möglich.
- **Gleichgewichtsreaktionen.**
- **Fortbewegung:** Im Fersensitz nicht möglich.

Beachte

- Wenn der Patient im Fersensitz *Schmerzen* an den *Fußrücken* hat, kann ein Polster unter den Fußrücken gelegt werden.
- Wenn die *Knieflexion nicht ausreichend* ist, kann ein Kissen zwischen das Gesäß und den Unterschenkel gelegt werden.

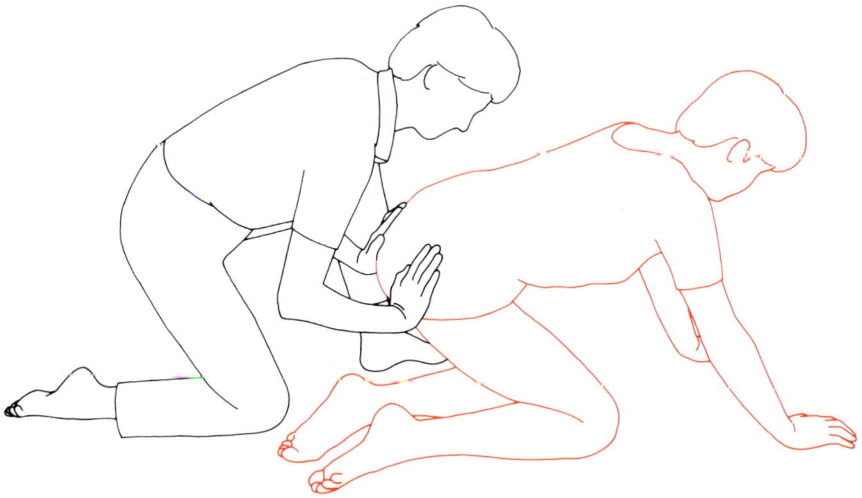

Abb. 5-81: Positionswechsel aus dem Vierfüßlerstand in den Fersensitz mit bahnendem manuellem Kontakt am *Tuber ischiadicum* für die post. Depr. des Beckens.

Abb. 5-82: Positionswechsel aus dem Vierfüßlerstand in den Fersensitz mit *alternativem manuellem Kontakt* hinten auf den *Schultern* für die post. Depr. der Scapula.

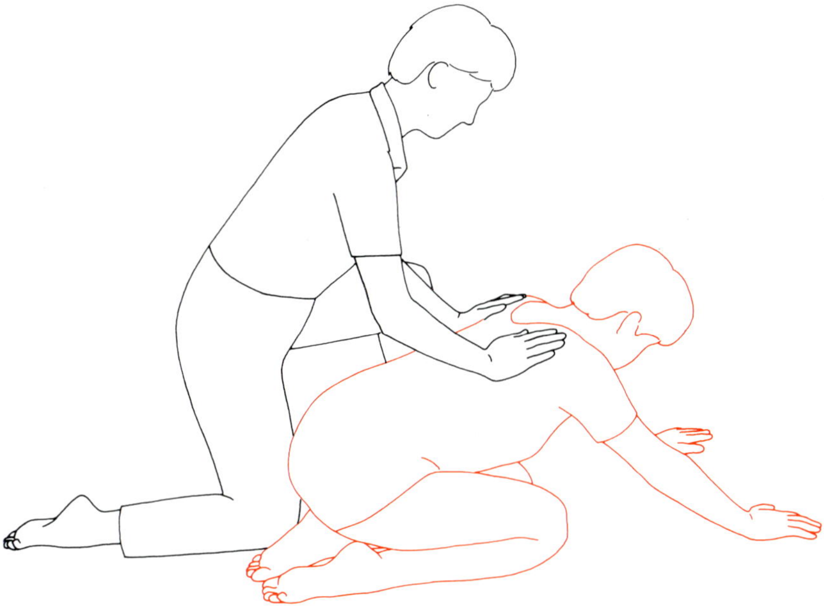

Abb. 5-83: **Aufrichtung des Rumpfes** in den Fersensitz mit **Stabilisation.** Manueller Kontakt hinten auf den *Schultern* für die post. Depr. der Scapula.

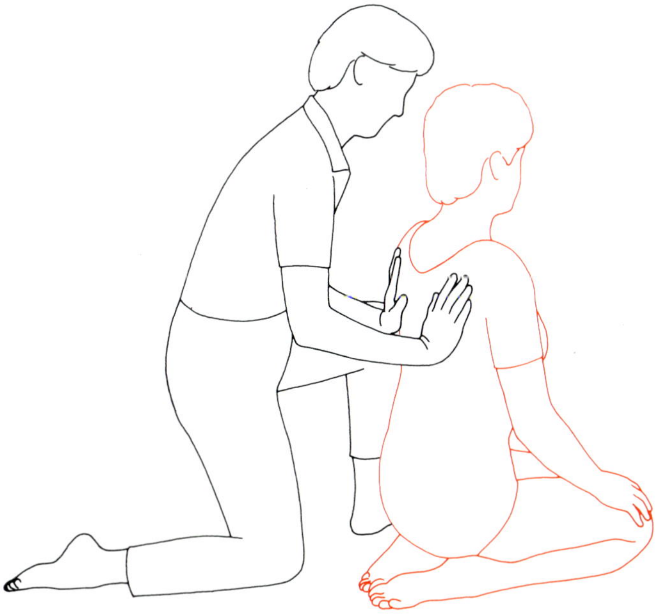

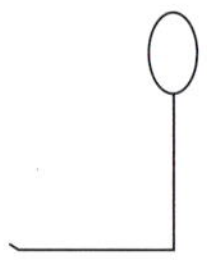

3. Langsitz

Der Langsitz gibt eine gute Belastung an den Tubera ischiadica, eine Möglichkeit der Gewichtsverlagerung nach rechts oder links sowie eine gute Dehnung der Ischiokrural- und der Rückenmuskulatur. Außerdem gibt der Langsitz dem Patienten eine günstige Ausgangsstellung, um das Gehen vorzubereiten. Dabei werden die Beckenbewegungen betont.

Ausführung

- **Positionswechsel/Stabilisation:** Die Bewegungsübergänge mit Stabilisation wurden in den Übungssequenzen aus der Bauchlage/Rückenlage über den Seitsitz in den Langsitz schon beschrieben (Abb. 5-51 bis 5-57 und 5-69 bis 5-77).
- **Bewegung auf stabiler Basis:** Außer den Bewegungsmustern für die oberen Extremitäten, Nacken, Scapula oder Becken können auch andere Rumpfübungen als Steigerung ausgeführt werden. Diese können z. B. sein:
  - «Push ups» mit Klötzen unter den Händen; eine Übung zur Besserung der Stützfunktion, auch als Vorbereitung für die Gangschulung mit Gehstützen oder für «Transfers» (siehe Abb. 5-84 bis 5-89).
  - Kräftigung der unteren Rumpfmuskulatur in Flexion oder Extension mit beidseitigem unterem Extremitätenmuster oder auch in reziproker Flexion-Extension mit reziprokem beidseitigem unterem Extremitätenmuster.
- **Gewichtsverlagerung:** Nach rechts oder links auf den jeweiligen Tuber ischiadicum als Vorbereitung für die Fortbewegung.
  Beachte: Eine gute Übung für Patienten mit ungenügender Belastung an den Tubera ischiadica, bei Amputation einer/beider Extremitäten und für Hemiplegiepatienten.
- **Gleichgewichtsreaktionen.**
- **Fortbewegung:** Vor- und Rückwärtsrutschen mit manuellem Kontakt am Becken, an den Füßen oder an den Schultern.

Aus dem Langsitz heraus wird der *Seitsitz* eingenommen mit adäquatem Widerstand an Becken, Schulter, Kopf und bilateralem asymmetrischem Extensionsmuster der oberen Extremitäten mit Nackenflexion, sog. «Chopping».

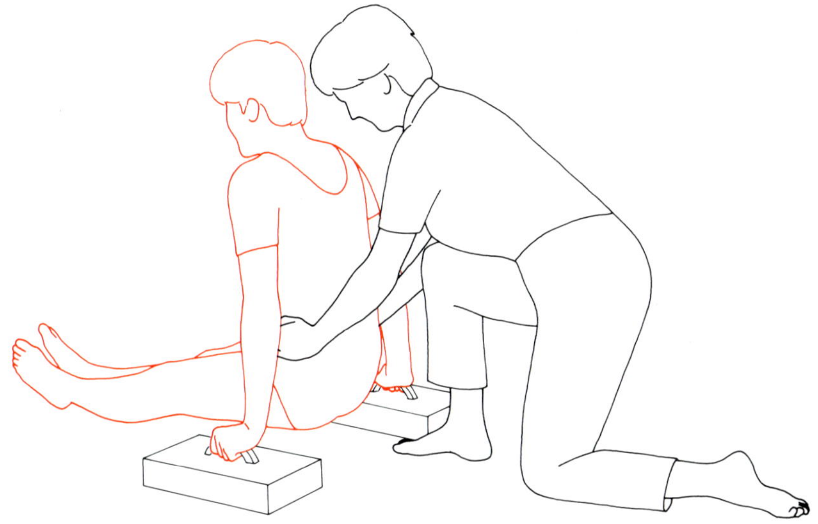

Abb. 5-84: Bewegung auf stabiler Basis: *«Push up»* mit Klötzen. Manueller Kontakt beidseitig am *Becken*.

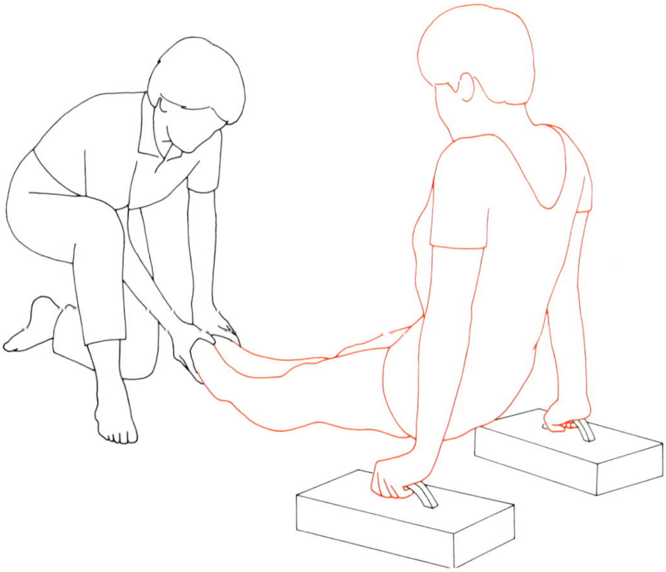

Abb. 5-85: Bewegung auf stabiler Basis (Forts.): *Ausgangsstellung für die Kräftigung der unteren Rumpfmuskulatur in Flexion* mit bilateralem asymmetrischem unterem Extremitätenmuster. Manueller Kontakt dorso-distal an den *Füßen*.

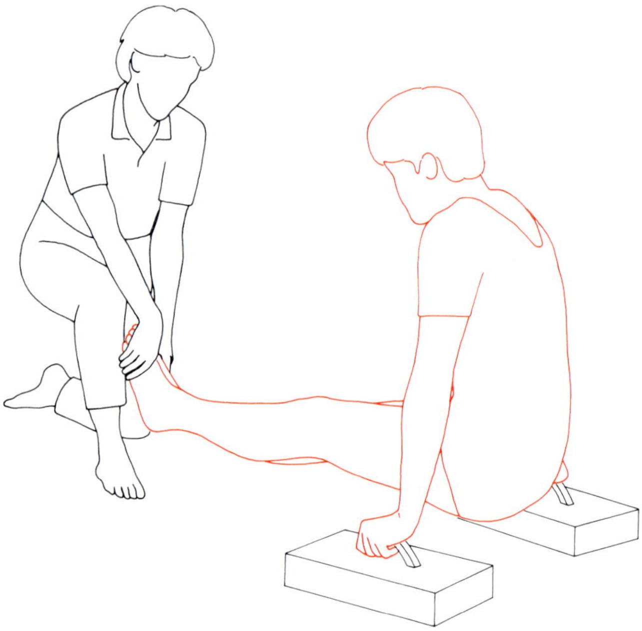

Abb. 5-86: Bewegung auf stabiler Basis (Forts.): *Kräftigung der unteren Rumpfmuskulatur in Flexion* mit bilateralem asymmetrischem unterem Extremitätenmuster.

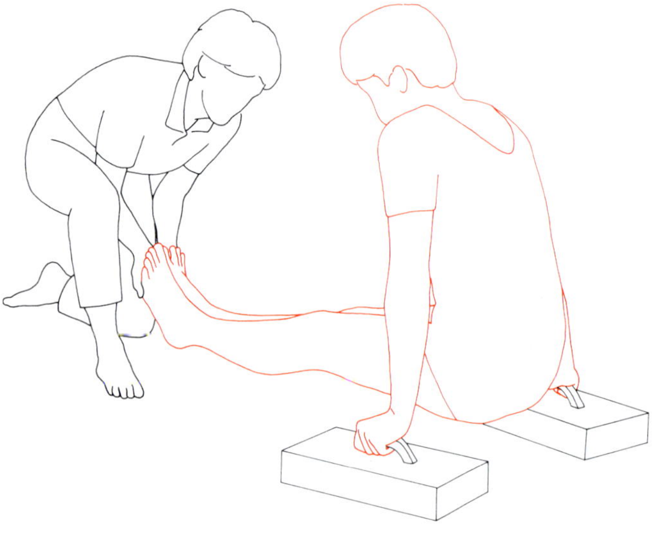

Abb. 5-87: Bewegung auf stabiler Basis (Forts.): *Ausgangsstellung zur Kräftigung der unteren Rumpfmuskulatur in Extension* mit bilateralem asymmetrischem unterem Extremitätenmuster. Manueller Kontakt *plantar-distal* an den *Füßen*.

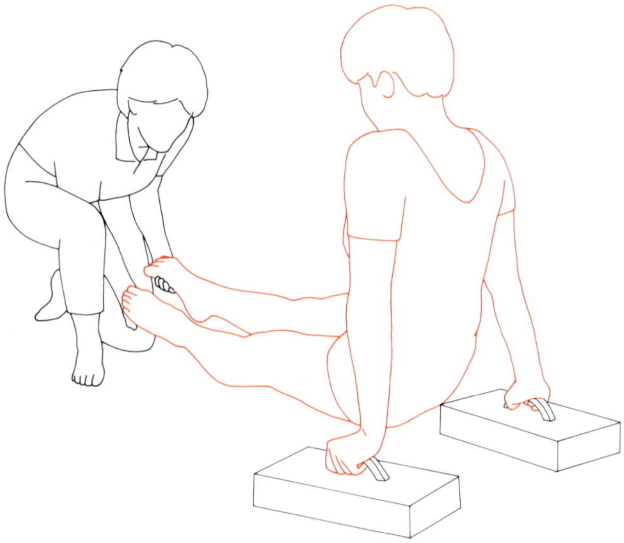

Abb. 5-88: Bewegung auf stabiler Basis (Forts.): *Kräftigung der unteren Rumpfmuskulatur in Extension* mit bilateralem asymmetrischem unterem Extremitätenmuster.

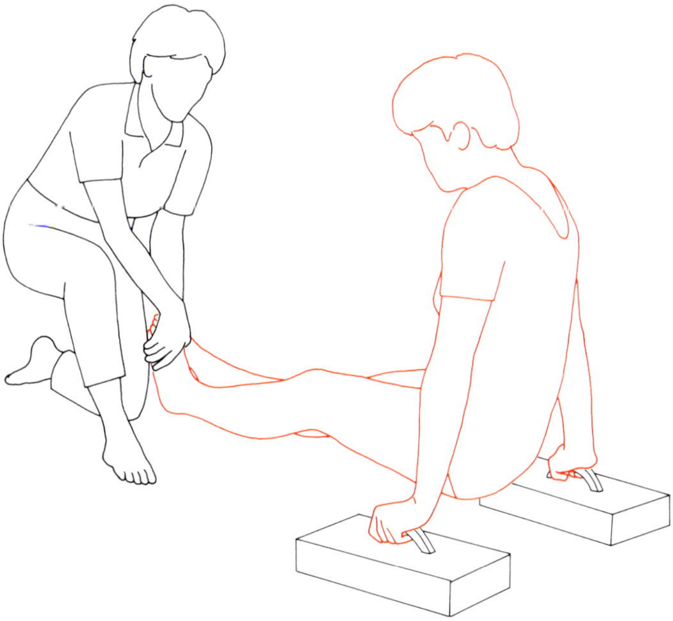

Abb. 5-89: Bewegung auf stabiler Basis (Forts.): *Kräftigung der unteren Rumpfmuskulatur* mit bilateralem reziprokem Extremitätenmuster als Vorübung für den reziproken Gang.

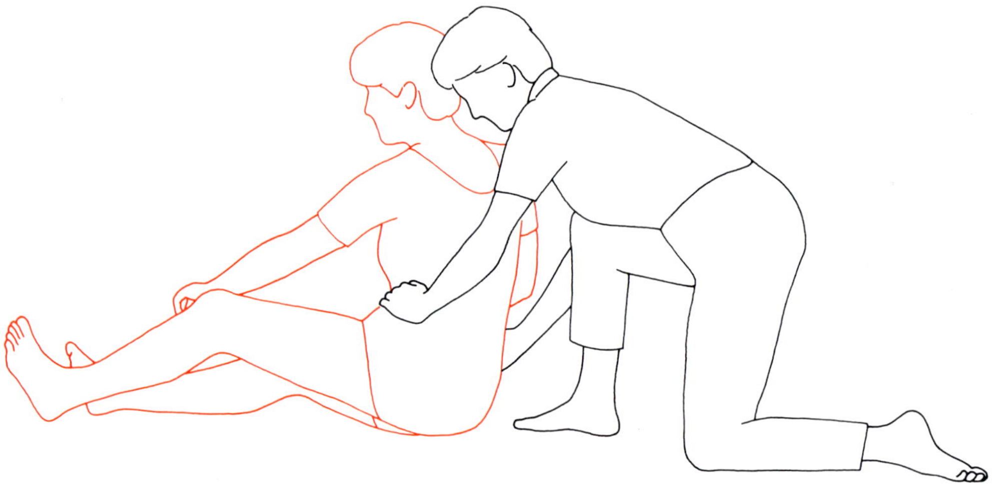

Abb. 5-90: Gewichtsverlagerung am Tuber ischiadicum bei der **Fortbewegung** durch *Vor- und Rückwärtsrutschen*. Manueller Kontakt beidseitig am *Becken*, um Widerstand gegen die ant. Elev. zu geben.

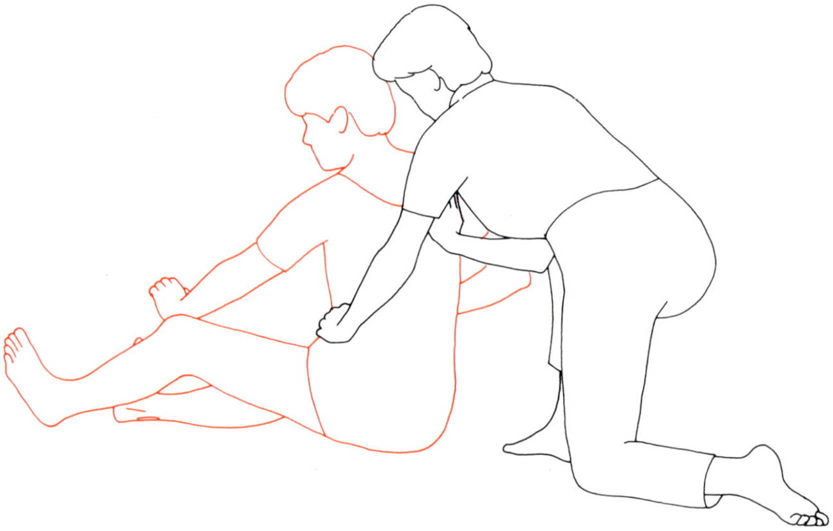

Abb. 5-91: Fortbewegung im Langsitz; *Vor- und Rückwärtsrutschen*. Manueller Kontakt am *Becken* für die ant. Elev. des Beckens und hinten am gegenüberliegenden *Schulterblatt* für die post. Depr. der Scapula, um die Rumpfaufrichtung beizubehalten.

4. Kniestand

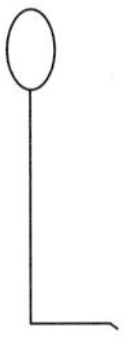

Der Kniestand ermöglicht eine gewisse Belastung der unteren Extremitäten. Die Becken- und Hüftgelenkskontrolle, die Gewichtsübernahme und das Gleichgewicht in aufrechter Haltung können im Kniestand fazilitiert werden.

Ausführung

- **Positionswechsel:** Der Patient kommt in den Kniestand aus:
  - dem Seitsitz mit manuellem Kontakt an Becken, Schulter, oberen Extremitäten oder Kopf; ohne/mit Kombination miteinander (siehe Abb. 5-92 bis 5-94);
  - dem Fersensitz mit manuellem Kontakt wie für den Bewegungsübergang aus dem Seitsitz (siehe Abb. 5-95 bis 5-97).
- **Stabilisation:** Im Kniestand wird mit Approximation und manuellem Kontakt an Becken, Schulter und Kopf stabilisiert (siehe Abb. 5-97).
- **Bewegungen auf stabiler Basis.** Diese können sein:
  Becken-, Schulterblatt-, Arm- und Kopfbewegungen. Der Patient kann sich dabei an der Sprossenwand oder an der Kante der Hochmatte festhalten.
- **Gewichtsverlagerung:** Z. B. das Schaukeln vor- und rückwärts oder die Vorübungen auf stabiler Basis mit Gewichtsverlagerung/Gewichtsübernahme ohne bzw. mit Verringerung der Unterstützungsfläche für die Schwung- und Standphase der Gangschulung (siehe auch Abb. 5-98 u. 5-99).
- **Gleichgewichtsreaktionen.**
- **Fortbewegung:** Kniegang mit manuellem Kontakt am Becken als Vorübung für die Gangschulung.
  Die Bewegungssequenz entspricht der Schwung- bzw. Standphase des Gehens, welche ausführlich in Kapitel 6 beschrieben wird. Hier wird der Vorgang nur in groben Zügen dargestellt.
  Der Patient kann sich bei der Fortbewegung mit den Händen an den Schultern des Therapeuten stützen; Steigerung auch ohne Festhalten üben.
  Variation des manuellen Kontaktes: An der Schulter.

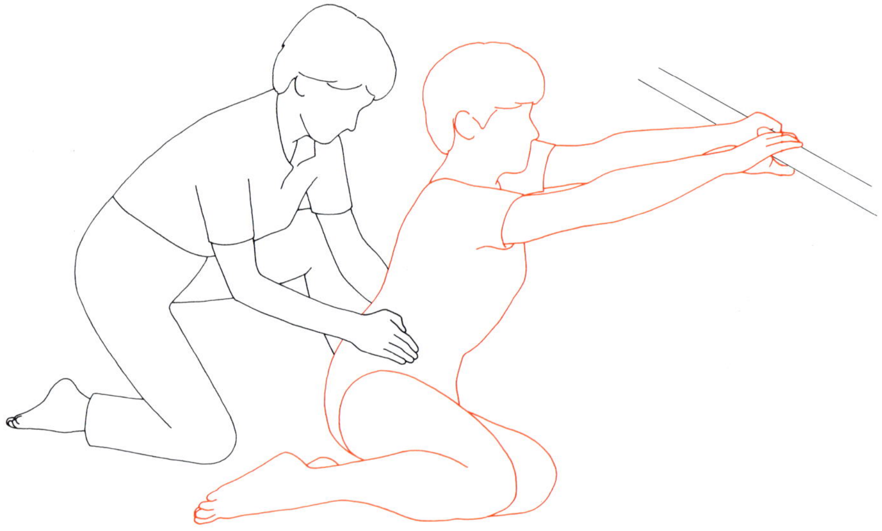

Abb. 5-92: Positionswechsel aus dem Seitsitz in den Kniestand. *Ausgangsstellung* im Seitsitz mit manuellem Kontakt beidseitig am *Becken*.

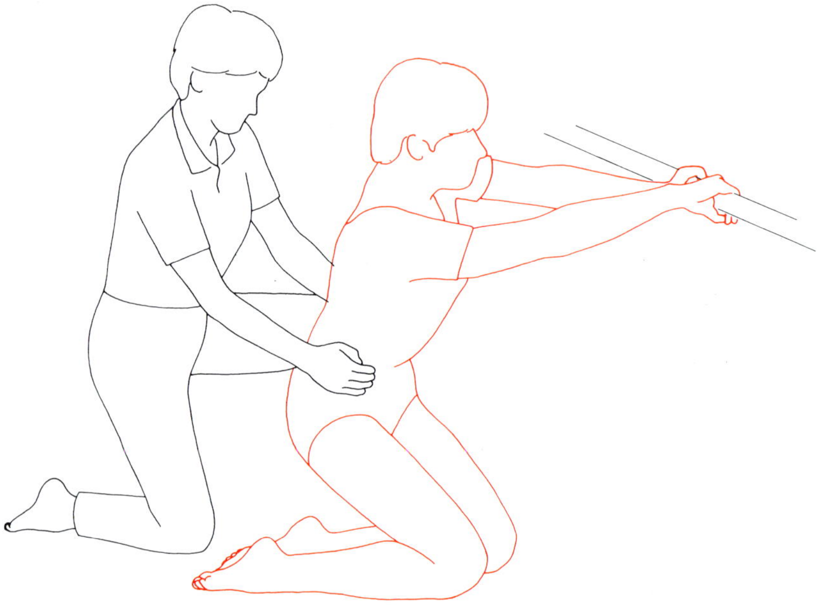

Abb. 5-93: Positionswechsel aus dem Seitsitz in den Kniestand mit manuellem Kontakt und angepaßtem Widerstand beidseitig am *Becken*.

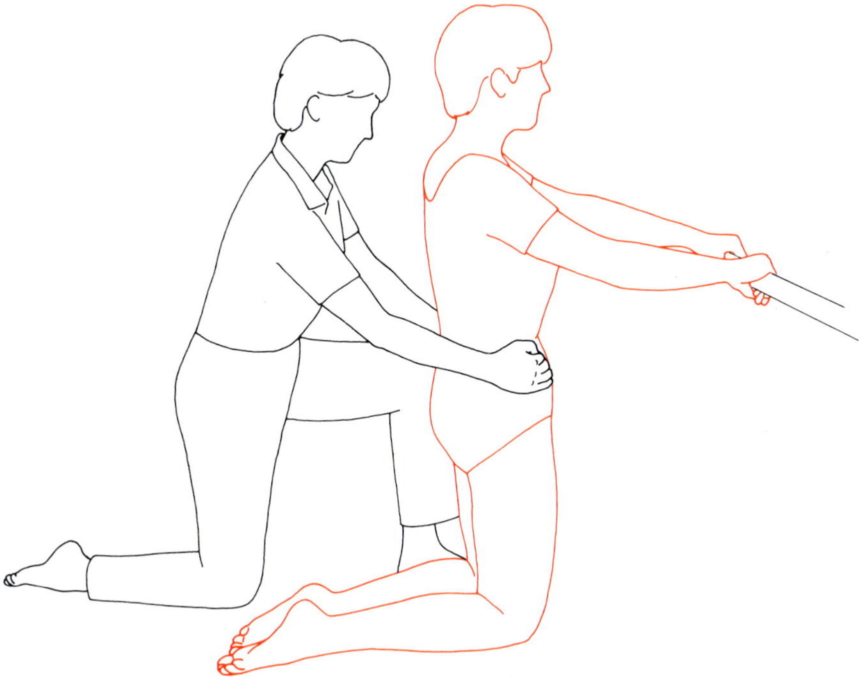

Abb. 5-94: Positionswechsel aus dem Seitsitz in den *Kniestand*. Die neue Ausgangsstellung ist erreicht und wird **stabilisiert** mit Approximation und Widerstand am Becken.

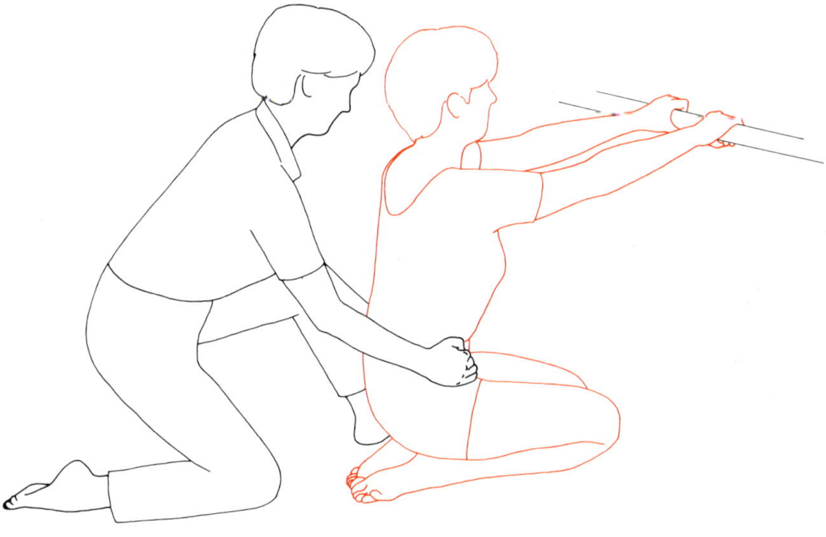

Abb. 5-95: Positionswechsel aus dem Fersensitz in den Kniestand. *Ausgangsstellung* im Fersensitz mit manuellem Kontakt beidseitig am *Becken*.

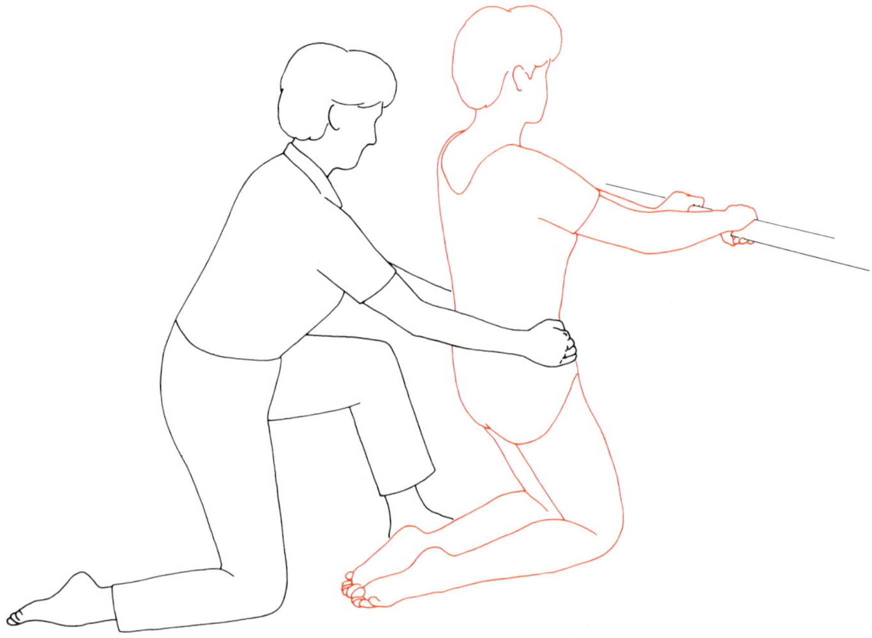

Abb. 5-96: Positionswechsel aus dem Fersensitz in den Kniestand mit manuellem Kontakt und angepaßtem Widerstand beidseitig am *Becken*.

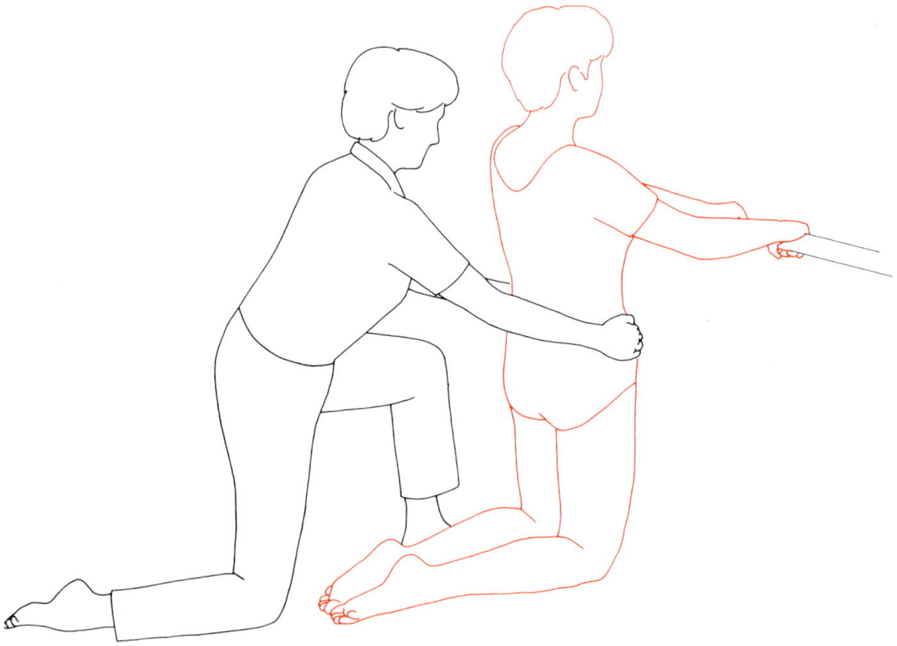

Abb. 5-97: Positionswechsel aus dem Fersensitz in den Kniestand. **Stabilisation** im *Kniestand* mit Approximation und Widerstand am *Becken*.

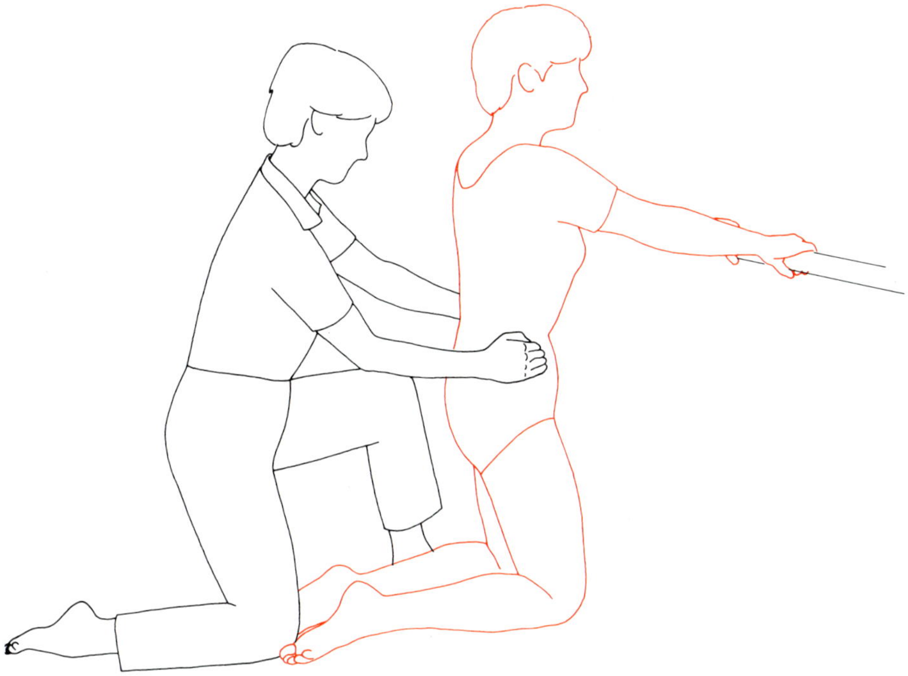

Abb. 5-98: Bewegung auf stabiler Basis mit Gewichtsverlagerung: *Vorübung für die Gangschulung: Schwungphase.* Ausgangsstellung für ant. Elev. des Beckens mit Vordehnung und evtl. Dehnreiz/«Stretch» in post. Depr., gleichzeitiger Gewichtsverlagerung und Approximation der gegenüberliegenden Beckenseite.

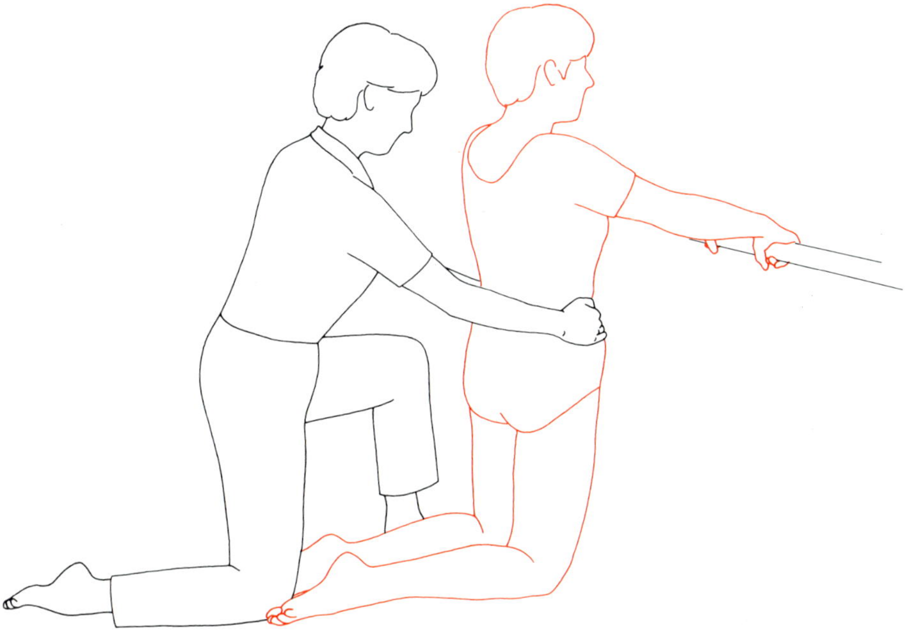

Abb. 5-99: Bewegung auf stabiler Basis mit Gewichtsverlagerung: *Vorübung für die Gangschulung: Schwungphase.* Ant. Elev. der rechten Beckenhälfte bei gleichzeitiger Approximation und Widerstand der linken Beckenhälfte.

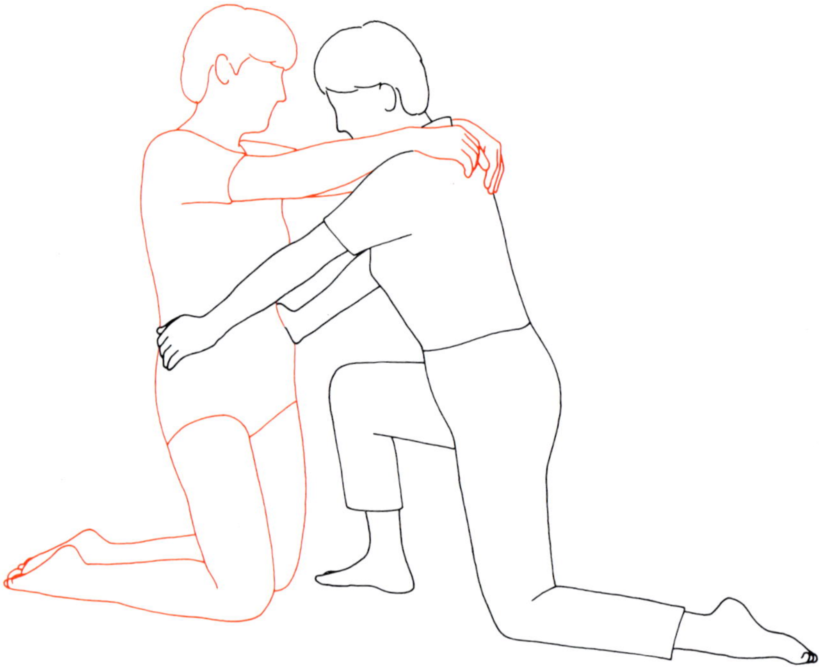

Abb. 5-100: Fortbewegung im Kniestand: *Kniegang. Ausgangsstellung:* Gewichtsverlagerung am linken Bein mit Stabilisation dieser Seite mittels Approximation und statischem Widerstand. Die rechte Beckenhälfte des kommenden Schwungbeines wird in Richtung post. Depr. als Vordehnung und für evtl. Dehnreiz/«Stretch» passiv geführt.

Abb. 5-101: Fortbewegung im Kniestand: *Kniegang.* Nach dem Dehnreiz/«Stretch» wird der Patient aufgefordert, die rechte Beckenhälfte in Richtung ant. Elev. mit gleichzeitigem Schritt nach vorne zu führen.

Abb. 5-102: Fortbewegung im Kniestand: *Kniegang.* Beim Kniekontakt mit der Unterlage wird an dieser Seite eine schnelle Approximation gegeben. Darauf wird am Becken Widerstand gegeben, um die Extension beizubehalten (beibehaltene Approximation).
Der Patient wird aufgefordert, sein Gewicht gegen beibehaltene Approximation und Widerstand nach vorne weiterzuführen, damit die Belastung direkt senkrecht auf das Bein verlagert wird. Vgl: Mittlere Standphase. Dabei kann eine erneute Approximation gegeben werden. Die gegenüberliegende Beckenhälfte wird dann für die Schwungphase dieser Seite vorbereitet, wie in Abb. 5-98 gezeigt.

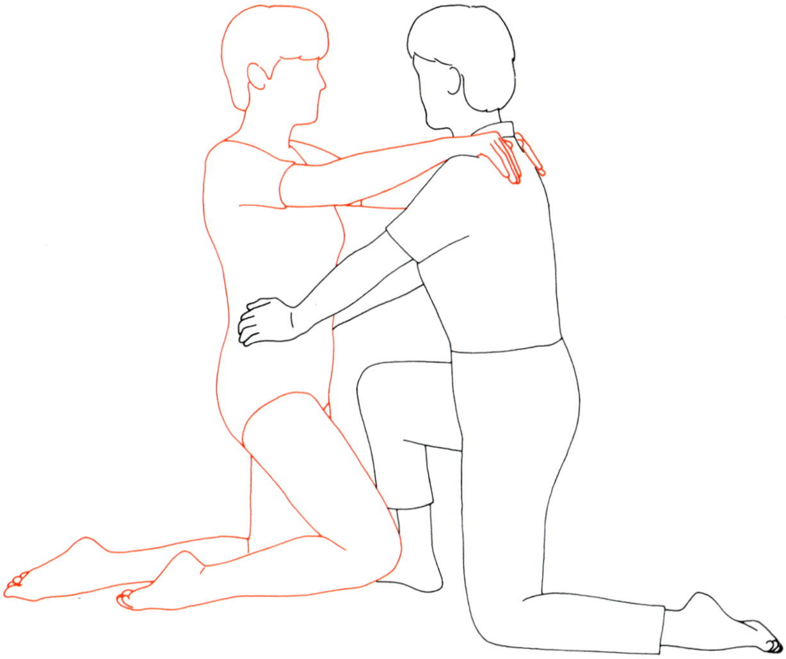

Abb. 5-101

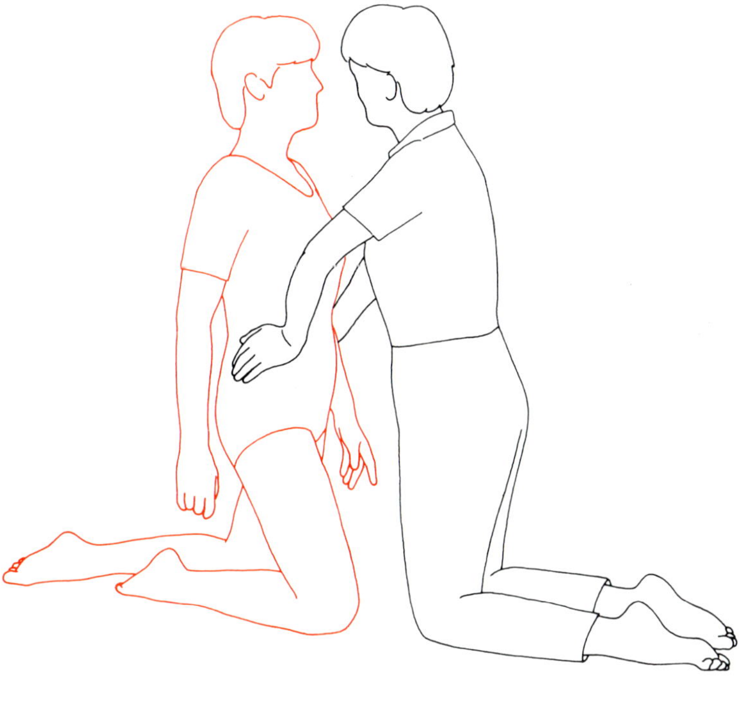

Abb. 5-102

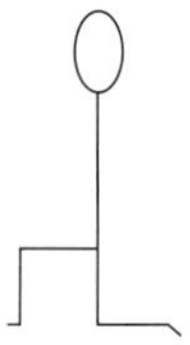

5. Einseitiger Kniestand

Diese Ausgangsstellung ist als Vorbereitung für Stand und Gang anwendbar.
Einige Patienten, die nur in Teilbelastung üben dürfen, können je nach Diagnose diese Stellung einnehmen.
Zur Unterstützung des Gleichgewichtes können eine Sprossenwand, ein Hocker oder eine Hochmatte dienen.

Ausführung

- **Positionswechsel:** Gewichtsverlagerung auf eine Seite und dadurch Verringerung der Unterstützungsfläche mit Stabilisation dieser Seite mittels Approximation und statischem Widerstand. Der Patient hat nur ein Standbein, das andere wird nach vorne geführt.

  Manueller Kontakt:
  - Durch manuellen Kontakt wie für das entsprechende Beinmuster (dorsal-distal am Fuß und ventral-lateral oder medial am Oberschenkel) kann die Bewegung gebahnt, unterstützt und Widerstand gegeben werden (Abb. 5-103).
  - Um die Gewichtsverlagerung zu unterstützen, kann manueller Kontakt am Becken oder an der Scapula der Standbeinseite gegeben werden, gleichzeitig auch am Becken des Schwungbeines für die ant. Elev. (Abb. 5-104). (Vgl: Schwungphase beim Gang, Kapitel 6.)

- **Stabilisation:** Die neue Position wird mit Approximation und Widerstand stabilisiert. Der manuelle Kontakt kann an Kopf, Schulter, Becken und Bein jeweils allein oder in Kombination erfolgen. Als Steigerung kann die Übung ohne Handstütze ausgeführt werden.

Bewegungen auf stabiler Basis: Siehe «Kniestand», S. 207.

- **Gewichtsverlagerung** (siehe Abb. 5-104): Das Schaukeln oder die Verlagerung des Gewichtes vorne-hinten und seitlich ist auch im einseitigen Kniestand möglich.
- **Gleichgewichtsreaktionen.**
- **Fortbewegung:** In dieser Stellung nicht möglich.

Abb. 5-103: Positionswechsel aus dem Kniestand in den einseitigen Kniestand. Widerstand gegen das Nach-vorne-Führen (Knie- und Hüftgelenksflexion) des «Schwungbeines». Die Unterstützungsfläche wird verringert. Manueller Kontakt dorsomedial-distal am *Fuß* und ventromedial am *Oberschenkel* wie für das untere Extremitätenmuster Flex.-Add.-AR mit Kniegelenksbeugung.

Abb. 5-104: Positionswechsel aus dem Kniestand in den einseitigen Kniestand. Für die *Gewichtsübernahme des «Standbeines»* wird manueller Kontakt für die post. Depr. dorsal an der *Scapula* gegeben. Für die *Vorwärtsführung des «Schwungbeines»* wird der manuelle Kontakt mit Widerstand gegen die ant. Elev. des Beckens am *Becken* gegeben.

KAPITEL 7

Selbsthilfetraining / «ADL» 309

Anhang 329

Hedin-Andén, PNF – Grundverfahren und funktionelles Training:
Aufgrund eines technischen Fehlers wurde die rote Farbe auf der Seite XIX nicht mitgedruckt. Wir bitten dies zu entschuldigen. Gustav Fischer Verlag Stuttgart

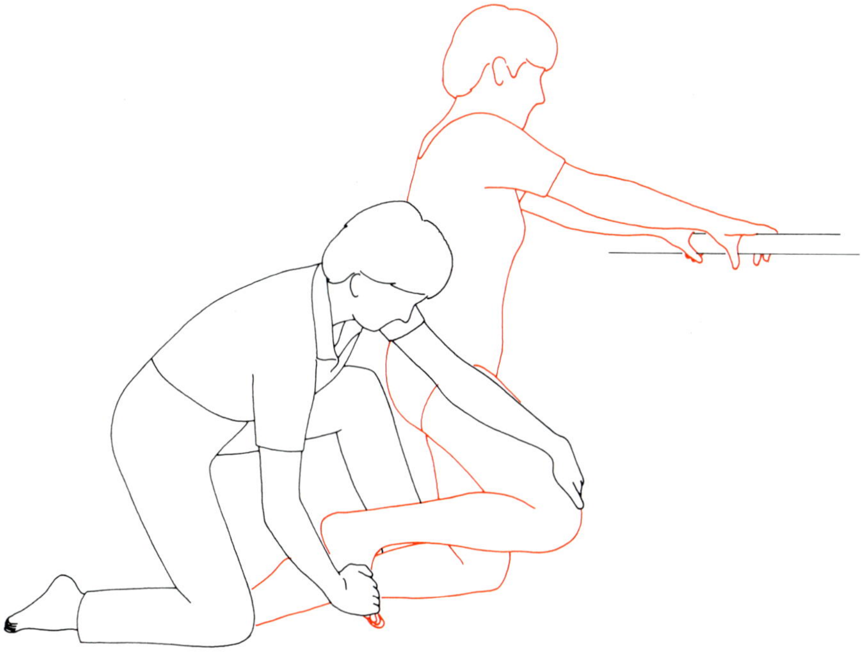

Abb. 5-103

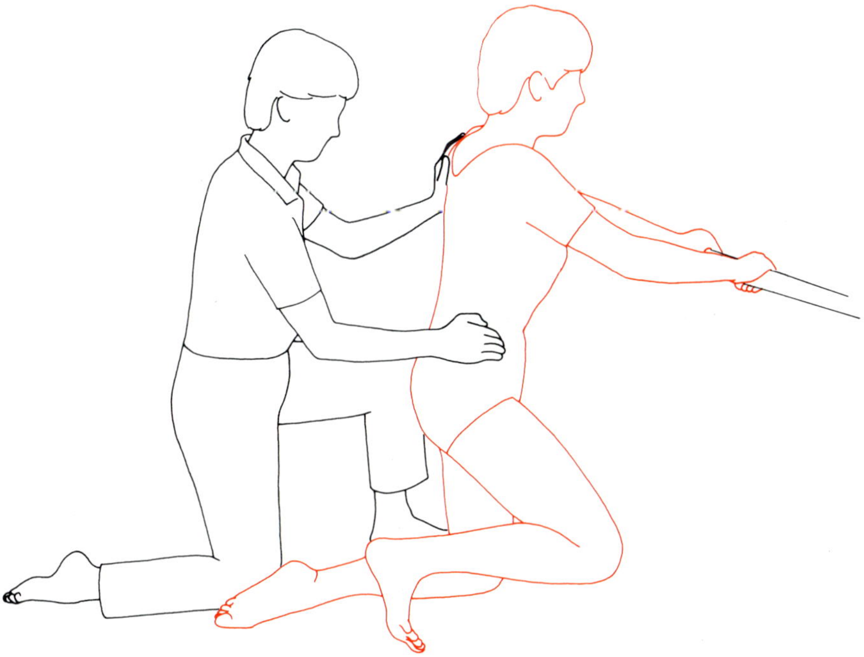

Abb. 5-104

▶

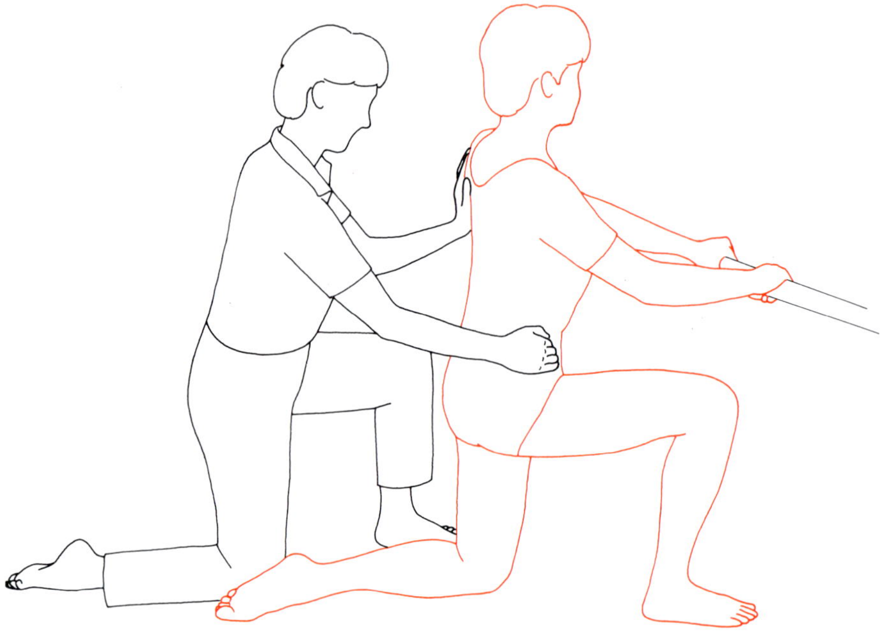

Abb. 5-105: Stabilisation im einseitigen Kniestand. Der Patient hält sich fest. Manueller Kontakt an der *Scapula der «Standbeinseite»* und an der *Beckenhälfte der «Schwungbeinseite»*.

6. Stand

Mit dem Stand erreicht der Patient die höchste Stufe der Übungssequenz «Aus dem Sitz in den Stand». Die unteren Extremitäten sind voll belastet, und das Gleichgewicht ist hohen Anforderungen ausgesetzt.

Ausführung

- **Positionswechsel:** Aus dem einseitigen Kniestand stemmt der Patient sich mit angepaßtem Widerstand an Becken, Schulter oder Kopf, auch in Kombination möglich, in den Stand. Die Bewegung wird mit Flexion von Kopf-Nacken und Rumpf eingeleitet und geht in Extension über. Der Patient zieht sich z.B. mit Hilfe der Sprossenwand hoch und stemmt sich dabei mit den Füßen ab.
- **Stabilisation:** Die neue Ausgangsstellung wird sofort stabilisiert, was in Kapitel 6 weiter beschrieben wird.
- **Bewegungen auf stabiler Basis:** Diese können z.B. Kopf-, Arm-, Bein- oder Rumpfbewegungen im Stand sein.
- **Gewichtsverlagerung:** Kann in unterschiedlichen Fußpositionen trainiert werden, z.B. im Breitstand und in Schrittstellung. Die Übungen können z.B. sein:

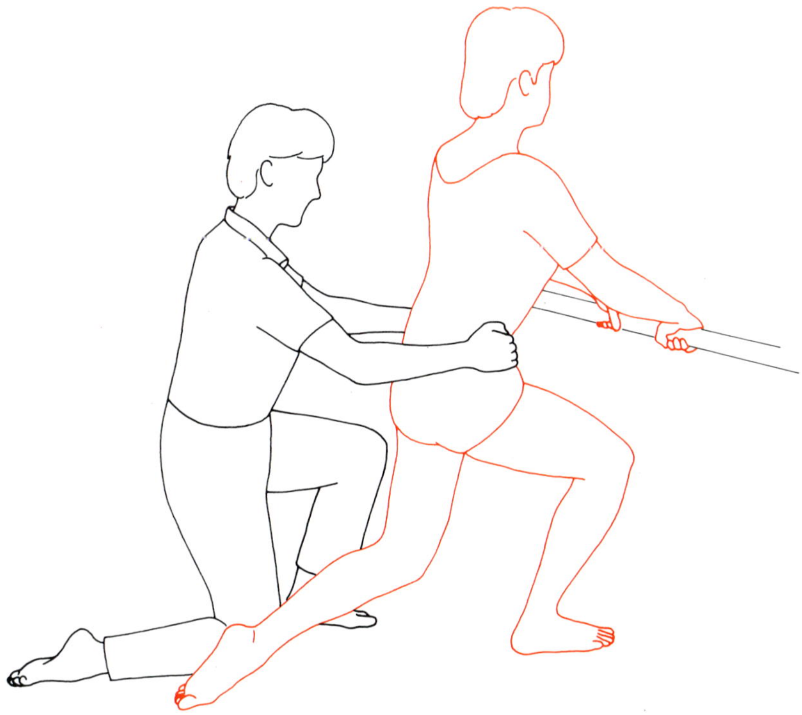

Abb. 5-106: Positionswechsel aus dem einseitigen Kniestand in den Stand. Manueller Kontakt beidseitig am *Becken* mit Widerstand gegen das Hochstemmen in den Stand. Der Patient hält sich an der Sprossenwand fest. ▶

– Verlagerung des Gewichtes ohne Gewichtsübernahme nach vorne-hinten oder seitlich am entsprechenden Fuß. Stabilisation mit Approximation und Widerstand.
– Verlagerung des Gewichtes mit Gewichtsübernahme nach vorne-hinten oder seitlich am entsprechenden Fuß. Stabilisation mit Approximation und Widerstand.

Beide Übungsmöglichkeiten sind eine gute Vorbereitung für die Fortbewegung, damit dem Patienten ein Standbein für die Belastung und ein Schwungbein für das Nach-vorne-Führen des Beines gegeben wird.

- **Gleichgewichtsreaktionen.**
- **Fortbewegung:** Nach der Gewichtsübernahme durch einen Fuß in Schrittstellung oder in Breitstand erhält der Patient ein *Standbein*. Diese neue Position wird mit Approximation und Widerstand stabilisiert. *Aktionskommando*: «Stehenbleiben!».

  Schwungphase: Die Beckenhälfte des *Schwungbeines* wird dann passiv in Richtung post. Depr. als Vordehnung und evtl. Dehnreiz/«Stretch» geführt, wonach der Patient aufgefordert wird, das Becken nach vorne-oben und das Bein nach vorne zu führen. Das *Aktionskommando* ist: «Schritt vor!». Der Vorwärtsführung des Beckens und des Beines wird angepaßter Widerstand gegeben.

  Standphase: Beim Bodenkontakt mit der Ferse wird eine schnelle Approximation am *Standbein* gegeben. Der Druck wird beibehalten sowie Widerstand gegen die Weiterführung der Standphase gegeben, bis die mittlere Standphase erreicht wird. Dann schnelle Approximation geben. Der ganze Vorgang wird wiederholt, es entsteht eine Schrittfolge.

Beachte **Stabilisation, Gewichtsverlagerung** und **Fortbewegung** werden alle detailliert in Kapitel 6, Gangschulung, beschrieben.

Abb. 5-107: Positionswechsel aus dem einseitigen Kniestand in den Stand (Forts.): Weiterführung des Bewegungsüberganges in Richtung Stand.

Abb. 5-108: Positionswechsel aus dem einseitigen Kniestand in den Stand (Forts.): *Im Stand angekommen*, wird die neue Ausgangsstellung sofort mit Approximation und Widerstand **stabilisiert**; hier mit Beibehaltung des manuellen Kontakts am *Becken*.

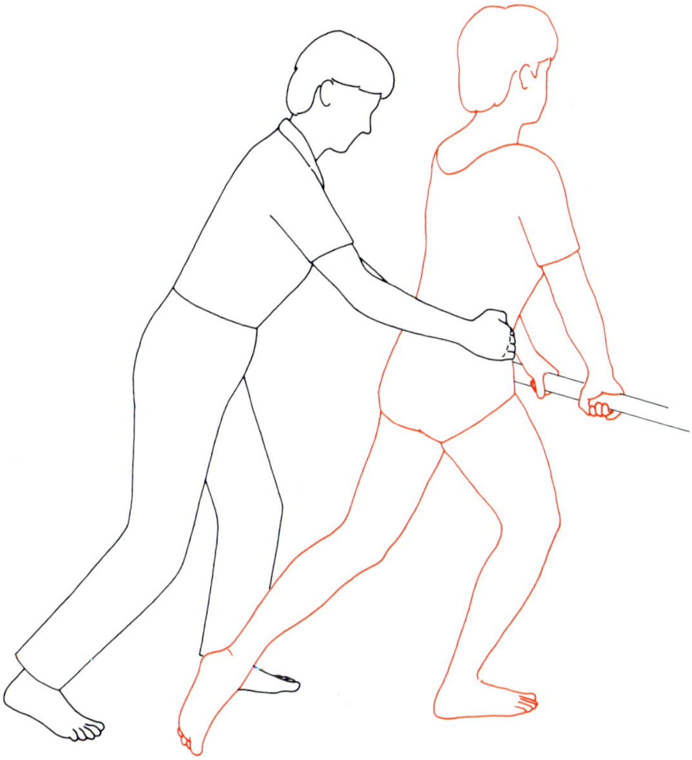

Abb. 5-107

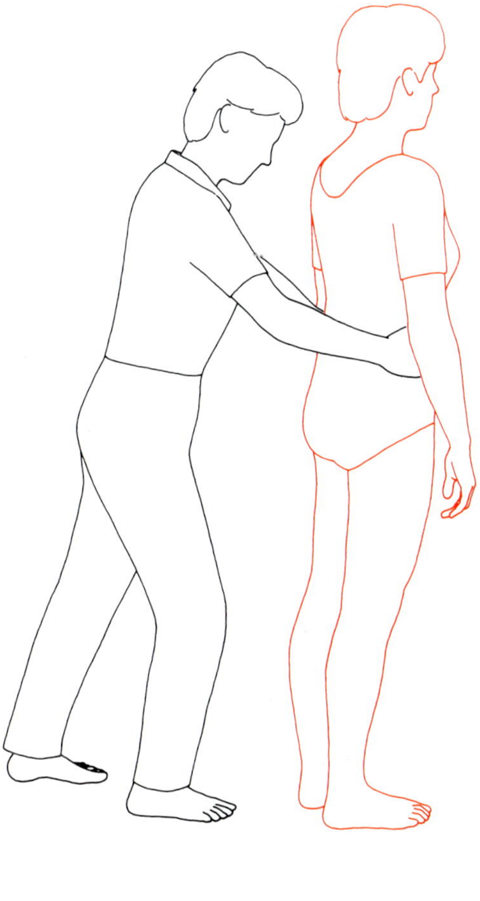

Abb. 5-108

▶

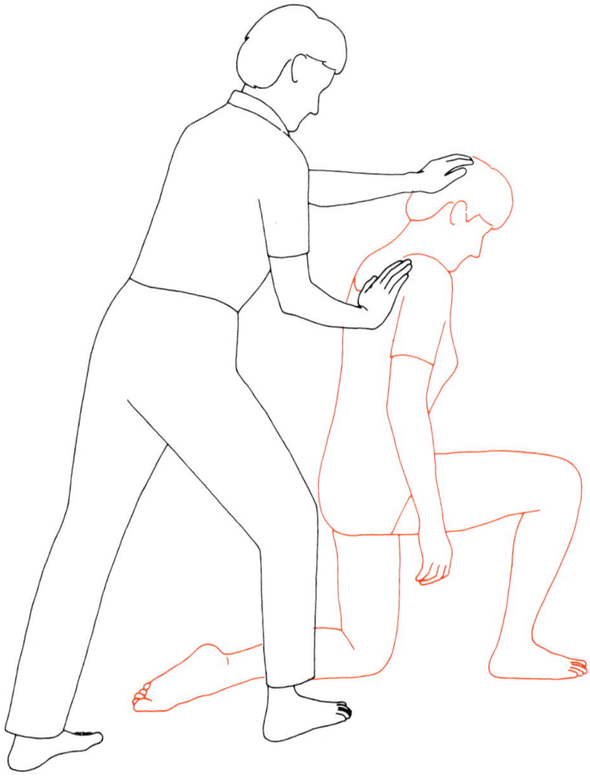

Abb. 5-109: Positionswechsel aus dem einseitigen Kniestand in den Stand. Variation. Manueller Kontakt am *Kopf* und an der *Scapula* ohne Festhalten. Die Flexion von Kopf-Nacken wurde eingeleitet durch die Betonung des manuellen Kontakts ventral. In der Abb. wird der Extension, durch Verschiebung des manuellen Kontakts mehr nach dorsal am Kopf, Widerstand gegeben.

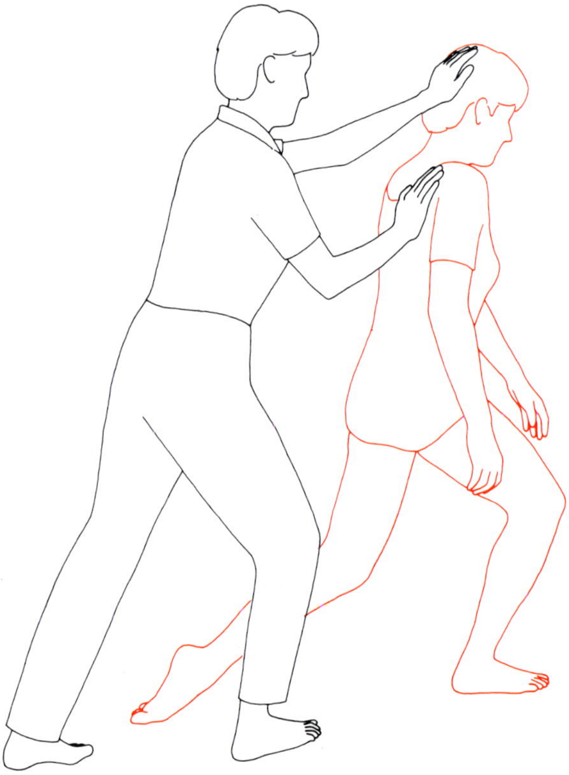

Abb. 5-110: Positionswechsel aus dem einseitigen Kniestand in den Stand (Forts.): *Verlagerung des Gewichtes nach vorne* mit Weiterführung der Bewegung in Richtung Stand.

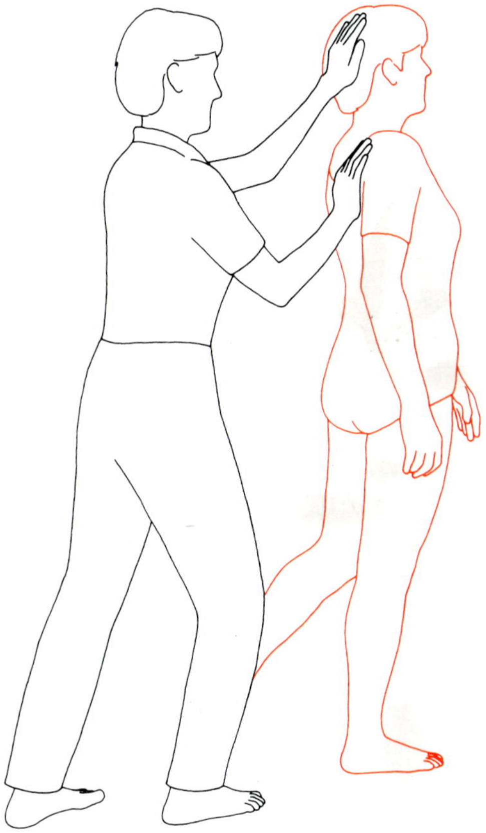

Abb. 5-111: Positionswechsel aus dem einseitigen Kniestand in den Stand (Forts.): Weiterführung der Bewegung zum Stand.

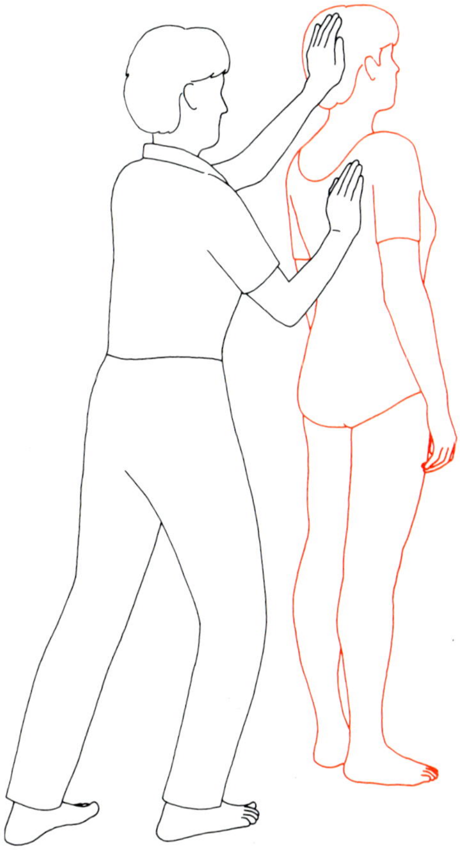

Abb. 5-112: Positionswechsel aus dem einseitigen Kniestand in den Stand (Forts.): *Im Stand angekommen,* **Stabilisation** der neuen Ausgangsstellung mit Beibehaltung des manuellen Kontakts am Kopf und an der Scapula.

KAPITEL 6
Gangschulung

Übersicht

Der Gang – Theorie des normalen Ganges

Gangschulung: Theoretische Einführung

Praktische Sequenz: unilateral betroffener Patient

Vorbemerkungen
1. Im Sitzen
2. Vorbereitung für das Aufstehen
3. Vom Sitz zum Stand
4. Im Stand
5. Im Gang

Patientengruppen

1. Unilateral betroffene Patienten
2. Bilateral betroffene Patienten
3. Rigide Patienten
4. Ataktische Patienten
5. Patienten mit Schmerzen (beim Gehen)

Praktische Hilfsmittel

1. Gehhilfen
2. Orthesen
3. Fersen- und Sohlenerhöhung

Der Gang – Theorie des normalen Ganges

Phasen des Gangzyklus

Der Gang ist durch einen rhythmisch periodischen Verlauf gekennzeichnet, dessen einzelne Periode als *Gangzyklus* bezeichnet wird. Ein Gangzyklus beginnt mit dem Aufsetzen der Ferse und erstreckt sich bis zum erneuten Aufsetzen derselben Ferse.

Ein Gangzyklus wird wiederum in zwei Phasen eingeteilt, nämlich: **Schwungphase** und **Standphase**. Das Nach-vorne-Führen der entlasteten Extremität ist die Schwungphase oder «Swing». Die Phase der Belastung der Extremität ist die Standphase oder «Stance». Der normale Gangzyklus besteht zu *40%* aus der Schwungphase und zu *60%* aus der Standphase.

40%	60%
Schwung-phase	Stand-phase

Diese zwei großen Phasen des Ganges können in weitere *Teilphasen* untergliedert werden. In der Literatur sind hierzu unterschiedliche Benennungen und Einteilungen zu finden. Da die Verfasserin langjährige Erfahrungen mit der Ganganalyse des Rancho Los Amigos, Downey in Kalifornien, USA, hat, bezieht sie sich im folgenden auf deren Einteilung.

Nach Jahrzehnten langer Forschung mittels der biomechanischen instrumentellen Ganganalyse und Kinesiologie unter der Leitung von Dr. JAQUELINE PERRY wurden am Kinesiologischen Labor des Rancho Los Amigos die Erfahrungen der Forschung auf die «Beobachtende Ganganalyse» übertragen. Es wurde durch Integration mehrerer Methoden eine eigene Ganganalyse entwickelt, die eine vollständige, systematisierte Analyse aller Bewegungskomponenten des Gehens, bezogen auf die beteiligten Gelenke, ermöglicht.

Es erfolgt nachstehend nur eine grob strukturierte, zusammenfassende Übersicht, um eine Vorstellung vom normalen Gang zu vermitteln.

Teilphasen

Schwungphase

Sie besteht aus drei Teilphasen:

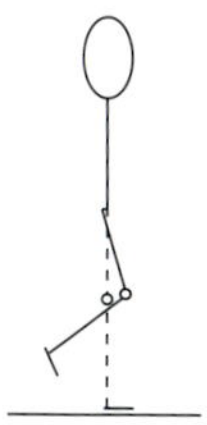
«Initial Swing»

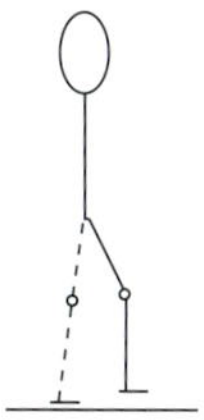
«Mid Swing»

1. Erster Teil der Schwungphase/«Initial Swing».
Der *Fuß* wird vom Boden *gehoben*, das *Vorschwingen des Oberschenkels* beginnt.

2. Mittlere Schwungphase/«Mid Swing».
Das *Bein* schwingt *nach vorne*, bis der *Unterschenkel (Tibia) senkrecht* zum Boden steht.

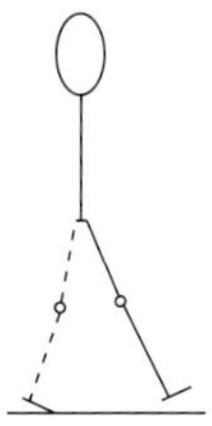

«Terminal Swing»

3. Letzter Teil der Schwungphase/«Terminal Swing».
Der Unterschenkel schwingt weiter nach vorne bis zur vollen oder fast vollen Kniegelenksstreckung. Dies trägt zur *Schrittlänge* bei.
In dieser Phase wird das Bein auf die Gewichtsübernahme vorbereitet:
- Die Vorwärtsbewegung *des Oberschenkels* wird *gebremst.*
- Der *Fuß* wird in *neutraler Stellung vor den Körper* gebracht und hat so eine optimale Stellung für den bevorstehenden Bodenkontakt.

Funktionen der Schwungphase

- Nach-*vorne-Führen des Beines,* ohne Bodenkontakt des Fußes.
- Erreichen der *Schrittlänge* durch Kniegelenksstreckung.
- *Vorwärtsführung* des *Körpergewichtes.*
- *Vorbereitung* des Beines auf die *Belastung.*

Standphase

Sie besteht aus fünf Teilphasen:

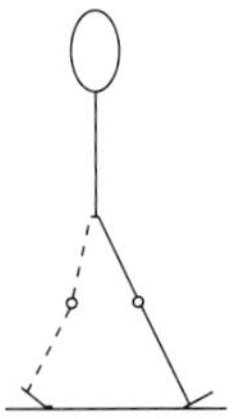

«Initial Contact»

1. Erster Bodenkontakt/«Initial Contact».
Moment der *Bodenberührung* des Fußes – im Normalfall mit der *Ferse.* Es ist eine *doppelte Stützphase* (= beide Füße am Boden).
In der Literatur wird diese Phase oft als «Fersenkontakt»/«*Heel Strike*» bezeichnet. «Erster Bodenkontakt»/«*Initial Contact*» bezeichnet nur den Kontakt des Fußes mit dem Boden, ungeachtet der Kontaktstelle am Fuß, und ist deswegen auch für die Beschreibung pathologischer Gangbilder geeignet.

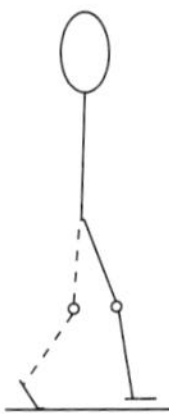

«Loading Response»

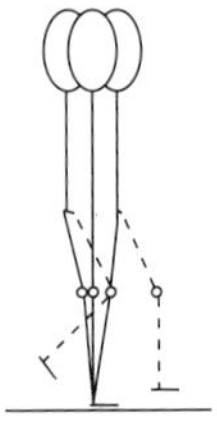

«Mid-Stance»

2. Phase der Stoßdämpfung/«Loading Response».
In dieser Phase wird das *Körpergewicht übernommen* und der beim Aufsetzen der Ferse entstehende Stoß im Sprung- und Kniegelenk *abgefangen.* Es ist eine *doppelte Stützphase.*

3. Mittlere Standphase/«Mid-Stance».
Der *ganze Fuß* hat *Bodenkontakt,* und das Körpergewicht wird allmählich über den Fuß nach vorne geführt. Dies ist eine *einfache Stützphase* (= ein Fuß am Boden).

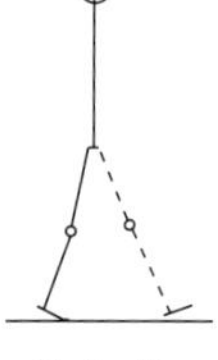

«Roll off»

4. Abrollphase/«Terminal Stance» = «Roll off».
Das Körpergewicht wird weiter über den fixierten Fuß nach vorne geführt. Dies trägt zur Schrittlänge der Gegenseite bei.
Die *Ferse hebt sich,* die Tibia ist stabil, d. h. der Fuß ist in neutraler Stellung, das *Körpergewicht* wird *über den Vorfuß* geführt. Dies ist eine *einfache Stützphase.*
In der Literatur wird diese Phase oft als «Abstoßphase»/«Push off» bezeichnet. Diese Bezeichnung beinhaltet das aktive Abstoßen der Plantarflexoren. In biomechanischen Studien wurde festgestellt, daß die Plantarflexoren des Fußes das obere Sprunggelenk vor allem stabilisieren. Deswegen *nicht* «Abstoßphase», sondern **Abrollphase!**

Komponenten des Abrollens:
- *Stabilität* des Fußgelenkes in Neutral-Null-Stellung.
- *Heben* der Ferse.
- *Vorwärtsführung des Körpergewichtes* über den Vorfuß.

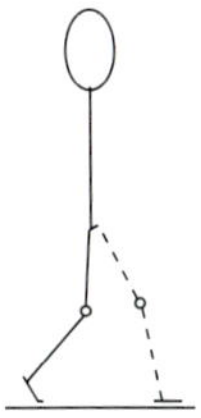
«Pre-Swing»

5. Vor-Schwungphase/«Pre-Swing».
Das Bein wird für die Schwungphase vorbereitet, indem das *Kniegelenk* gebeugt wird. Dies erfolgt durch Vorwärtsführung des Körpergewichtes über den Vorfuß hinweg. Das Körpergewicht wird gleichzeitig auf das andere Bein übertragen, wobei das Standbein entlastet und das Knie gebeugt wird. Dies ist eine *doppelte Stützphase.*

Funktionen der Standphase
- *Stabilität* auf einem Bein, um den Körper weiter aufrechtzuhalten.
- *Vorwärtsführung des Körpers* über den stützenden Fuß.
- *Vorbereitung des Beines* auf die Schwungphase.

In der PNF-Gangschulung werden vor allem der *erste Teil der Schwungphase, der erste Bodenkontakt* und die *mittlere Standphase* durch unterschiedliche extero- und propriozeptive Reize unterstützt und fazilitiert.

Hauptbewegungen der verschiedenen Bewegungssegmente des Körpers beim Gehen

Kopf In der Mittellinie **neutral** gehalten.

Rumpf Die scheinbare **neutrale aufrechte Stellung** des Rumpfes wird durch eine Gegenrotation des Schultergürtels zum Becken ermöglicht. Dies gilt für den gesamten Gangzyklus.

Becken **Rotation.**
Die sog. «Beckenrotation» findet tatsächlich in den Hüftgelenken statt, da das Becken dem Schwungbein folgt. Äußerlich sichtbar ist die Bewegung des Beckens, weshalb von dessen Vorwärts- bzw. Rückwärtsrotation gesprochen wird.

Vorwärtsrotation des Beckens = Außenrotation des Hüftgelenkes ipsilateral. Innenrotation des Hüftgelenkes kontralateral.

Rückwärtsrotation des Beckens = Innenrotation des Hüftgelenkes ipsilateral. Außenrotation des Hüftgelenkes kontralateral.

Schwungphase Zu Beginn liegt eine Beckenrotation nach hinten vor. In der mittleren Schwungphase wird eine neutrale Stellung erreicht, wonach das Becken nach vorne rotiert wird.

Standphase Anfänglich bleibt die Beckenrotation nach vorne erhalten. In der mittleren Standphase wird eine neutrale Stellung erreicht, wonach das Becken nach hinten rotiert wird.

Hüftgelenk **Flexion – Extension.**

Schwungphase Flexion.

Standphase Anfängliche Flexion und ab mittlerer Standphase neutrale Stellung.

Zusätzliche Bewegungen
- *Abduktion* in der Schwungphase.
- *Adduktion* in der Standphase.

(Auf die beiden vorgenannten Bewegungen wird keine Rücksicht genommen, da das Bewegungsausmaß gering ist.)

- *Rotation*, siehe Becken.
- *Scheinbare Hyperextension* in der Abrollphase. Kommt durch eine Kippung des Beckens und eine Lordosierung der LWS zustande. Dies ist eine fortlaufende Bewegung in Hüftgelenk, Becken und LWS. Der Winkel des Hüftgelenkes bleibt aber neutral.

Kniegelenk **Flexion – Extension.**

Schwungphase Anfängliche Flexion, die am Ende in eine «volle» Extension übergeht.

Standphase Zu Beginn eine Extension, gefolgt von einer Flexion für das Auffangen des Stoßes. Wieder Extension in der mittleren Stand- und Abrollphase; mit abschließender Flexion in der Vorschwungphase.

Fußgelenk **Plantarflexion – Dorsalextension.**

Schwungphase Anfängliche Plantarflexion, dann neutrale Stellung des Sprunggelenkes.

Standphase Zu Beginn neutrale Stellung, gefolgt von einer Plantarflexion für das Auffangen des Stoßes. In der mittleren Standphase folgt eine Dorsalextension, da das Körpergewicht nach vorne geführt wird. Beim Abrollen wird die Neutralstellung beibehalten, und der Fuß wird erst plantar-flektiert, wenn das Körpergewicht über die Zehen hinweg verlagert wird.

Zehen **Extension.**
Die Zehen sind im gesamten Gangzyklus neutral, bis auf die Extension der Zehengrundgelenke in den Abroll- und Vorschwungphasen.

Muskulatur Die Muskulatur hat eine wichtige Funktion beim Gehen. Die Bewegungen werden *eingeleitet, beschleunigt* und *gebremst* durch konzentrische und exzentrische dynamische Muskelarbeit *und stabilisiert* durch vorwiegend statische Muskelarbeit.

Bewegungsenergie Kommt u. a. zustande durch das Vorschwingen des Beines, Abbremsen des Schwunges und Verlagerung des Körpergewichts (Schwungphase). Durch den Stoßauffang kann das Körpergewicht mit Hilfe des kontralateralen Schwungbeines nach vorne über den belasteten Fuß verlagert werden (Standphase).

Übrige wichtige Komponenten des normalen Gehens

Außer den beschriebenen Bewegungskomponenten ist folgendes nötig, um einen normalen Gang zu gewährleisten:

- **Intakte Energieversorgung** (d. h. Stoffwechsel der Muskulatur; intaktes respiratorisches und kardiovaskuläres System).
- **Intaktes neuromuskuläres System** (d. h. motorische Einheit, Muskulatur, Tonus, Sensibilität, Koordination, Gleichgewicht und Haltungskontrolle.
  Mit Haltungskontrolle ist gemeint: «Die automatische Verteilung/Veränderung des Muskeltonus, um die aufrechte Haltung gegen die Schwerkraft und das Gleichgewicht in jeder Stellung [Körperposition] zu sichern.»).
- **Intaktes Gelenksystem** (d. h. Knochen, Knorpel, Gelenkkapsel und Bänder).
- **«Zentrale motorische Programme»** (vor allem «das Gehprogramm»).

Mit normalem Gang ist auch gemeint:
Ein für das Individuum optimaler und dadurch *ökonomischer («energiearmer») Gang*. Dies im Gegensatz zum pathologischen Gang, der aufgrund seiner Abweichung vom normalen Gang einen erhöhten Energieumsatz bedeutet.

Gangschulung: Theoretische Einführung

Die Gangschulung, d. h. der Gang gegen manuellen Widerstand, wird im Amerikanischen als «Resistive Gait» bezeichnet. Man kann, je nach Art der Betroffenheit, die Patienten in fünf Gruppen mit unterschiedlichen Funktionsproblemen einteilen:

1. **Unilateral betroffene Patienten** (z. B. Amputation, Hüftgelenksendoprothese, Hemiparese).
2. **Bilateral betroffene Patienten** (z. B. beidseitige Amputation, Frakturen beider Beine, Paraparese).
3. **Rigide Patienten** (z. B. Rigidität, älterer Patient, steifer Patient, Morbus Parkinson).
4. **Ataktische Patienten**.
5. **Patienten mit Schmerzen (beim Gehen)** (z. B. Arthritis, lumbale Schmerzen, nach Knie- und Hüftgelenksoperationen).

Die Gangschulung für die obenstehenden Funktionsprobleme wird im praktischen Teil dieses Kapitels detailliert beschrieben.

Praktische Anwendung. Häufig werden in der PNF-Gangschulung *Orthesen* verschiedener Art je *nach Bedarf des Patienten* verwendet. Die *Stabilität der Gelenke* während der Gangschulung wird damit gewährleistet. Es wird eine positive Einstellung des Patienten zur Gangschulung durch die Anwendung von Orthesen oder Hilfsmitteln gefördert, die dann im Verlaufe der Behandlung nach Möglichkeit abgebaut werden.

1. **Gehhilfen** (Gehstütze, Stock).
2. **Orthesen**.
3. **Fersen- und Sohlenerhöhung**.

Ziel der Gangschulung

Optimaler, sicherer, funktioneller Gang des Patienten durch Verbesserung von:
- Stabilität.
- Gleichgewicht.
- Muskelkraft.
- Ausdauer.
- Koordination.
- Reaktionsfähigkeit.

Auch in der Gangschulung werden die **Grundprinzipien** der PNF-Methode benutzt, besonders:
- *Manueller Kontakt.*
- *Visuelle und verbale Stimuli.*

– *Vordehnung und Dehnreiz/«Stretch»*.
– *Angepaßter Widerstand*.
– *Approximation*.

Dies zusammen mit der *Wiederholung des Bewegungsablaufes* zielt darauf ab, einen so funktionellen und normalen physiologischen Gang wie möglich zu erreichen.

Approximation

Arten.
Ziel.
Wann?
Wo?
Wie?

Arten von Approximation, die man in der Gangschulung verwendet:
a) *Schnelle Approximation* (um Reflexe auszulösen).
b) *Beibehaltene Approximation* (um die Position/Stellung/Haltungsantwort zu behalten; wird mit Widerstand kombiniert).

Ziel der Approximation: Fazilitation von
a) *Haltungsreflexen* (aufrechterhaltende Reflexe);
b) *Extension* der Hüft- und Kniegelenke;
c) *Stabilität* und *Gleichgewicht*.

Wann wird Approximation angewandt?
a) In jeder Teilphase der Standphase, wo eine *verbesserte Extension* erwünscht ist und die *Stabilität* im Vordergrund steht. Dies ist z. B. oft am *Anfang der Gangschule* der Fall.
b) Optimal aber bei:
   – *erstem Bodenkontakt*/«Initial Contact»;
   – *mittlerer Standphase*/«Mid-Stance».

Wo wird Approximation ausgeführt?
a) Auf dem höchsten Punkt des *Beckenkamms*.
b) Auf ein *aufgerichtetes Becken*, um die Knie- und Hüftgelenksextension zu fazilitieren (Standphase).

Wie wird Approximation ausgeführt?
a) Mit *Lumbrikalgriff*. Der Druck wird mit der *Handwurzel* gegeben. (Die Aufrichtung wird mit Gegendruck der Finger gehalten.)
b) Die Richtung ist diagonal nach *unten-hinten*, als ob der Patient hingesetzt werden sollte.

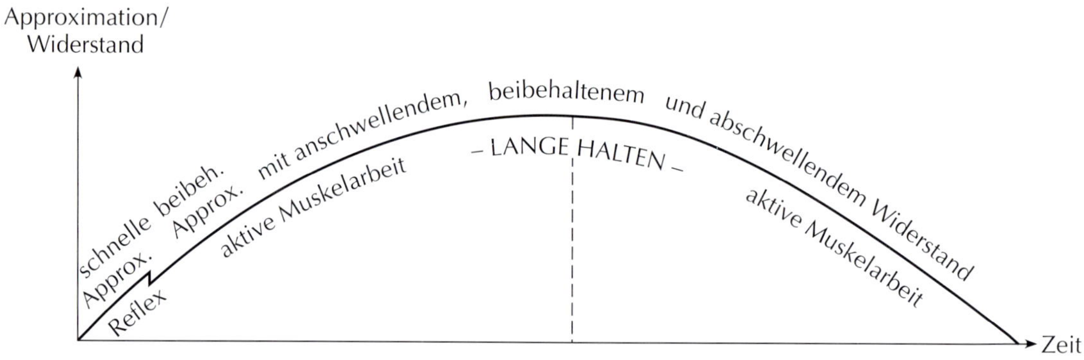

Abb. 6-1: Schema der **Arten der Approximation**.
- - - = Wenn der Widerstand zu schnell abgebaut wird: Auslösung von Gleichgewichtsreaktionen.

Beachte: Der Widerstand bei beibehaltener Approximation wird nicht immer abgebaut wie bei den Stabilisationsübungen, sondern auch beibehalten oder verstärkt wie bei der Schulung des Vorwärtsganges.

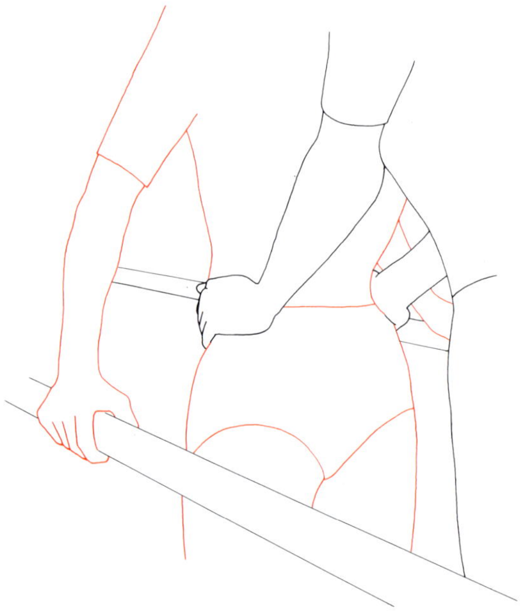

Abb. 6-2: **Approximation am Becken**.

Becken = Kontrollpunkt

MARGARET KNOTT vertrat die Auffassung, daß das Becken der «Kontrollpunkt» des normalen Ganges ist. Dies ist der *Schlüssel des Gehens* und sollte in der Gangschulung *betont* werden.

Warum? Die zu Beginn der Schwungphase vorliegende Rückwärtsrotation des Beckens wechselt über die Neutralstellung bei Ende der Schwungphase in eine Vorwärtsrotation. Während der Standphase gelangt das Becken wieder über die Neutralstellung in die Rückwärtsrotation. Diese Rotation ist sehr wichtig! Die Beckenbewegung ist die Grundvoraussetzung für eine physiologische Bewegung des Hüft-, Knie- und Fußgelenkes und dadurch des normalen Ganges!
Es gibt Patienten, z. B. Hemiplegiker, die das Becken beim Gehen nicht physiologisch bewegen können. Das Becken bleibt hinten, wie festgeklebt, und es kommt zu einem sog. «Zirkumduktionsmuster». Dasselbe kann bei Patienten mit Coxarthrose beobachtet werden, die ein sog. «kapsuläres Muster» in Flexion, Außenrotation und Adduktion in den Hüftgelenken einnehmen. Dies ist kein normaler Gang.

Übertriebener Gang

Der «übertriebene Gang» wird in der Gangschulung genutzt. Die physiologischen Bewegungen des Gehens werden während des Trainings übertrieben. Später werden diese übertriebenen Bewegungen allmählich abgebaut.

Folgende Bewegungen werden übertrieben:

A. Beckenbewegungen.
B. Schritt(höhe).

A. Beckenbewegungen

– **Rotation**. Bei der Beckenbewegung ist diese der Schwerpunkt.

Aber auch andere Bewegungen des Beckens werden in der Gangschulung betont:

– **Anteriore Elevation** in der Schwungphase beim Vorwärtsgang.
– **Posteriore Elevation** in der Schwungphase beim Rückwärtsgang.
– **Posteriore Depression** in der Standphase.
– **Aufrichtung**, vorwiegend beim Vorwärtsgang.
  Schwungphase: Um das Anheben des Beines zu fazilitieren.
  Standphase: Um die Hüft- und Kniegelenksextension zu fazilitieren.
– **Kippung** am Anfang des Rückwärtsganges (Vordehnung).

B. Schritt(höhe)

Übertriebene Schritt(höhe) wird angewandt, um die *Belastung* auf die betroffene Seite zu übertragen und um die *Stabilität* des Standbeines zu schulen. Dabei wird bei jedem Schritt das nicht betroffene Bein übertrieben *hochgehoben*.
Mit dem übertriebenen Schritt kann auch die Schwungphase betont trainiert werden.
Übertriebene Schritthöhe ist *auch abwechselnd beidseitig* zu benutzen, wenn nicht genügend Bewegungsenergie nach vorne vorhanden ist.

Positiver Einstieg

Auch in der Gangschulung soll dem Patienten ein positives Gefühl vermittelt werden. D. h.: Immer mit der funktionell *besseren Körperseite bzw. dem besseren Körperteil* des Patienten *anfangen*, um ein positives «Feed-back» zu geben, aber auch, um die betroffene Seite durch «Irradiation» zu fördern. Danach wird die betroffene Körperseite bzw. der betroffene Körperteil geschult.

Irradiation

Wenn mit der kräftigeren Seite gearbeitet wird, kann das Phänomen «Irradiation»/Übertragung von Aktivität auf die betroffene Seite erreicht werden. Damit wird *diese* Seite gleichzeitig aktiviert.

Beachte Irradiation kann unerwünschte Reaktionen bei Patienten mit unnormal erhöhtem Tonus auslösen.

Praktische Sequenz: unilateral betroffener Patient

Vorbemerkungen

Funktionsanalyse

Bei Funktionsstörungen des Ganges ist es wichtig, den Gang *vor* der Behandlung zu beobachten und zu analysieren, um die *Art*, die *Lokalisation* und den *Schweregrad der Funktionsstörung* festzustellen. Die Beobachtung *während* und *nach* der Gangschulung ist auch von Bedeutung, um so eine *Veränderung des Gangbildes* feststellen zu können und um die Effekte der Behandlung beurteilen zu können.
Bei der Analyse soll der Patient *barfuß* sein und so *wenig Hilfsmittel* wie möglich verwenden.

Vorbereitende Übungen für die Gangschulung

(«Pre-gait activities»)

Die Gangschulung wird durch die Übungen an der Bank und/oder auf der Matte vorbereitet (siehe Kapitel 4 und 5). Hierbei bilden die Übungen für den Rumpf, d. h. für das Becken und das Schulterblatt, die Schwerpunkte. Es werden verschiedene Ausgangsstellungen und Fortbewegungsmöglichkeiten genutzt (siehe Übersicht S. 236f. und Abb. 6-3) sowie verschiedene Techniken und Behandlungsverfahren angewandt (siehe Kapitel 3). Auch während der Gangschulung können diese Übungssequenzen integriert werden, z. B. wenn Schwierigkeiten auftreten und die erwünschten Ergebnisse nicht erreicht werden.
Es ist wichtig, diese *Integration des Mattentrainings in der Gangschulung* in die Behandlung aufzunehmen (sofern notwendig), um den Patienten optimal fördern zu können.

Stabilität – Mobilität

Beim Training in aufrechter Stellung steht, wie beim Training auf der Matte, die Stabilität bei einer neu eingenommenen Stellung im Vordergrund. Erst wenn der *Mittelpunkt des Rumpfes* gefunden und die *Stabilität* in dieser Stellung erarbeitet ist, wird die *Mobilität* darauf aufgebaut.

Praktische Sequenz des Mattentrainings

Aus der Bauchlage in den Stand:

Stellung	Fortbewegung
(Rollen zur Seitlage/Bauchlage)	
Bauchlage *	
↓	
Bauchlage Unterarm-/Handstütz	Vor-/rückwärts **(Krabbeln)**
↓	
Unterarmstütz Kniestand	Vor-/rückwärts
↓	
Vierfüßlerstand	Vor-/rückwärts **(Kriechen)**
↓ (Vierfüßlerstand bis zum Stand)	
Seitsitz	Seitwärts
↓	
Langsitz	Vor-/rückwärts
↓	
Seitsitz	
↓	
Fersensitz	
↓	
Kniestand	Vor-/rück-/seitwärts **(Kniegang)**
↓	
Einseitiger Kniestand	
↓	
Stand	Vor-/rück-/seitwärts **(Gang)**

Beachte:

1. Positionswechsel.
2. Stabilisation (Stabilität).
3. Bewegung auf stabiler Basis (Mobilität auf Stabilität) (z. B. Becken und Schulterblatt).
   Steigerung: – ohne Gewichtsverlagerung,
   – mit Gewichtsverlagerung.
4. Gewichtsverlagerung (Mobilität auf Stabilität).
   Steigerung: – ohne Verringerung der Unterstützungsfläche,
   – mit Verringerung der Unterstützungsfläche.
5. Gleichgewichtsreaktionen.
6. Fortbewegung.

* Die langen Pfeile geben einen möglichen *direkten Positionswechsel* ohne Zwischenstufen an.

Aus der Rückenlage in den Stand:

Stellung	**Fortbewegung**
(Rollen zur Seitlage/Bauchlage)	
Rückenlage	
↓	
Rückenlage Unterarm-/Handstütz	
↓	
Rückenlage/Hand-/Ellenbogenstütz mit aufgestellten Füßen (Beckenhebung mit Steigerung)	
↓	
Seitlage	
↓	
Seitlage im Unterarm-/Handstütz	Seitwärts
↓	
Seitsitz	Seitwärts
↓	
Langsitz	Vor-/rückwärts
↓	
Seitsitz	Seitwärts
↓	
Fersensitz	
↓	
Kniestand	Vor-/rück-/seitwärts **(Kniegang)**
↓	
Einseitiger Kniestand	
↓	
Stand	Vor-/rück-/seitwärts **(Gang)**

Beachte: Hinweise auf S. 236.

* Die langen Pfeile geben einen möglichen *direkten Positionswechsel* ohne Zwischenstufen an.

Abb. 6-3: Übersicht von vorbereitenden Übungen für die Gangschulung, sog. «Pre-gait activities».

Techniken und Behandlungsverfahren bei der Gangschulung

Ziel	**Technik/Behandlungsverfahren** (Kap. 3)
– Stabilisation (in einer Stellung, bevor eine Bewegung ausgeführt wird)	– Stabilisierung – Stabilisierende Umkehr – Rhythmische Stabilisation (sog. statische Umkehr)
– Bahnung (den Körperteil durch die erwünschte Aktivität führen/assistieren oder die Aktivität mit Dehnreiz/«Stretch» einleiten)	– Rhythmische Bewegungseinleitung – Wiederholte Kontraktionen: A. Dehnreiz/«Stretch» auf vorgedehnter Muskulatur B. Dehnreiz/«Stretch» auf kontrahierter Muskulatur
– Kräftigung/Wiederholung (Widerstand gegen die erwünschte Aktivität, zur Kräftigung) (Wiederholung der Aktivität, um Kontrolle, Schnelligkeit, Koordination, Ausdauer, Geschmeidigkeit und Sicherheit der Bewegungen zu erreichen und um «motorische Programme» wiederherzustellen)	– Kombinationen dynamischer Muskelarbeit – Langsame Umkehr (sog. dynamische Umkehr) – Wiederholte Kontraktionen: A. Dehnreiz/«Stretch» auf vorgedehnter Muskulatur B. Dehnreiz/«Stretch» auf kontrahierter Muskulatur – Betonte Bewegungsfolge
– Entspannung (Aktive Muskelarbeit mit nachfolgender Phase der Inhibition wird für die Entspannung und Dehnung tonuserhöhter oder verspannter Muskulatur ausgenützt.)	– Anspannen–Entspannen – Halten–Entspannen

Ausführung

Das Modell des praktischen Trainings wird schwerpunktmäßig bei der Gruppe der unilateral betroffenen Patienten beschrieben. Die Prinzipien dieses Trainings für Patienten mit einer betroffenen Seite und einer gesunden Seite sind auf Patienten mit unterschiedlichen Diagnosen und Symptomkomplexen anwendbar, sowohl für orthopädische als auch für neurologische Patienten, und natürlich unter Berücksichtigung eventueller Kontraindikationen.
Später werden auch die anderen, in der theoretischen Einleitung des Kapitels erwähnten Patientengruppen (2–5) besprochen.

Übungssequenzen:

1. **Im Sitzen.**
2. **Vorbereitung für das Aufstehen.**
3. **Vom Sitz zum Stand.**
4. **Im Stand.**
5. **Im Gang.**

In diesen Übungssequenzen werden die *diagonalen Bewegungsmuster* für die *Funktionsschulung* angewandt. Deswegen ist es wichtig, daß der Therapeut die hierfür nötigen eigenen Körperhaltungen und Bewegungsrichtungen beachtet. In diese funktionellen Stellungen bzw. Bewegungen werden dann *Behandlungstechniken und -verfahren* integriert. So werden dem Patienten ein optimaler Trainingsreiz und eine funktionelle Behandlung geboten.

Ziel Die im nachfolgenden Text beschriebenen *statischen* Übungssequenzen können auch *dynamisch* mit den folgenden *Zielen* ausgeführt werden:
– Verbesserung der Rumpfmobilität.
– Verbesserung der Aufmerksamkeit und des Vermögens, Stellungen ändern und korrigieren zu können (Stabilität und Gleichgewicht).

Man kann jede Sequenz (Stellung und Bewegung) einzeln durcharbeiten und trainieren und sie dann erst zum fließenden Ablauf und Gehen zusammensetzen.
Wie immer werden die Übungssequenzen an der gesunden/besseren Seite begonnen.
Zur *Körperhaltung des Therapeuten*: Die Arme sollen möglichst gerade gehalten werden, um das Körpergewicht besser einsetzen zu können.

1. Im Sitzen

A. Aufrichtung des Rumpfes (dynamisch).
B. Stabilisation (statisch).
C. Rollstuhlaktivitäten.

Die Gangschulung beginnt eigentlich schon im Sitzen, da der Patient oft im Rollstuhl zur Behandlung kommt und der Rumpf in dieser Stellung als Vorbereitung für den Stand trainiert werden kann. Zuerst wird die *Sitzstellung* des Patienten beobachtet und gegebenenfalls korrigiert. Wenn der Patient sich z. B. zu einer Seite lehnt, muß er in die *Mittelstellung* gebracht werden; dann muß er lernen, diese (Mitte) beizubehalten. Aus dieser Position heraus können funktionelle Aktivitäten im Rollstuhl folgen.

Beachte Stellung der vorderen Räder des Rollstuhls: Die Räder sind, bei guter Funktion der Bremsen, optimal nach vorne gestellt. Bei schlecht funktionierenden Bremsen können die vorderen Räder quer gestellt werden. Vorsicht vor allem bei rotatorischem Widerstand, da der Rollstuhl dann drehen kann.
In den Abbildungen sind die Räder manchmal quer gestellt, um die Fußposition des Patienten/Therapeuten besser darstellen zu können.

Ausgangsstellung A und B

Patient: Sitzt im Rollstuhl oder auf einem Stuhl mit Rückenlehne.

Therapeut: Steht vor dem Patienten.
(Alternativ: Steht hinter dem Patienten.)

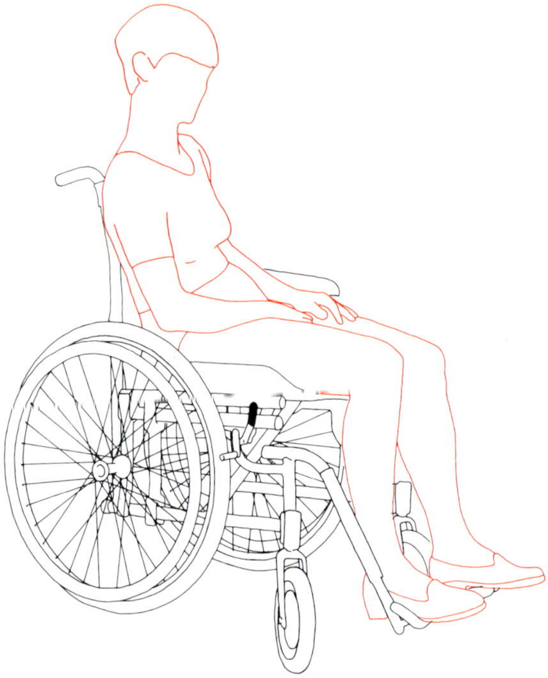

Abb. 6-4: Beispiel der **Sitzstellung** vor der Behandlung.

A. Aufrichtung des Rumpfes erarbeiten (dynamisch)

Manueller Kontakt Mit Lumbrikalgriff:
- beidseitig auf den Schultern;
- einseitig auf der Schulter und dem Kopf;
- auf dem Kopf.

Ausführung Aufrichtung des Rumpfes gegen diagonalen Widerstand von vorne oder hinten mit Betonung des Druckes *diagonal vorne* oder *hinten*.

Vorbereitungskommando Z. B.: «Hochkommen und gerade sitzen!»

Aktionskommando Z. B.: «Hochkommen!», «Gerade sitzen!»

B. Aufrichtung beibehalten / Stabilisation (statisch)*

Manueller Kontakt Mit Lumbrikalgriff:
- beidseitig auf den Schultern;
- einseitig auf der Schulter und dem Kopf;
- einseitig auf der Schulter und am Becken;
- beidseitig auf dem Beckenkamm;
- einseitig am Becken und am Kopf;
- auf dem Kopf.

Ausführung Stabilisation der aufrechten Haltung mit bzw. ohne schneller und beibehaltener Approximation und mit Widerstand.
Betonung des Druckes: *Diagonal vorne, hinten* oder *rotatorisch*.

Beachte
- Keine isolierte Rotation am Kopf! (Siehe Kapitel 3, S. 58.)
- Keine schnelle Approximation am Kopf, nur beibehaltener Druck.

Vorbereitungskommando «Sitzenbleiben!»

Aktionskommando «Halten!», «Bleiben!»

Beachte Diese Übungen A und B können immer wiederholt werden, wenn die Mittelstellung des Rumpfes verloren geht und erneut erarbeitet werden soll. ►

* Siehe auch «Arbeit im Sitzen», Kapitel 4.

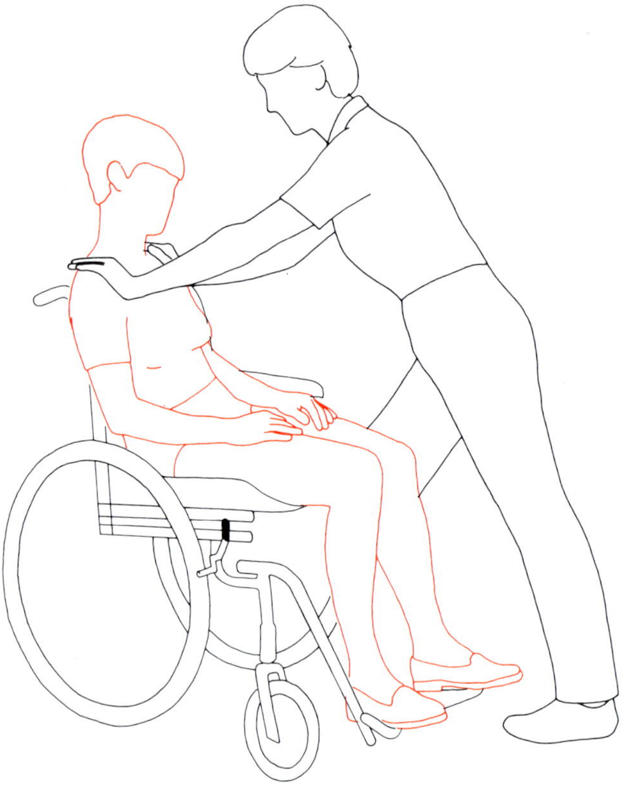

Abb. 6-5: Aufrichtung erarbeiten. *Ausgangsstellung* für dynamische Arbeit mit manuellem Kontakt beidseitig vorne auf den *Schultern*.

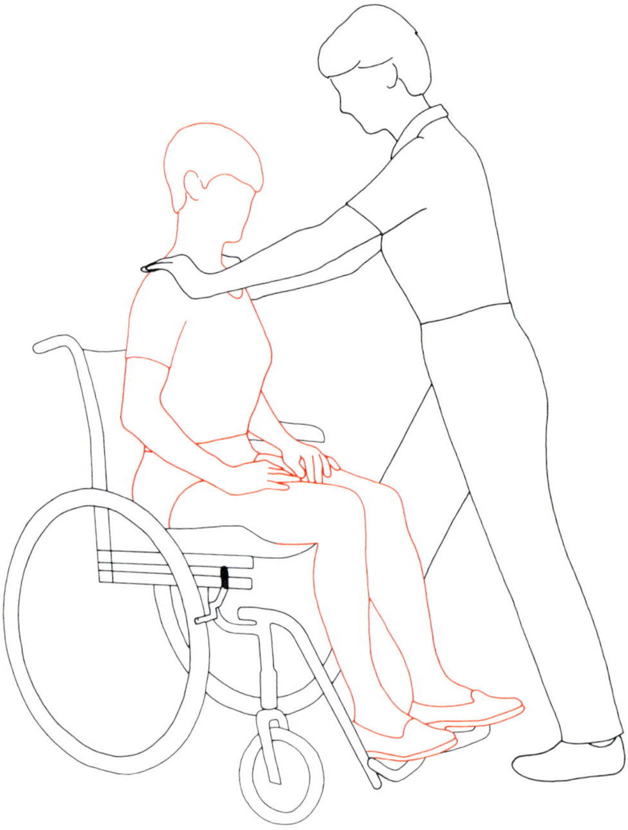

Abb. 6-6: Aufrichtung beibehalten. *Endstellung* für dynamische Arbeit mit **Stabilisation** in der Mittelstellung. Manueller Kontakt beidseitig vorne auf den *Schultern*.

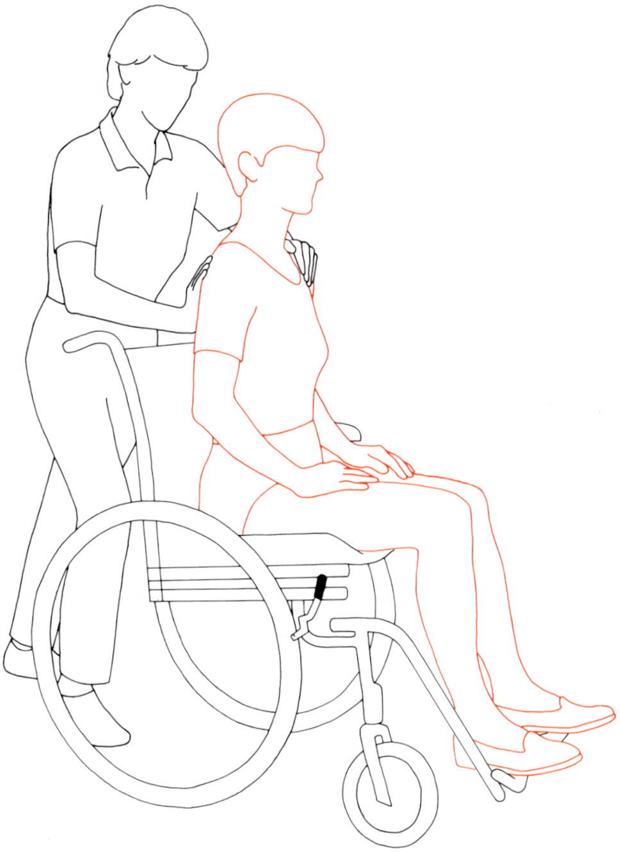

Abb. 6-7: Aufrichtung beibehalten (Forts.). Stabilisation in der Mittelstellung. Manueller Kontakt beidseitig vorne und hinten auf den *Schultern* mit diagonalem rotatorischem Widerstand. *(Alternative Ausgangsstellung* des Therapeuten: *hinter dem Patienten.)*

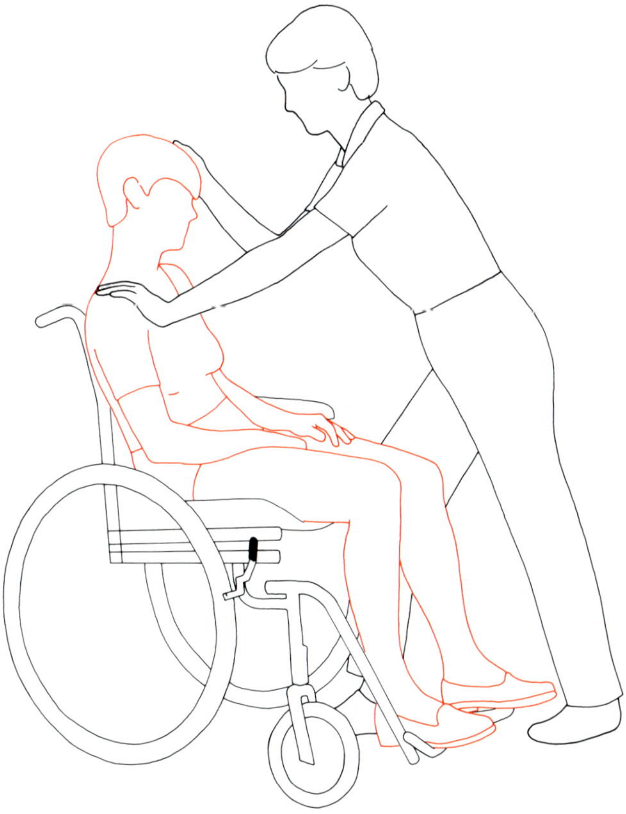

Abb. 6-8: Aufrichtung erarbeiten. *Ausgangsstellung* für dynamische Arbeit. Manueller Kontakt einseitig an *Schulter* und *Kopf*.

▶

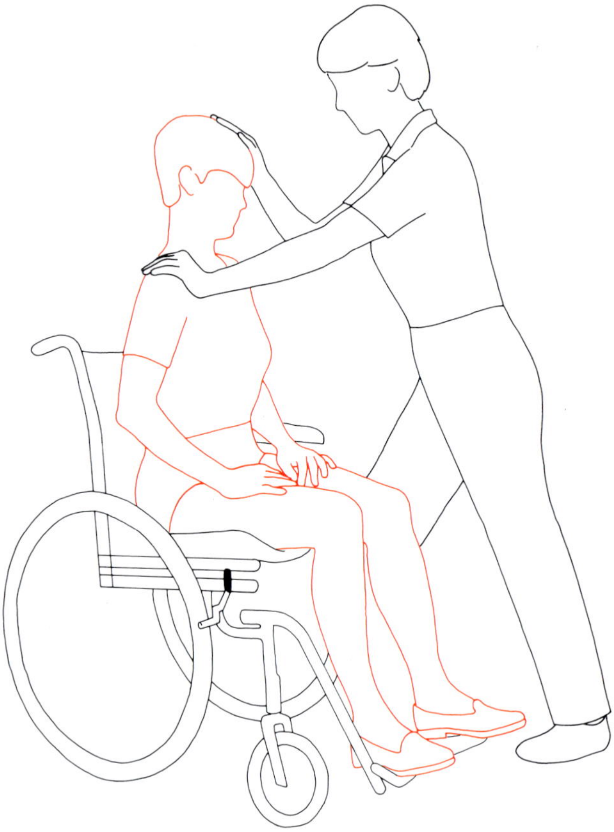

Abb. 6-9: Aufrichtung beibehalten. *Endstellung* für dynamische Arbeit mit **Stabilisation** in der Mittelstellung. Manueller Kontakt einseitig an *Schulter* und *Kopf*.

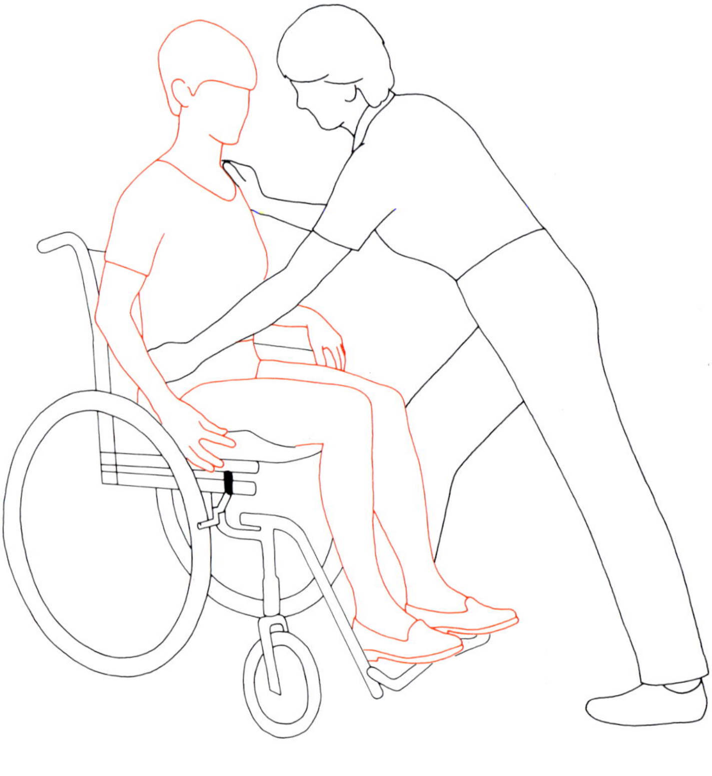

Abb. 6-10: Aufrichtung beibehalten (Forts.). Stabilisation in der Mittelstellung mit dem *alternativen manuellen Kontakt* einseitig vorne an *Schulter* und *Becken*.

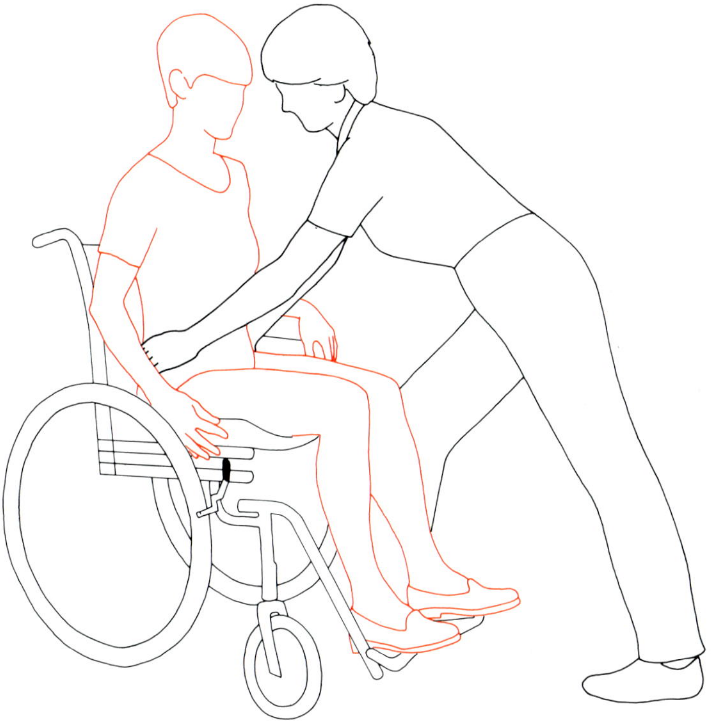

Abb. 6-11: Aufrichtung beibehalten (Forts.). Stabilisation in der Mittelstellung mit dem *alternativen manuellen Kontakt beidseitig vorne am Becken*.

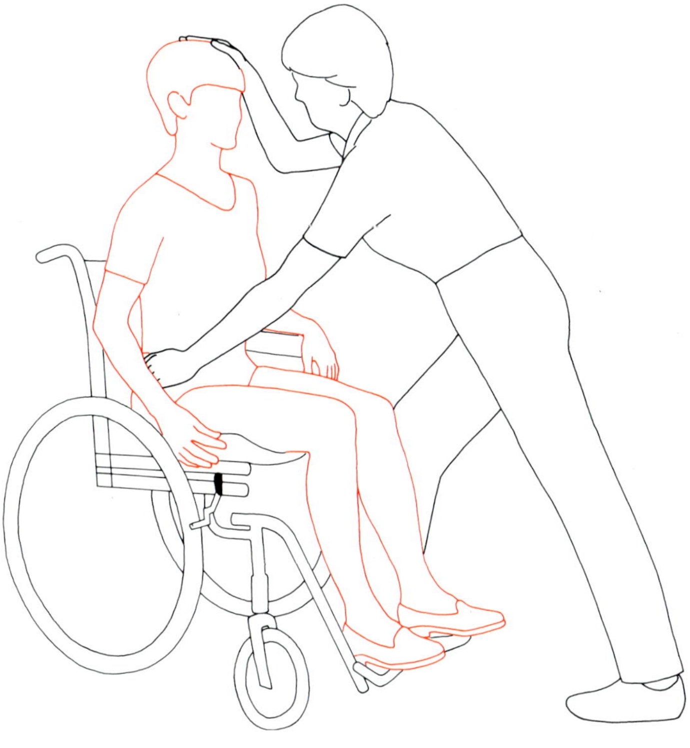

Abb. 6-12: Aufrichtung beibehalten (Forts.). Stabilisation in der Mittelstellung mit dem *alternativen manuellen Kontakt einseitig vorne an Becken und Kopf*.

C. Rollstuhlaktivitäten

a) Bremsen.
b) Fußstützen.
c) Rollstuhl vor- und rückwärtsfahren und drehen.

Wenn der Patient im Rollstuhl zur Behandlung kommt, werden Aktivitäten im Rollstuhl geübt, um Sicherheit und Selbständigkeit zu trainieren. Dieser Teil kann auch in Verbindung mit dem *Selbsthilfetraining/«ADL»* geübt werden.

a) Bremsen zu- und aufmachen

Ausgangsstellung *Patient:* Sitzt im Rollstuhl in Mittelstellung.
Therapeut: Steht vor oder hinter dem Patienten.

Manueller Kontakt Mit dem Lumbrikalgriff vorne an der Schulter und distal an der ulnaren und radialen Seite des Unterarmes.
(Alternativ: Distal am Unterarm und am Kopf, um den Blickkontakt zur Bremse zu verstärken.)

Ausführung Der Patient wird aufgefordert, zur Bremse herüberzureichen und die Bremse zu greifen, auf- und zuzumachen.

Vorbereitungskommando
- «Herüberreichen und nach der Bremse greifen!»
- «Bremse aufmachen!»
- «Bremse zumachen!»

Aktionskommando
- «Herüberreichen und greifen!»
- «Aufmachen!»
- «Zumachen!»

Beachte
- Mit der besseren Seite anfangen. Wenn die Bremse mit der betroffenen Seite betätigt wird, dann auch diese Seite üben.
- Der Patient soll die Bewegung mit dem Blick verfolgen.
- Beim Griff an die Bremse kann auch an den Fingern und dem Daumen Widerstand gegeben werden, damit der Patient die Bremse gut umfaßt.

Abb. 6-13: «Zur Bremse herüberreichen» mit manuellem Kontakt vorne an der *Schulter* und am *distalen Unterarm*. Kopf und Blick folgen auf dem Bild nicht, was zusätzlich noch geübt werden muß.

Abb. 6-14: «Zur Bremse herüberreichen» (Forts.) mit *alternativem manuellem Kontakt* am *distalen Unterarm* und am *Kopf*, um den Blickkontakt zu verstärken.

Abb. 6-15: Bearbeitung der Greiffunktion an der gleichen Seite.

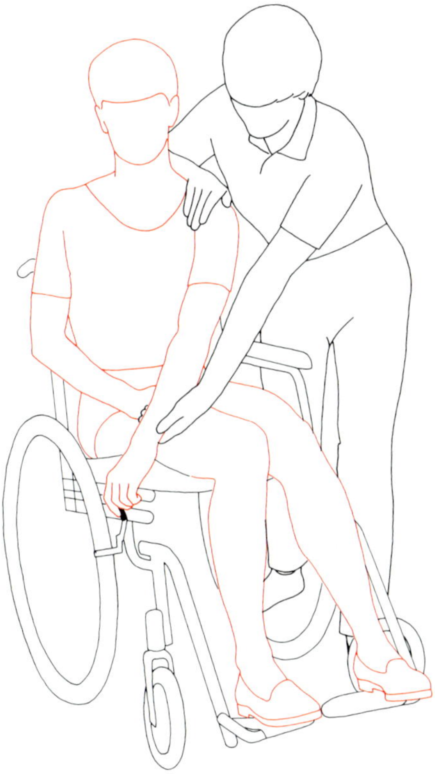

Abb. 6-13

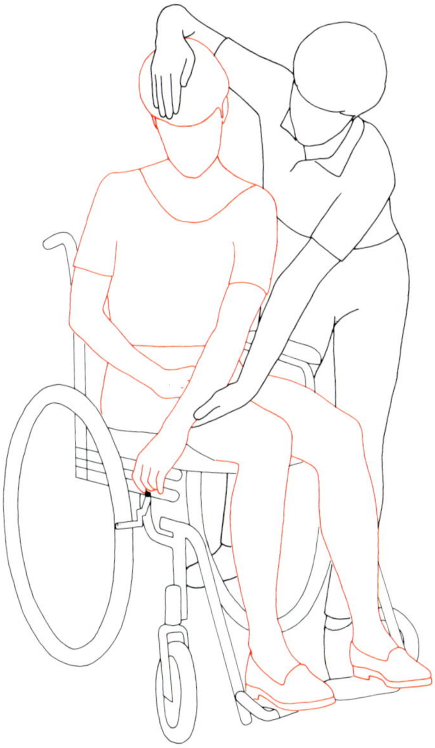

Abb. 6-14

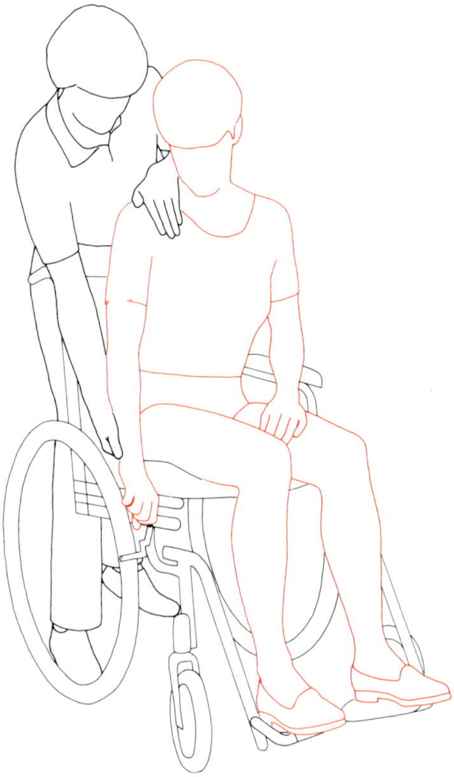

Abb. 6-15

b) Fußstützen hoch- und herunterklappen

Der betroffene Fuß wird z. B. folgendermaßen von der Fußstütze weggenommen:
- Aktiv mit/ohne Widerstand;
- aktiv unterstützt oder passiv mit Hilfe der Hand/des Unterarmes oder des anderen Fußes.

Danach kann das Hochklappen der Fußstütze geübt werden.

Ausgangsstellung

Patient: Sitzt im Rollstuhl in Mittelstellung mit dem betroffenen Fuß auf dem Boden und mit dem anderen auf der Fußstütze.

Therapeut: Steht vor dem Patienten, eventuell im einseitigen Kniestand.

Manueller Kontakt

- An der Vorder- und Innenseite des Fußes und Oberschenkels des nicht betroffenen Beines beim Hochklappen der Fußstütze an der betroffenen Seite.
- An der Vorder- und Außenseite des Fußes und Oberschenkels des nicht betroffenen Beines beim Hochklappen der Fußstütze an der gleichen Seite.
- Das gleiche gilt umgekehrt für das betroffene Bein.

Ausführung

Die Fußstütze wird mit dem Fuß gegen diagonalen Widerstand hochgeklappt.

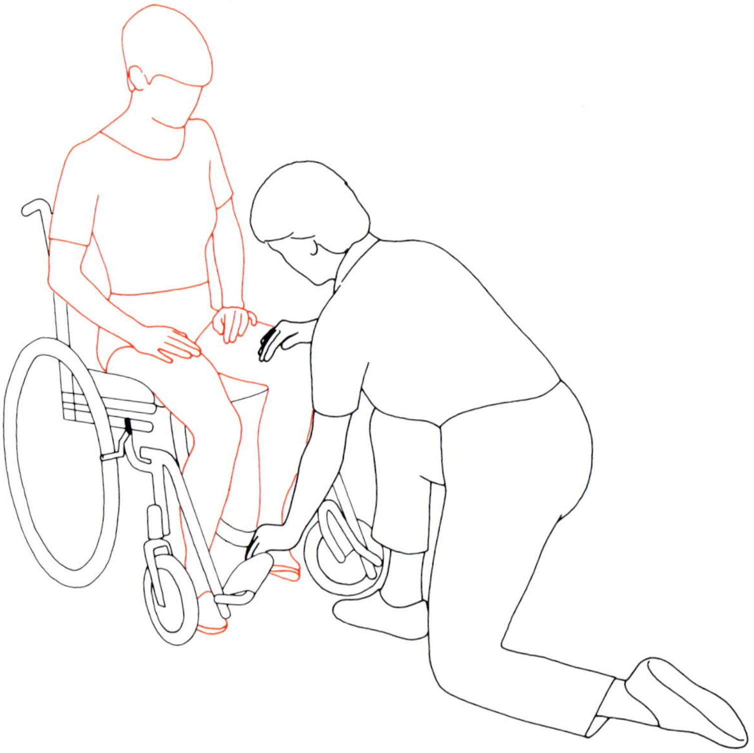

Abb. 6-16: Hochklappen der Fußstütze mit dem *kräftigeren Fuß.*

Vorbereitungskommando «Fußstütze mit dem Fuß hochklappen!»

Aktionskommando «Fußstütze hochklappen!»

Beachte Die Fußstütze kann natürlich auch mit der Hand hochgeklappt werden. Vorsicht: Kippgefahr!

c) Rollstuhl vorwärts- und rückwärtsfahren und drehen

Widerstand wird in die jeweilige Richtung auf die Hand am Rad gegeben. Manche Patienten fahren den Rollstuhl auch durch Abstoßen mit dem Fuß am Boden, eventuell mit zusätzlicher Steuerung mit der Hand am Rad. Der Widerstand kann dann gegen den Fuß am Boden gegeben werden, damit der Patient leichter stoßen kann, um nach vorne oder hinten zu kommen.

Die Sitzbalance und die Aufrechterhaltung des Rumpfes eventuell erneut überprüfen, unterstützen und stabilisieren.

2. Vorbereitung für das Aufstehen

A. Im Stuhl nach vorne rutschen («Scooting»).
B. Den Barren greifen.
C. Das Körpergewicht nach vorne verlagern.

In der Vorbereitung für das Aufstehen können natürlich die vorstehend aufgeführten *Punkte A–C* je nach Situation des Patienten *vertauscht* werden.

Ausgangsstellung *Patient:* Sitzt.
Therapeut: Steht in Schrittstellung vor dem Patienten.

A. Im Stuhl nach vorne rutschen

Manueller Kontakt Mit Lumbrikalgriff beidseitig am Beckenkamm.
(Alternativ: Ein- oder beidseitig am Tuber ischiadicum, wenn die Bewegung aktiv unterstützt oder passiv durchgeführt werden muß.)

Ausführung
- Vordehnung und eventueller Dehnreiz/«Stretch» der einen Beckenseite in Richtung posteriore Depression.
- Der Patient bewegt das Becken in Richtung nach vorne-oben (ant. Elev.), verlagert dabei das Gewicht auf die andere Seite und rutscht vor. Dabei auch angepaßten Widerstand geben.
- Dann das gleiche mit der anderen Seite. Wiederholen, bis der Patient in der gewünschten Stellung vorne am Stuhl angekommen ist.

Vorbereitungskommando «Mit dem Gesäß nach vorne im Stuhl rutschen, eine Seite nach der anderen!»

Aktionskommando Z. B.: «Rechts vor!», «Links vor!»

Beachte Das Zurückrutschen im Stuhl kann auch durchgeführt werden, wobei der Griff an der *Rückseite des Beckens* ansetzt. Das Becken bewegt sich dabei in Richtung hinten-oben (post. Elev.).

Die Sitzbalance und die Aufrechterhaltung des Rumpfes eventuell erneut überprüfen, unterstützen und stabilisieren.

Abb. 6-17: Vorrutschen im Stuhl. *Ausgangsstellung* mit Vordehnung in Richtung post. Depr.

Abb. 6-18: Vorrutschen im Stuhl (Forts.): *Gewichtsverlagerung* und *Vorrutschen* bei gleichzeitiger Bewegung des Beckens nach vorne-oben.

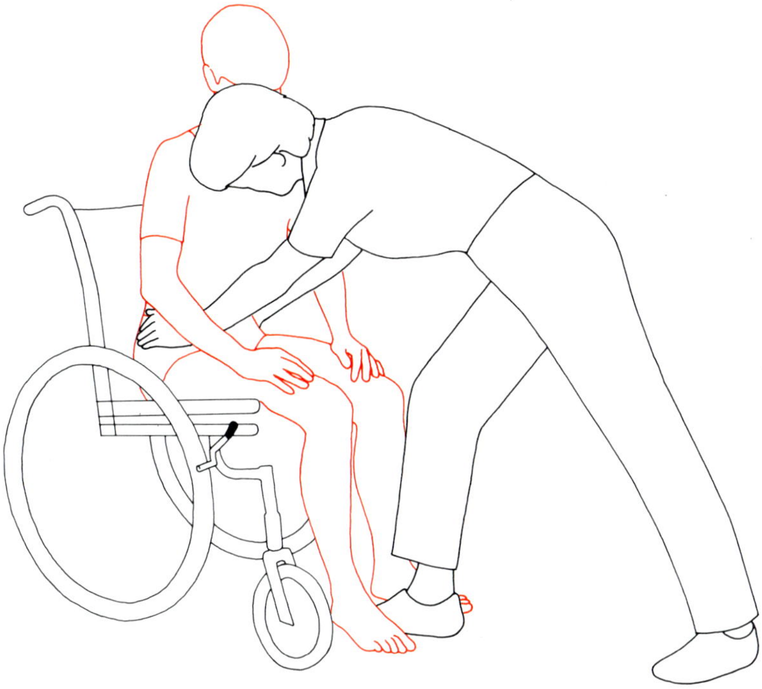

Abb. 6-17

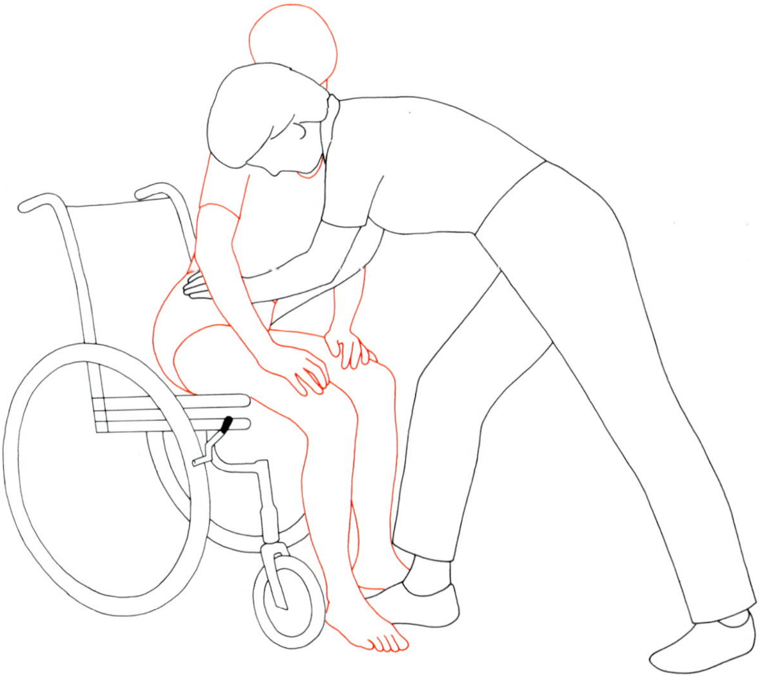

Abb. 6-18

▶

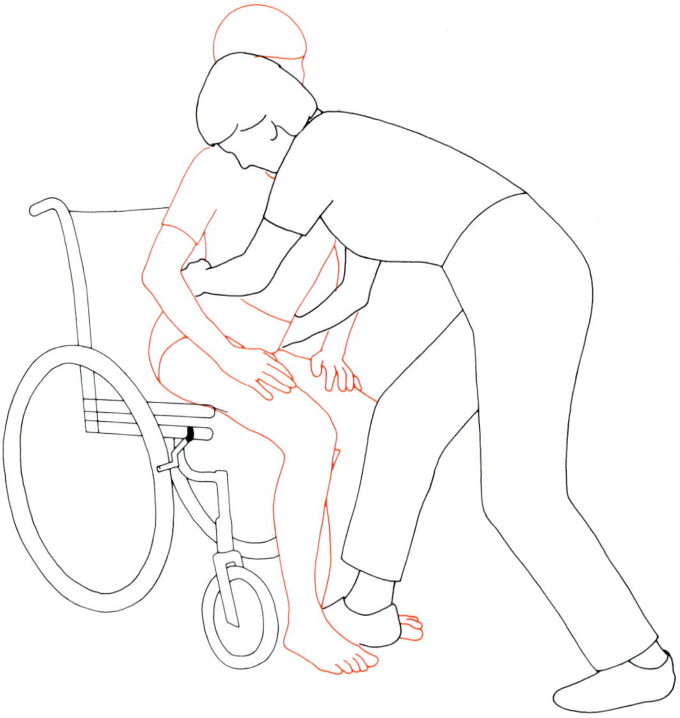

Abb. 6-19: Zurückrutschen im Stuhl mit post. Elev. des Beckens nach evtl. Vordehnung in Richtung ant. Depr.

B. Den Barren greifen

Manueller Kontakt Mit Lumbrikalgriff an der vorderen Seite der Schulter und distal an der ulnaren/radialen Seite des Unterarmes.

Ausführung Der Patient reicht schräg nach vorne und greift den Barren. Der Bewegung wird diagonaler Widerstand gegeben, wobei beachtet werden soll, daß die Schulter auch nach vorne kommt.

Vorbereitungskommando «Mit der Hand den Barren greifen!»

Aktionskommando «Barren greifen!»

Beachte
- Wenn auch die betroffene Hand greifen kann, wird das gleiche für diese Seite durchgeführt. Sonst kann die Hand entweder im Schoß oder auf der Armstütze liegen.
- Das Festhalten am Barren kann mit der Stabilisation des Griffes geübt werden.

Die Sitzbalance und die Aufrechterhaltung des Rumpfes eventuell erneut überprüfen, unterstützen und stabilisieren.

C. Das Körpergewicht nach vorne verlagern

Manueller Kontakt Beidseitig vorne auf den Schultern.
(Alternativ: Einseitig an der Vorderseite der Schulter und distal an der ulnaren/radialen Seite des Unterarmes, wenn die Punkte B und C, d.h. «den Barren greifen und das Körpergewicht gleichzeitig nach vorne verlagern», so oder umgekehrt durchgeführt werden.)

Ausführung Der Rumpf wird gegen diagonalen Widerstand nach vorne geführt.

Vorbereitungskommando «Den Rumpf nach vorne führen!»

Aktionskommando «Vorkommen!»

Die Sitzbalance und die Aufrechterhaltung des Rumpfes eventuell erneut überprüfen, unterstützen und stabilisieren. ▶

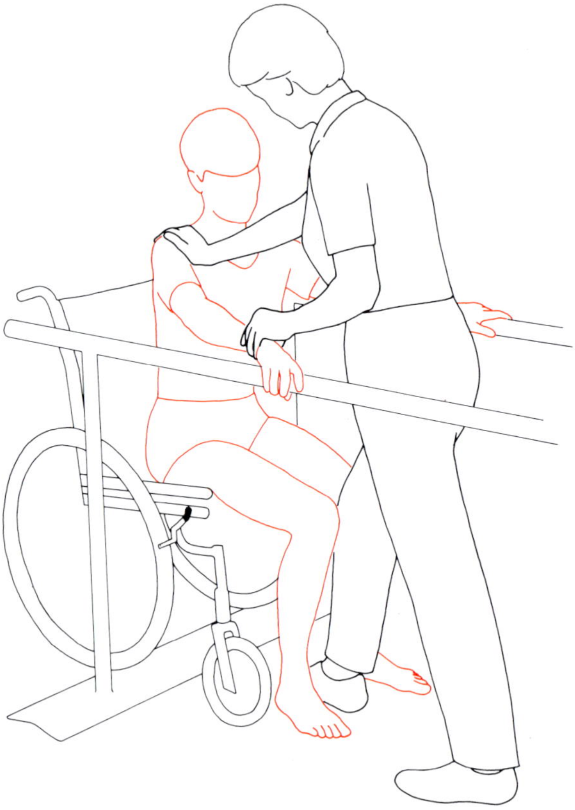

Abb. 6-20: Barren greifen.

Abb. 6-21: Stabilisation des Griffes am Barren mit *Prüfung des Hand-/Fingerschlusses.*

Abb. 6-22: Rumpf vorwärts verlagern.

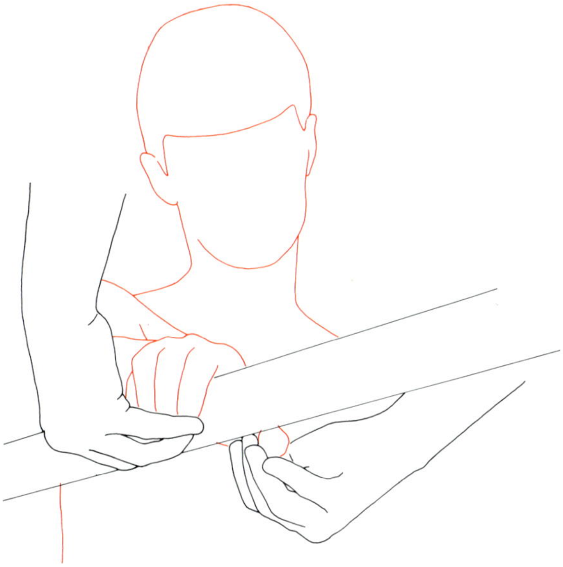

Abb. 6-21

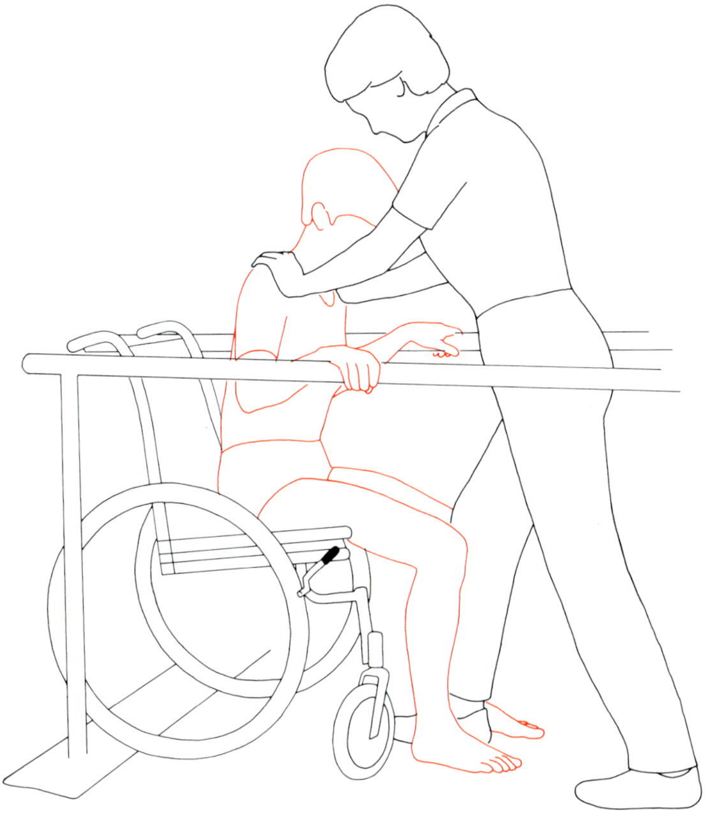

Abb. 6-22

3. Vom Sitz zum Stand

A. Becken kippen und aufrichten («Rocking of pelvis»).
B. Hoch zum Stand (und zurück).

Das nicht betroffene Bein etwas nach hinten stellen, so daß der Patient sich über diese Seite zum Stand hochstemmen kann. Das betroffene Bein etwas vor, so daß der Fuß senkrecht unter dem Kniegelenk steht.

Wenn der Patient nicht in der Lage sein wird, beim Aufstehen das betroffene Bein zu strecken, wird dieses vom Therapeuten stabilisiert. Er stellt seinen Fuß seitlich neben den Fuß des Patienten und stabilisiert dessen Kniegelenk mit seinem. Dieser Vorgang der «Blockierung» wird *«Cross-Blocking»* genannt (siehe Abb. 6-23).

Ausgangsstellung

Patient: Sitzt mit dem Schwerpunkt des Oberkörpers senkrecht über der Unterstützungsfläche. Die Hände greifen am Barren.

Therapeut: Steht in Schrittstellung diagonal vor dem Patienten.

A. Becken kippen und aufrichten

Manueller Kontakt

Beidseitig am Beckenkamm.

Ausführung

- Das Becken wird passiv vom Therapeuten für die Vordehnung und den eventuellen Dehnreiz/«Stretch» aufgerichtet.
- Der Patient wird aufgefordert, sein Becken gegen Widerstand zu kippen.
- Die Sequenz mit Beckenkippung und -aufrichtung kann vorher in der jeweiligen Bewegungsrichtung auch einzeln geschult werden, um das Gefühl für die verschiedenen Beckenstellungen zu üben (Vordehnung, Dehnreiz/«Stretch» und Widerstand).

Vorbereitungskommando

«Das Becken gegen meine Hand vorführen!» (Kippung).

Aktionskommando

«Becken vor!»

Abb. 6-23: Erarbeiten der Beckenkippung. *Ausgangsstellung mit Beckenaufrichtung.* Blockierung des Beines, sog. *«Cross-Blocking»,* als Vorbereitung für das Aufstehen.

Abb. 6-24: Erarbeiten der Beckenkippung (Forts.). *Endstellung* mit *Beckenkippung.*

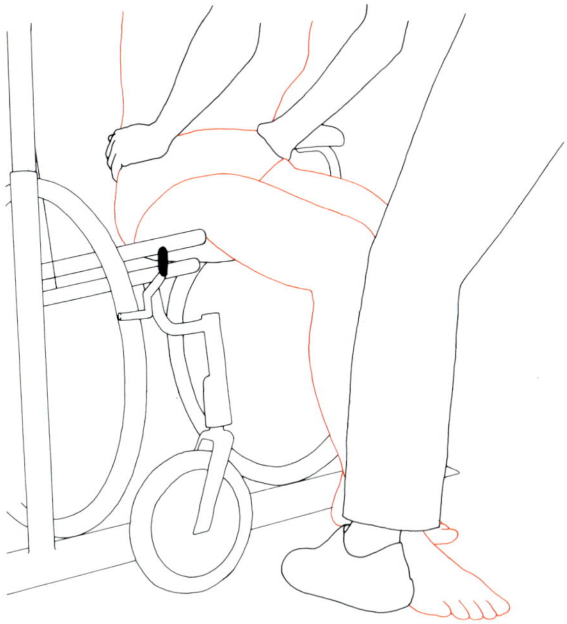

Abb. 6-23

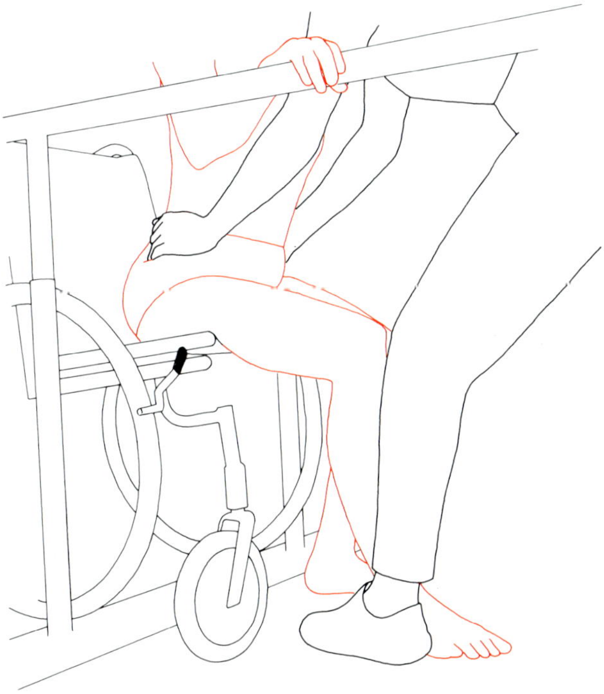

Abb. 6-24

B. Hoch zum Stand (und zurück)

Manueller Kontakt Beidseitig am Beckenkamm.

Ausführung Man fordert den Patienten auf, den Oberkörper nach vorne zu führen und sich mit dem hinteren Bein zum Stand hochzustemmen.

Vorbereitungskommando «Oberkörper vor und mit dem hinteren Bein zum Stand hochstemmen!»

Aktionskommando «Aufstehen!» (vom Sitz zum Stand).

Beachte Den *Widerstand beim Hochstemmen anpassen* und variieren, damit die Bewegung gleichmäßig wird.

Ausführung (Forts.) Die *Bewegung nach vorne* wird *im Stand weitergeführt*, bis das *Becken vorkommt* und das *Körpergewicht senkrecht* über dem Standbein ist, wobei diese Stellung dann mit beidseitiger Approximation stabilisiert wird («Stabilisierung», «Stabilisierende Umkehr»). Die Approximation wird an der Standbeinseite verstärkt betont.

Vorbereitungskommando «Weiter vor, über dem Bein stehenbleiben!»

Aktionskommando
- «Weiter vorkommen!» (über das Standbein).
- «Stehenbleiben!» (bei der Approximation/Stabilisation).

Beachte Es ist von großer Bedeutung, daß der Patient sich auch *kontrolliert hinsetzen* kann (exzentrische Muskelarbeit), wobei der manuelle Kontakt am Becken bleibt.

Vorbereitungskommando «Langsam in den Stuhl zurücksetzen, an meiner Hand bleiben!» (Alternativ: «Lassen Sie sich nicht von mir zu schnell zurückdrücken; die Bewegung bremsen!»)

Aktionskommando «Langsam hinsetzen!»

Abb. 6-25: Zum Stand kommen, mit *Blockierung* des Beines.

Abb. 6-26: Im Stand. *Approximation* des Standbeines.

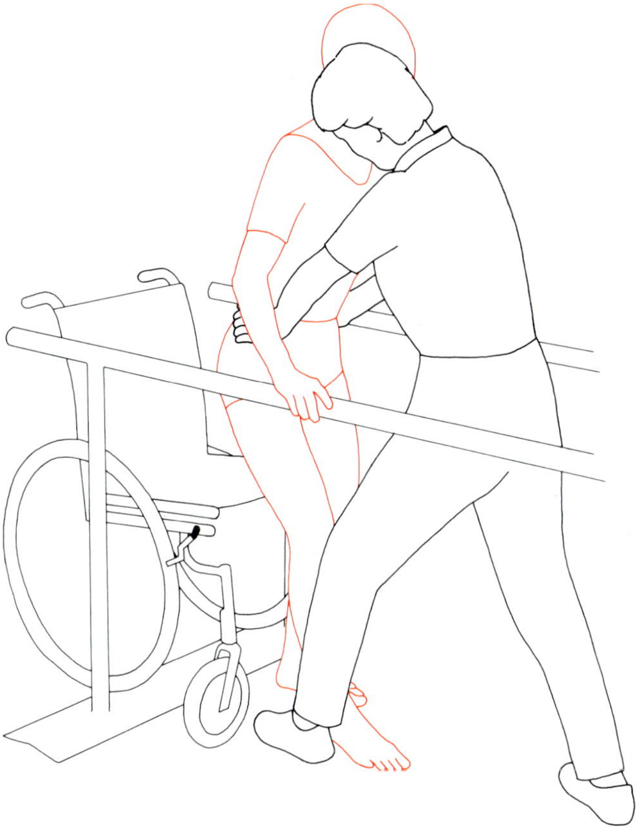

Abb. 6-25

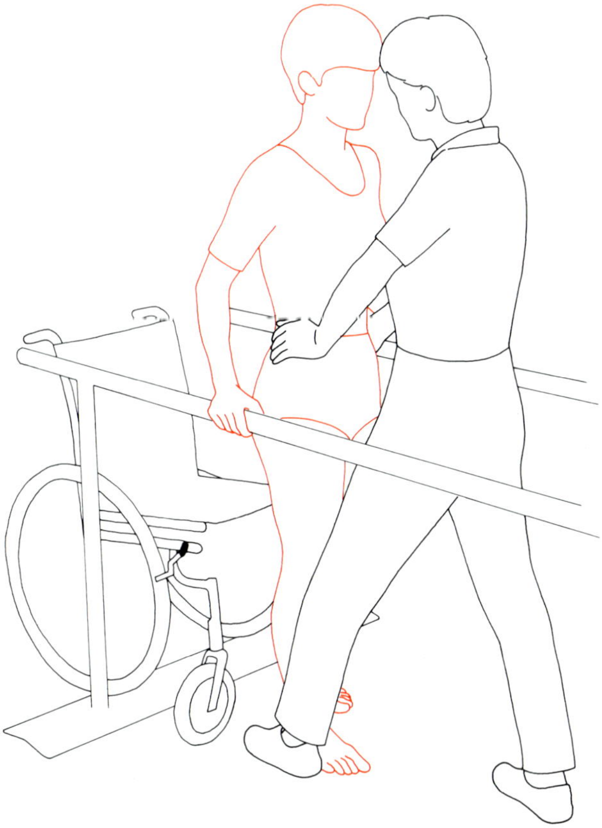

Abb. 6-26

▶

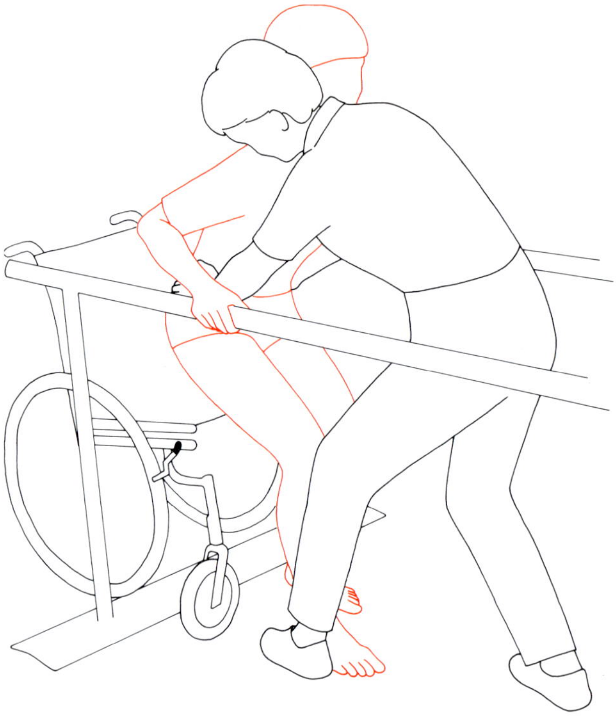

Abb. 6-27: Hinsetzen. Zurück zum Sitz kommt der Patient mit *exzentrischer Muskelarbeit*.

Kombination von A und B: Becken kippen und hoch zum Stand kommen

Die Technik der «Rhythmischen Bewegungseinleitung» kann bei der Schulung des Hochstemmens angewandt werden, um dem Patienten diese Bewegung zu erleichtern.

Ausführung Das *Becken* wiederholt in Aufrichtung und *Kippung* zunächst passiv führen. Dann wird die Kippung unterstützt bis aktiv gegen zunehmenden Widerstand geübt.

Vorbereitungskommando (Rhythm. Bewegungseinleitung)
- «Das Becken von mir bewegen lassen!»
- «Ein wenig mithelfen!»
- «Noch mehr mithelfen, vorschieben!»

Aktionskommando (Vordehnung, evtl. Dehnreiz/«Stretch» und Widerstand)
«Eins – zwei – drei – *vor!*»
(Bei «1 – 2 – 3»: Vordehnung [wiederholt in Aufrichtung mit zunächst unterstützter, dann aktiver Kippung].
Bei «vor»: Aktive Kippung.)

Wenn die Beckenkippung geübt ist, wird die nächste Sequenz, das *Hochstemmen zum Stand,* hinzugefügt:
Hochstemmen: Vordehnung – Dehnreiz/«Stretch» – Widerstand und hoch zum Stand stemmen.

Ausführung (Forts.) Das Becken wird passiv in Aufrichtung und aktiv gegen zunehmenden, angepaßten Widerstand in Kippung geführt. Man benutzt jetzt z. B. die 1, 2, 3-Zählung, um zum Hochstemmen aufzufordern. (Bei «1 – 2 – 3»: Vordehnung in die Aufrichtung, wonach jedesmal das Becken aktiv gekippt wird. Nach «3» fügt man «Und hoch» dazu, wobei der Patient sich zum Stand hochstemmt.)

Steigerung Nach dem Hochkommen in den Stand wird die Bewegung nach vorne bis in die *mittlere Standphase* weitergeführt, wobei das Körpergewicht senkrecht über dem Standbein liegt.

Vorbereitungskommando «Das Becken gegen meine Hand nach vorne führen und auf «3» den Oberkörper vorführen und mit dem hinteren Bein zum Stand hochstemmen!»

Aktionskommando
- «1 – 2 – 3»... (passive Aufrichtung und aktive Kippung).
- «Hochstemmen!», «Aufstehen!» (vom Sitz zum Stand).
- «Weiter vorkommen!» (über das Standbein).
- «Stehenbleiben!» (Approximation/Stabilisation).

4. Im Stand

A. Rumpfstabilisation.
B. Vorbereitung für die Schwungphase (Fazilitation der Beckenbewegungen im Stand).
C. Vorbereitung für die (Schwung- und) Standphase (Stabilisation und Fazilitation der Beckenbewegungen im Einbeinstand).

A. Rumpfstabilisation im Breitstand bzw. in Schrittstellung

Ausgangsstellung
Patient: Steht im Gehbarren und hält sich am Barren fest.

Therapeut: Steht in Schrittstellung diagonal vor dem Patienten. (Alternativ: Der Therapeut steht hinter dem Patienten, besonders bei großen Patienten.)

Manueller Kontakt
Mit Lumbrikalgriff beidseitig am Beckenkamm.
(Alternativ: – einseitig an Becken und Schulter;
– beidseitig an den Schultern;
– einseitig an Schulter und Kopf;
– auf dem Kopf.)

Ausführung
Eine *schnelle beidseitige Approximation* mit an- und abschwellendem *Widerstand* wird je nach Technik/Behandlungsverfahren gegeben.

Richtung der Approximation: schräg nach hinten-unten, in Richtung posteriore Depression.
Richtung der Widerstände: diagonal von anterior nach posterior, posterior nach anterior und rotatorisch in beiden Diagonalen.

Vorbereitungskommando
Z. B.: «Gerade stehen, stehen bleiben!»

Aktionskommando
Z. B.: «Halten!», «Bleiben!»

Steigerung
a) Die Übungen können auf stabiler Basis im Breitstand mit *gleicher Belastung beider Füße* durchgeführt werden.
b) Als Vorbereitung für die Gewichtsverlagerung und -übernahme beim Gang kann die *Belastung abwechselnd* links/rechts im Breitstand oder am vorderen bzw. hinteren Fuß in Schrittstellung sein. Das betroffene/nicht betroffene Bein kann im Wechsel vorne/hinten stehen.
c) Der Patient steht mit dem Gewicht z. B. auf dem rechten Bein. Diese Position stabilisieren und dann eine Gewichtsverlagerung gegen Widerstand nach links, gefolgt von *Stabilisation* und *Gewichtsverlagerung* auf das linke Bein durchführen. Die Stabilisation des Rumpfes muß beibehalten werden.

Beachte
- *Keine schnelle Approximation am Kopf!* Nur Kompression unter Berücksichtigung der neutralen Kopfstellung geben.
- *Zeit lassen,* um den Widerstand aufzubauen.
- *Kommando* der erwünschten Kontraktionskraft anpassen.

Als Steigerung kann die Stabilisation ohne Approximation ausgeführt werden, damit der Patient die Stellung selbst halten lernt.

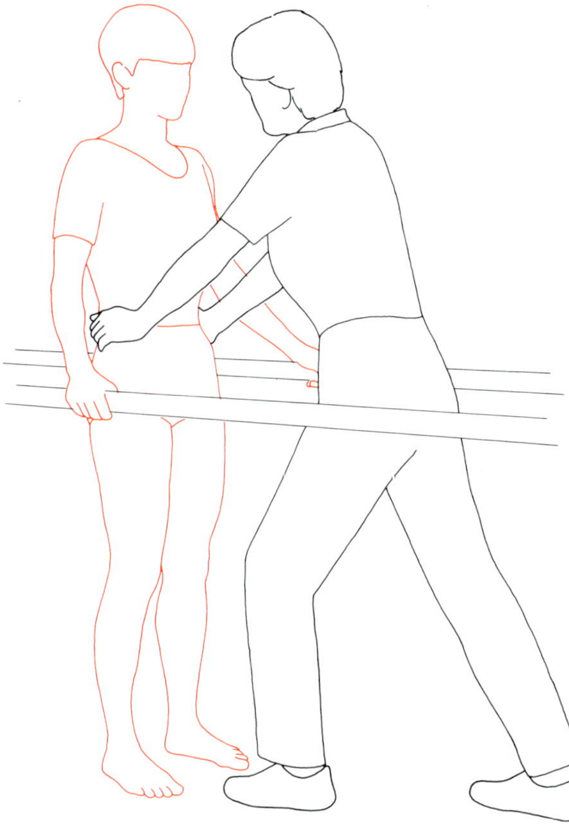

Abb. 6-28: Stabilisation im Breitstand mit manuellem Kontakt beidseitig am *Becken*. Widerstandsrichtung *diagonal links vorne → rechts hinten.* ▶

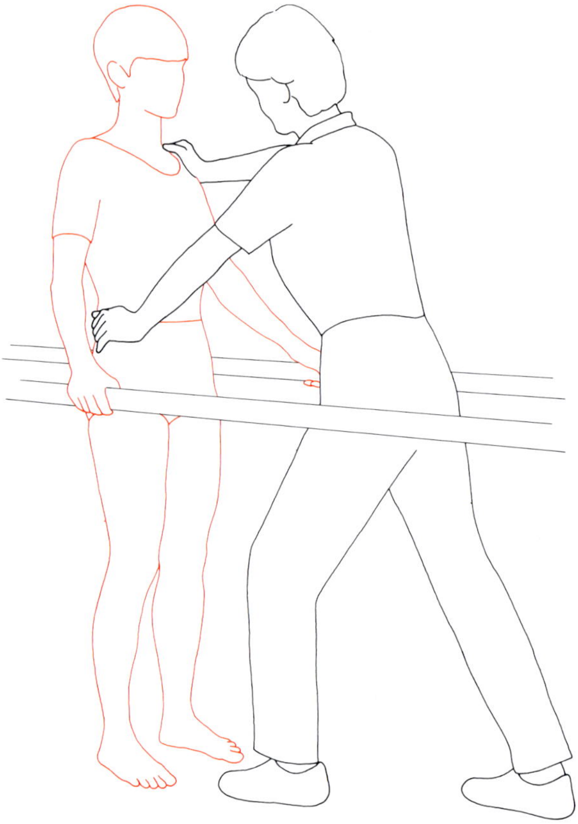

Abb. 6-29: Stabilisation im Breitstand (Forts.) mit manuellem Kontakt einseitig an *Becken* und *Schulter*. Widerstandsrichtung *diagonal links vorne → rechts hinten*.

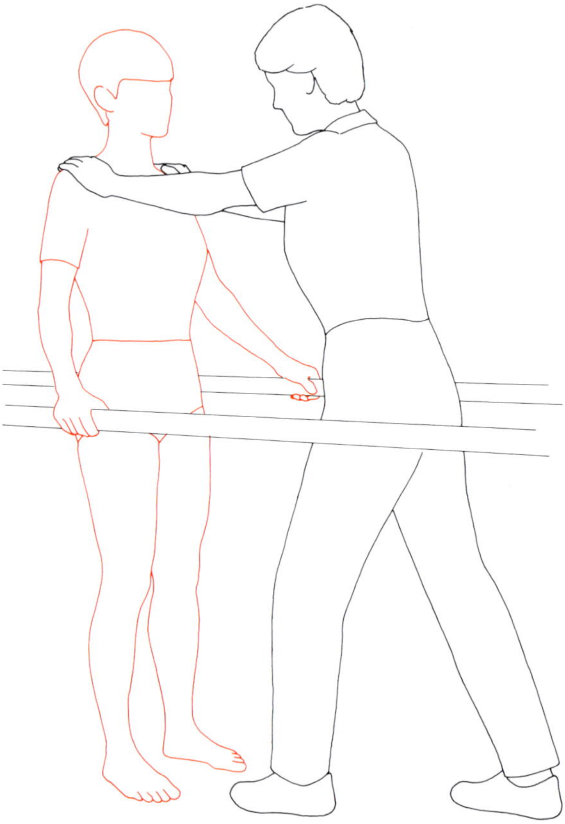

Abb. 6-30: Stabilisation im Breitstand (Forts.) mit manuellem Kontakt beidseitig auf den *Schultern*. Widerstandsrichtung *diagonal von vorne nach hinten*.

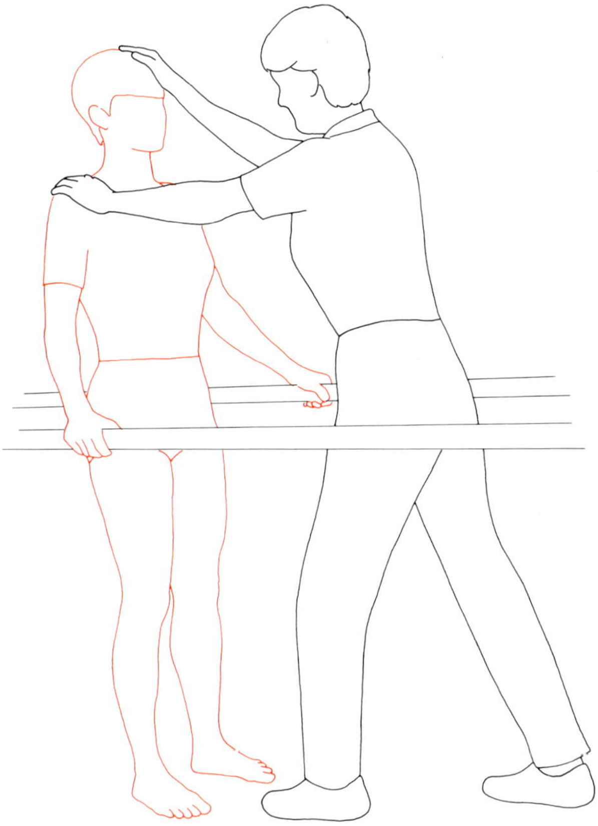

Abb. 6-31: Stabilisation im Breitstand (Forts.) mit manuellem Kontakt an der *Schulter* und am *Kopf*. Widerstandsrichtung *diagonal von vorne nach hinten.*

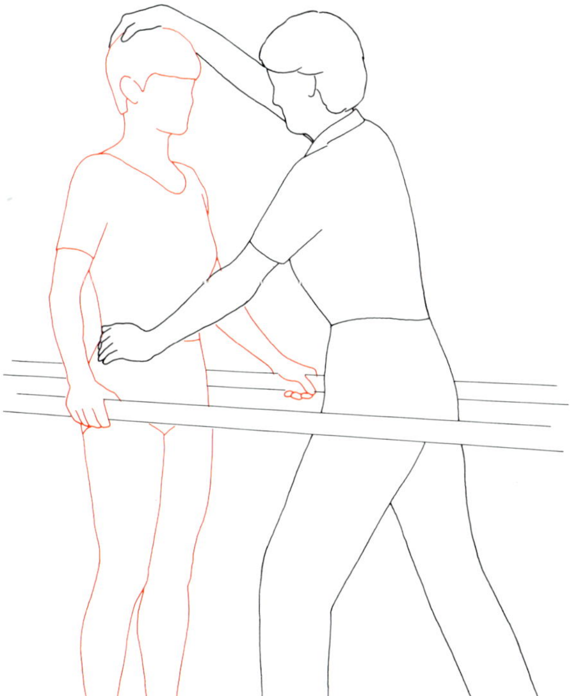

Abb. 6-32: Stabilisation im Breitstand (Forts.) mit manuellem Kontakt am *Kopf* und auf dem *Becken*. Widerstandsrichtung *diagonal links hinten → rechts vorne am Kopf* und *rechts vorne → links hinten* am *Becken*. Diese Kombination ergibt eine gute Aufrichtung des Rumpfes. ▶

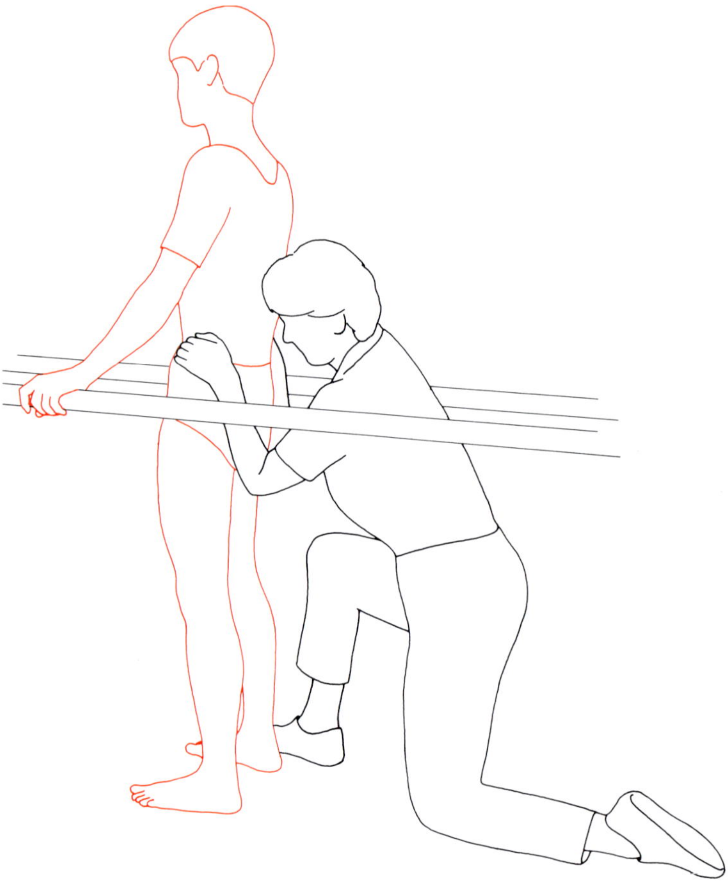

Abb. 6-33: Stabilisation im Breitstand (Forts.) mit dem *alternativen manuellen Kontakt* beidseitig hinten am *Becken*. Die Beckenaufrichtung wird mit den Unterarmen des Therapeuten erreicht und beibehalten. Der Therapeut kann z. B. auch auf einem Hocker sitzen.

B. Vorbereitung für die Schwungphase
(Fazilitation der Beckenbewegungen im Stand)

Die Schwungphase wird durch Fazilitieren der dazu nötigen Beckenbewegungen vorbereitet. Dabei wird die Beckendiagonale ant. Elev.—post. Depr. benutzt. Zunächst wird eine *Approximation* am Becken an beiden Seiten gegeben, betont aber auf der *Standbeinseite*. Dann wird die Bekkenseite des Schwungbeines in die *Vordehnung* geführt, in Richtung posteriore Depression. Nun erfolgt der *Dehnreiz/«Stretch»* in der gleichen Richtung; die Approximation an der Standbeinseite wird beibehalten, und der Patient bewegt sein Becken gegen Widerstand in Richtung anteriore Elevation.

Ausgangsstellung *Patient:* a) Im Breitstand; b) in Schrittstellung.

Therapeut: Steht in Schrittstellung diagonal vor dem Patienten. (Alternativ: Steht hinter dem Patienten.)

Manueller Kontakt Mit Lumbrikalgriff beidseitig am Beckenkamm.

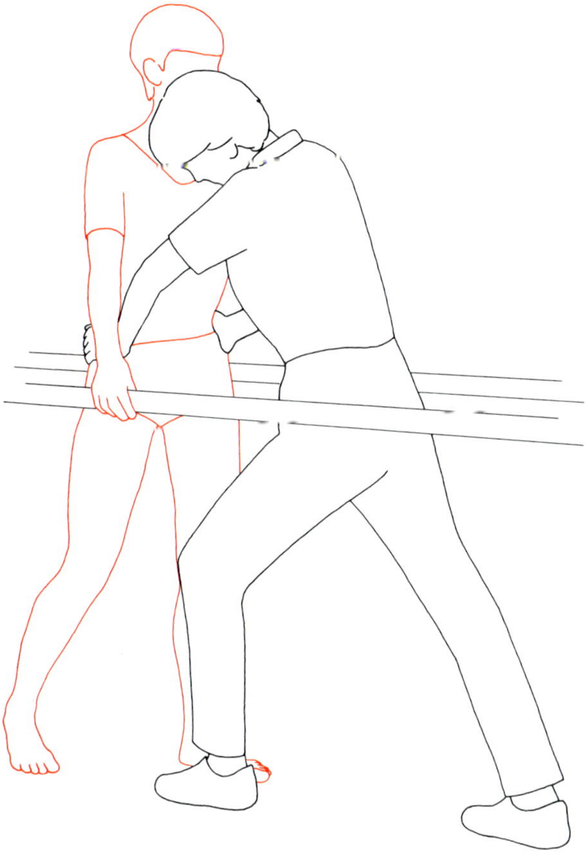

Abb. 6-34: Schrittstellung mit Gewichtsverlagerung am *vorderen Bein*. Stabilisation am Standbein, Dehnreiz/«Stretch» am «Schwungbein». ▶

Ausführung Stabilisation ohne/mit Gewichtsverlagerung nach rechts oder links oder am vorderen bzw. hinteren Fuß.
Die Approximation wird an der Standbeinseite betont, damit die Belastung an dieser Seite übernommen wird.

Aktionskommando «Halten!», «Stehenbleiben!»

Ausführung (Forts.) Das Becken an der Schwungbeinseite wird passiv in Richtung hinten-unten (post. Depr.) für Vordehnung und evtl. Dehnreiz/«Stretch» geführt. Der Patient wird dann aufgefordert, das Becken gegen Widerstand in Richtung vorne-oben (ant. Elev.) zu führen.

Vorbereitungskommando
- «Becken nach vorne oben führen!» (nach dem «Stretch»).
- Evtl. zusätzlich: «Auf der anderen Seite stehen bleiben!»

Aktionskommando Z. B.: «Vordrücken!» (nach dem «Stretch»).

Beachte
- Man läßt mit der Approximation und dem Widerstand am Standbein beim Dehnreiz nicht nach!
- Man gibt nach dem Dehnreiz am Schwungbein sofort Widerstand!
- Man wiederholt die Übungen mehrmals auf einer Seite, bevor die andere geübt wird.
- Die Übungen können mit unterschiedlichen Fußstellungen sowie ohne oder mit Gewichtsverlagerung und Gewichtsübernahme ausgeführt werden.

C. Vorbereitung für die (Schwung- und) Standphase
(Stabilisation und Fazilitation der Beckenbewegungen im Einbeinstand)

Ziele sind für Standbein und Schwungbein die folgenden:

Standbein
- *Hüft- und Kniegelenksextension.*
- *Belastung des betroffenen Beines.*
- *Stabilisation.*
- *Kräftigung.*
- *Gleichgewichtsschulung.*
- *Verlängerung der Standphase.*
- *Verbesserung der Kniekontrolle bei Genu recurvatum.*
  Diese wird mit «Cross-Blocking» an der hyperextendierenden Seite geübt. Der Patient wird aufgefordert, gegen das Knie des Therapeuten zu drücken. Durch die Aktivität der Ischiokruralmuskulatur wird eine leichte Flexion des Kniegelenkes und dadurch das Vermögen der Kokontraktion um das Kniegelenk herum beibehalten, was wichtig ist, um die Überstreckung zu vermeiden.

Schwungbein
- *Verbesserung der Hüftgelenksflexion* durch Kräftigung der Hüftflexoren.
- *Verbesserung der Beckenstabilität* durch Kräftigung der Abduktoren des Standbeines. Dies wird mit Elevation an der Schwungbeinseite geübt.
- *Kräftigung.*
- *Entspannung und «Verlängerung» des unteren Rumpfes,* z. B. bei Tonuserhöhung des M. quadratus lumborum.

Man benutzt die Techniken «Halten–Entspannen/‹Hold–Relax›» und «Anspannen–Entspannen/‹Contract–Relax›» für die verspannte Muskulatur. Man fordert den Patienten auf, das Becken statisch («Halten») oder dynamisch («Anspannen») in laterale Elevation zu halten oder hochzuziehen, evtl. gezielter in post. Elev. oder ant. Elev.
Nach erwünschter Muskelarbeit entspannen lassen und das Becken aktiv oder passiv herabsenken, evtl. gezielter in ant. Depr. oder post. Depr.

Ausgangsstellung *Patient:* Einbeinstand mit folgender Stellung:
a) Das *nicht betroffene Bein* in ca. 90° Hüftflexion zur Betonung der Aufrichtung des Beckens.
b) Das *betroffene Bein* in ca. 90° Hüftflexion zur Betonung der Aufrichtung des Beckens.

Beachte: Kann der Patient das Bein in Flexion nicht aktiv halten, wird das Bein *nicht* über den Barren gelegt oder auf einem Hocker aufgestellt, was eine falsche Stimulation der Extensorenseite zur Folge hätte. Das Bein wird vom Therapeuten unterstützt.

Therapeut: Steht in Schrittstellung vor dem Patienten. Eventuelle Blockierung des schwächeren Beines mit sog. *«Cross-Blocking».*

Manueller Kontakt Mit Lumbrikalgriff einseitig am Beckenkamm an der Standbeinseite. Die andere Hand anterior medial/lateral am Kniegelenk. (Eventuell das betroffene Bein zusätzlich mit dieser Hand unterstützen.)
(Alternativ: Beidseitig am Becken, wobei das Schwungbein entweder aus eigener Kraft gehalten wird oder der Unterschenkel mit der Leiste/dem Oberschenkel des Therapeuten unterstützt werden kann; Abb. 6-35.)

Ausführung zu a) Stand auf dem betroffenen/schwächeren Bein.
Stabilisation mit Approximation und Widerstand am Becken des schwächeren Standbeines und am Knie des kräftigeren «Schwungbeines». Am Knie wird die Approximation in der Längsrichtung des Oberschenkels und der Widerstand in Richtung nach unten-außen bzw. unten-innen gegeben. Diese Übung benutzt und verstärkt den gekreuzten Extensorenreflex (Flexion des gleichseitigen Beines fazilitiert die Extension des gegenseitigen Beines).

Aktionskommando «Halten!», «Stehenbleiben!» ▶

Wenn das Bein in Flexion gut gehalten werden kann, kann der manuelle Kontakt beidseitig am Becken, an den Schultern oder am Kopf, ohne oder mit Kombination untereinander, gegeben werden.
Beim Stabilisationstraining kann, je nachdem, was für den Patienten als nötig befunden wird, auch in anderen Kombinationen der manuelle Kontakt gegeben werden, wie für die Stabilisation im Sitzen oder im Stand schon beschrieben wurde.
Die dynamischen Übungen des Beckens auf der Schwungbeinseite in ant. Elev. mit Vordehnung und evtl. Dehnreiz/«Stretch» können dann in dieser Ausgangsstellung trainiert werden, wie für den Stand auf beiden Beinen beschrieben wurde.

Ausführung zu b)

Gleiche Übungen wie unter a) beschrieben.
Stand auf dem nicht betroffenen/kräftigeren Bein.
Der Therapeut kann das betroffene bzw. schwächere Bein unterstützen.

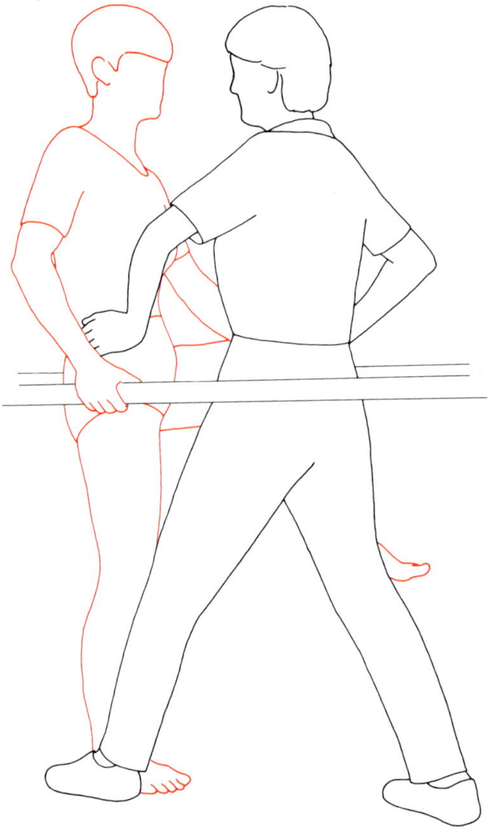

Abb. 6-35: Einbeinstand. *Stand auf dem schwächeren Bein* mit *«Cross-Blocking»*. Am nicht betroffenen Bein wird gegen die Hüftgelenksflexion Widerstand proximal am Knie gegeben.

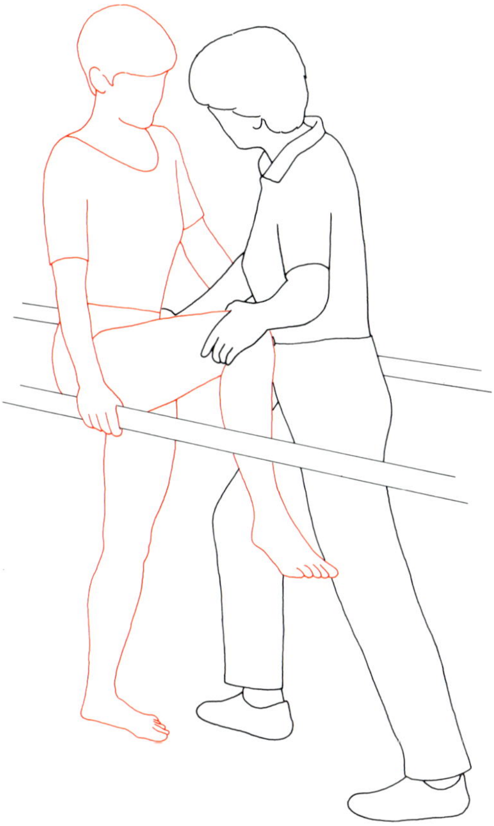

Abb. 6-36: Einbeinstand (Forts.). *Stand auf dem kräftigeren Bein* mit Unterstützung des schwächeren Beines. Die unterstützende Hand kann gleichzeitig Widerstand gegen die Flexion geben. Stabilisation am Becken an der Standbeinseite.

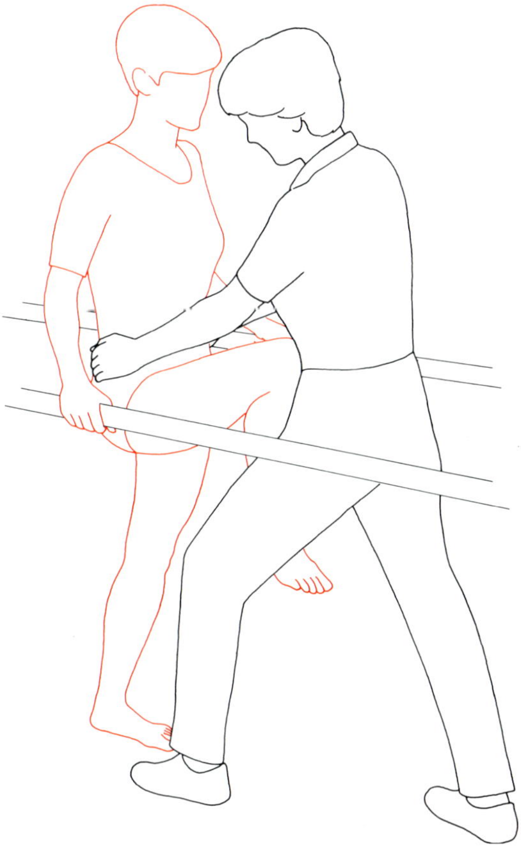

Abb. 6-37: Einbeinstand (Forts.). *Unterstützung des schwächeren Beines* durch die Leiste/den Oberschenkel des Therapeuten. Mit Hilfe des Körpers kann auch hierdurch Widerstand gegen das Vorschieben des Beines gegeben werden.
Am Becken wird Widerstand gegeben:
- für die anteriore Elevation zur Fazilitation der Schwungphase;
- für die laterale Elevation (seitliches Hochziehen des Beckens) zur Fazilitation der ipsilateralen M. quadratus lumborum oder der kontralateralen Abduktoren.

5. Im Gang

A. Vorwärtsgang.
B. Rückwärtsgang.
C. Seitwärtsgang.
D. Gang mit Gehstütze.
E. Treppensteigen.

A. Vorwärtsgang

Die im Breitstand und in Schrittstellung einzeln vorbereitete Stabilisation an der Standbeinseite und die Beckenbewegungen an der Schwungbeinseite werden jetzt für beide Beine zusammengesetzt.
Dabei werden wechselnd kombiniert: «Stretch» – Widerstand während der Schwungphase und Approximation – Widerstand – Approximation in der Standphase, um eine wechselnde Schrittfolge nach vorne für den Gang zu erreichen.

Ausgangsstellung — *Patient:* Steht in Schrittstellung und hält sich am Barren fest.

Therapeut: Steht in Schrittstellung diagonal vor dem Patienten. (Alternativ: Hinten stehend bei großen Patienten.)

Manueller Kontakt — Mit Lumbrikalgriff beidseitig am Beckenkamm.

Ausführung
- *Gewichtsverlagerung* nach vorne, damit dem Patienten ein Standbein gegeben wird.
- Auf dem Standbein: *Stabilisation der Standbeinseite*. Der Patient steht senkrecht über dem Standbein. Man gibt beidseitige schnelle Approximation, die in einen statischen Widerstand mit beibehaltener Approximation übergeht. Die Approximation wird an der Standbeinseite verstärkt betont.

Vorbereitungskommando — «Stehen bleiben!»

Aktionskommando — Z. B.: «Halten!», «Stehen!», «Bleiben!»

Schwungphase
- Die Beckenseite des Schwungbeines wird gleich danach passiv in Richtung posteriore Depression für die *Vordehnung* und für den Dehnreiz/«Stretch» geführt.
- Dehnreiz/«Stretch».

Vorbereitungskommando — «Das Becken vor und Schritt nach vorne!»

Aktionskommando — «Schritt vor!»

Standphase – Mit Widerstand am Becken wird das *Bein nach vorne geführt*, bis die Ferse mit dem *Boden Kontakt* hat. Man gibt schnelle Approximation, die in eine beibehaltene Approximation mit Widerstand übergeht.

Vorbereitungskommando «Ferse am Boden aufsetzen!»

Aktionskommando «Weiter vor!»

– Das *Körpergewicht und das Becken werden weiter nach vorne geführt*, bis die *mittlere Standphase* erreicht wird. Daher wird Widerstand am Becken gegeben.

Vorbereitungskommando «Weiter über das Bein vorkommen!»

Aktionskommando «Weiter vor!»

– Man gibt *erneute Approximation*, wenn das *Körpergewicht senkrecht* über dem Bein steht. (Gleich danach wird das Bein der Gegenseite mit Vordehnung für die Schwungphase vorbereitet.)
– Die Standphase wird mit beibehaltener Approximation gegen Widerstand beendet, und die Schwungphase erneut vorbereitet.

Beachte

– Wenn der Therapeut Schwierigkeiten mit der Koordination der verschiedenen Approximationsarten hat, kann die *Approximation* beim ersten Bodenkontakt weggelassen und *nur in der mittleren Standphase* gegeben werden.
– Die Approximation wird *optimal in der ersten Bodenkontakt- bzw. mittleren Standphase* gegeben, kann *aber immer während der Standphase gegeben werden*, wenn eine erneute Haltungsantwort oder eine verbesserte Extension/Aufrichtung erwünscht ist.
– Die Schwungphase kann mit einem hohen Schritt betont und die Standphase mit einem hohen Schritt verlängert werden, sog. *«übertriebener Schritt»*. Dabei kommt der Patient direkt in die mittlere Standphase, was die Approximation erleichtern kann.
– Das Becken führt die Bewegung. Dadurch wird beim Training die Gewichtsverlagerung in der mittleren Standphase abgewartet, bevor das Schwungbein vorgedehnt und nach vorne geführt wird. Beim normalen physiologischen Gang gehen diese Phasen fließend ineinander über.

Die beschriebene Übungssequenz kann in kleinere Folgen aufgeteilt, wiederholt und wieder gesteigert zusammengesetzt werden, wie z. B.:

– Schwungphase mit «Stretch» und Widerstand bis Bodenkontakt mit schneller Approximation (Variation der Schrittlänge möglich).
– Schwungphase bis mittlere Standphase und erneute Approximation.
– Fließender Vorwärtsgang. ►

Bei der Aufteilung in kleinere Sequenzen können die oben beschriebenen Beispiele des Vorbereitungskommandos benutzt werden. Sonst werden die Aktionskommandos meist direkt angewandt.

Die Technik der **«Rhythmischen Bewegungseinleitung»** kann bei der Schulung des Vorwärtsganges benutzt werden, um einen besseren Rhythmus bei der Schrittfolge zu schulen.
Vor der Einleitung der Schwungphase: Das Becken wird wiederholt in posteriore Depression und anteriore Elevation passiv geführt; dann unterstützt bis aktiv gegen zunehmenden Widerstand die anteriore Elevation üben. (Vgl.: Vorbereitung für das Aufstehen mit Beckenkippung/Aufrichtung und zum Stand kommen.)

Vorbereitungskommando (Rhythm. Bewegungseinleitung)
- «Das Becken von mir bewegen lassen!»
- «Ein wenig mithelfen!»
- «Noch mehr mithelfen, vorschieben!»
- «Schritt vor!»

Aktionskommando (Vordehnung, evtl. Dehnreiz/«Stretch» und Widerstand)
«Eins – zwei – drei – *vor!*»
(Bei «1 – 2 – 3»: Wiederholte Vordehnung in post. Depr. Aktive ant. Elev. gegen Widerstand.
Bei «vor»: Dehnreiz, aktive ant. Elev., Schritt vor, Widerstand geben.)

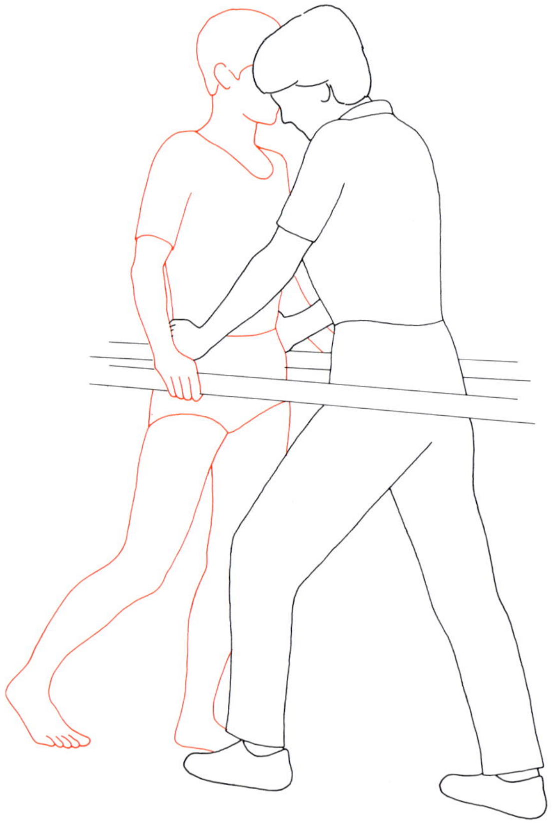

Abb. 6-38: *«Stretch» am Becken* zur **Einleitung und Fazilitation der Schwungphase** bei gleichzeitiger Approximation des Standbeines. Man beachte die Körperhaltung des Therapeuten mit Gewichtsverlagerung am vorderen Bein.

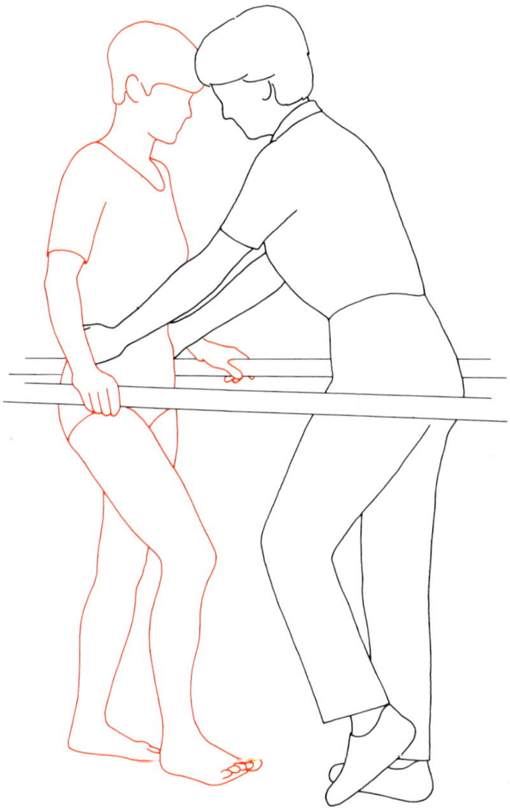

Abb. 6-39: Mittlere Schwungphase mit *Widerstand am Becken.* Man beachte die Körperhaltung des Therapeuten.

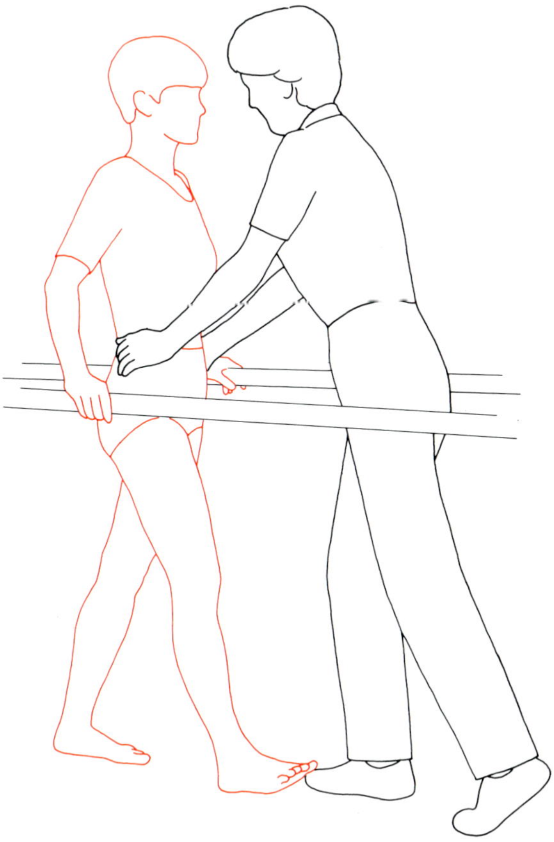

Abb. 6-40: *Approximation* beim **ersten Bodenkontakt**.

▶

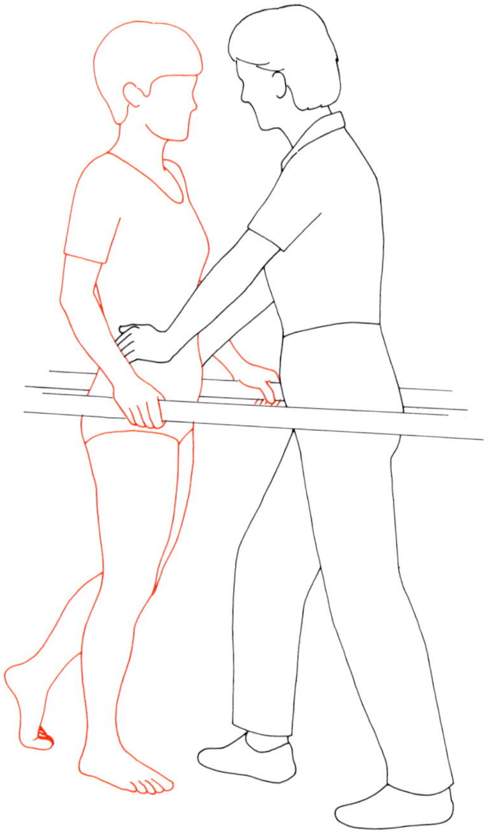

Abb. 6-41: *Approximation* in die **mittlere Standphase**.

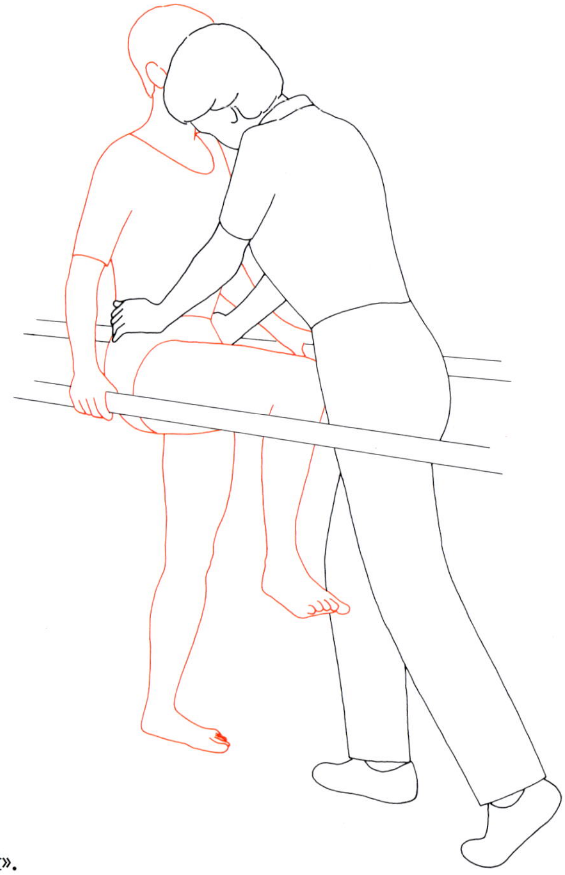

Abb. 6-42: «Übertriebener Schritt».

B. Rückwärtsgang

Beim Rückwärtsgang wird eine Hyperextension des Hüftgelenkes erreicht, wenn der Schritt groß ist. Die Schulung des Rückwärtsschritts kann auch im Hinblick auf das Selbsthilfetraining/«ADL» ausgeführt werden, z. B. als Vorbereitung für das Hinsetzen auf einen Stuhl bzw. auf die Toilette.

Ziel
- Funktionstraining für spezifische Muskeln, besonders die Hüftextensoren.
- Pathologische Muster inhibieren/hemmen.
- Selbsthilfetraining/«ADL».

Beim Training des Rückwärtsganges werden betont:
- Posteriore Elevation des Beckens.
- Extension des Hüftgelenkes.
- Hyperextension des Hüftgelenkes (großer Schritt nach hinten).

Ausgangsstellung
Patient: Steht in Schrittstellung und hält sich am Barren fest.
Therapeut: Steht in Schrittstellung hinter dem Patienten.

Manueller Kontakt
Mit Lumbrikalgriff beidseitig am hinteren-oberen Teil des Beckenkamms. (Alternativ:
- Einseitig am Becken und am gegenüberliegenden Schulterblatt zur Betonung der aufrechterhaltenen Stellung mit dem Schulterblatt in post. Depr., wenn eine Vorwärtsneigung vorliegt.
- Einseitig am Becken und am Kopf.)

Ausführung
- Man beginnt mit *beidseitiger Approximation, am Standbein betont*, zur Stabilisation und Gewichtsverlagerung an dieser Seite.

Aktionskommando
Z. B.: «Halten!», «Stehen!», «Bleiben!»

Ausführung (Forts.)
- *Vordehnung und evtl. Dehnreiz/«Stretch»* der Beckenseite des Schwungbeines in Richtung anteriore Depression. An der Standbeinseite wird beibehaltene Approximation gegeben.
- Der Patient bewegt das *Becken nach hinten-oben* (post. Elev.), gefolgt von einem (großen) *Schritt nach hinten* gegen angepaßten Widerstand.

Aktionskommando
«Schritt (nach hinten)!»

Ausführung (Forts.)
- Die Standphase wird mit dem Zehenkontakt eingeleitet. Angepaßter Widerstand wird beibehalten, und erst wenn die *Ferse mit dem Boden Kontakt* hat, wird die schnelle *Approximation* gegeben.

Aktionskommando
«Weiter (rückwärts)!» ►

Beachte

- Wie beim Vorwärtsgang kann auch der Rückwärtsgang in kleinere Sequenzen aufgeteilt werden, wobei oft auch ein Vorbereitungskommando benutzt wird.
- Der Rückwärtsgang mit Hüftgelenksextension in Kombination mit Kniegelenksflexion ist, wenn pathologische tonuserhöhte Bewegungsmuster vorhanden sind, besonders wichtig.
  Man beachte, daß bei schwer betroffenen Patienten das Muster nicht verstärkt wird!

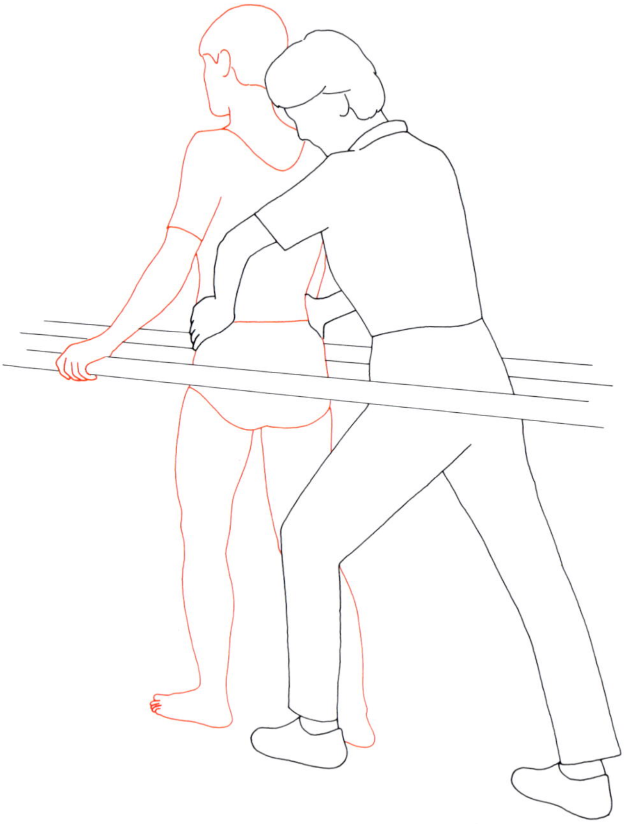

Abb. 6-43: *«Stretch» am Becken des Schwungbeines* für **Rückwärtsgang** bei gleichzeitig beibehaltener Approximation des kontralateralen Standbeines.

Abb. 6-44: Rückwärtsgang (Forts.). *Approximation,* wenn die Ferse aufgesetzt wird.

Abb. 6-45: Rückwärtsgang (Forts.) mit *alternativem manuellem Kontakt* zusätzlich am *Rumpf* zur Kontrolle.

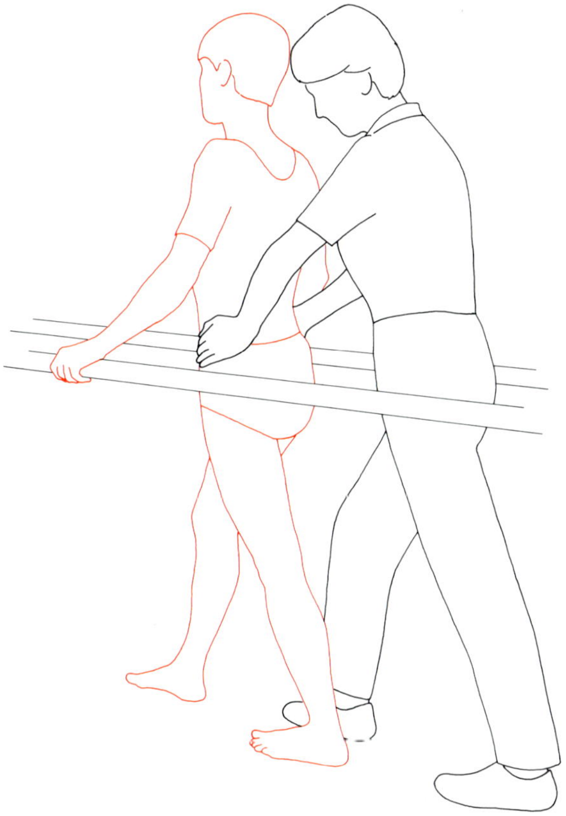

Abb. 6-44

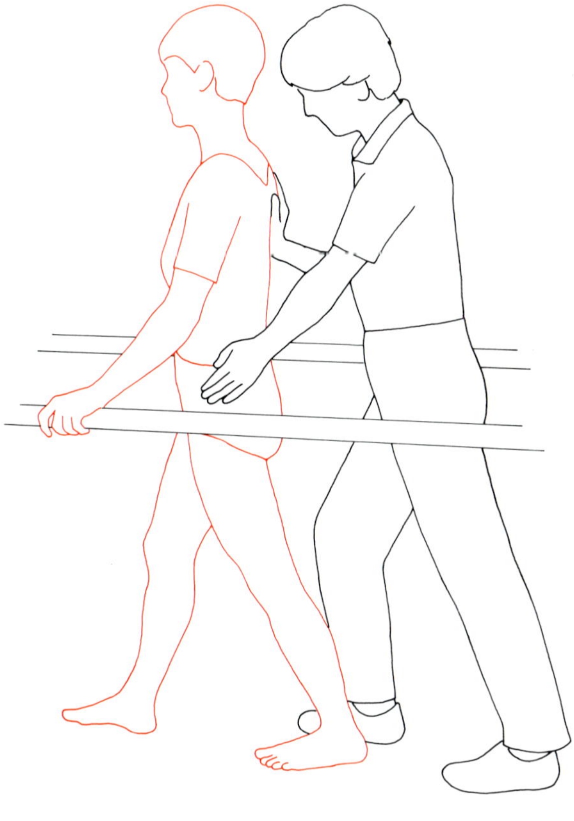

Abb. 6-45

C. Seitwärtsgang

Der Seitwärtsgang wird geübt, da er in den funktionellen Bewegungen im täglichen Leben oft vorkommt, z. B. beim Bettenmachen.

Ziel
- Funktionstraining für spezifische Muskulatur, z. B. Abduktoren, Adduktoren des Hüftgelenkes, M. tensor fasciae latae, M. quadratus lumborum.
- Gleichgewichtsschulung.
- Gewichtsverlagerung.
- Pathologische Muster normalisieren.
- Selbsthilfetraining/«ADL».

Möglichkeiten des Seitwärtsganges:
1. **Seitwärtsgang mit Nachstellschritten** (Hauptmuskeln des Stand- und Schwungbeines).
2. **Seitwärtsgang mit Überkreuzung vorne und hinten** («Braiding»).

1. Seitwärtsgang mit Nachstellschritten

a) **Schritt zur Seite** vorwiegend für M. quadratus lumborum und Abduktoren des Schwungbeines und Ab-/Adduktoren des Standbeines.
b) **Schritt schräg nach vorne** mit Flexion des Hüftgelenkes vorwiegend für M. tensor fasciae latae des Schwungbeines und die Glutäalmuskulatur des Standbeines.
c) **Schritt schräg nach hinten** mit Extension des Hüftgelenkes vorwiegend für Mm. Glutaeus medius, minimus und maximus des Schwungbeines und M. tensor fasciae latae des Standbeines.

Ausgangsstellung

Patient: Steht seitlich im Barren und hält sich fest.
Wenn seitlich mehr mit Flexion oder Extension trainiert wird, steht auch der Patient dementsprechend am hinteren bzw. vorderen Holm des Barrens.

Therapeut: Steht diagonal seitlich (a), vor (b) oder hinter (c) dem Patienten.

Manueller Kontakt

Mit Lumbrikalgriff:
zu a): Seitlich vorne und hinten auf dem Beckenkamm.
zu b): Wie a) oder seitlich auf dem Beckenkamm und außen-vorne am Oberschenkel für den Seitwärtsgang mit Flexion.
zu c): Wie a) oder seitlich am Beckenkamm und außen-hinten am Oberschenkel für den Seitwärtsgang mit Extension.
(Alternativ: Seitlich einseitig am Beckenkamm und außen an der Schulter zur Rumpfkontrolle.)

Ausführung

Vordehnung und evtl. Dehnreiz/«Stretch» in Richtung:
zu a): Mediale Depression, d. h. Absenken des Beckens zur Körpermitte hin (für laterale Elevation, d. h. Hochziehen des Beckens).
zu b): Posteriore Depression (für anteriore Elevation).
zu c): Anteriore Depression (für posteriore Elevation).

Danach erfolgt:

Seitschritt Zu a): *Laterale Elevation* des Beckens (Hochziehen des Beckens), *Abduktion* des Hüftgelenkes und Schritt zur Seite gegen angepaßten Widerstand.

Aktionskommando «Schritt zu Seite!»

Zu b): *Anteriore Elevation* des Beckens, *Abduktion mit Flexion* des Hüftgelenkes gegen angepaßten Widerstand.

Aktionskommando «Schritt schräg vor!»

Zu c): *Posteriore Elevation* des Beckens, *Abduktion mit Extension* des Hüftgelenkes gegen angepaßten Widerstand.

Aktionskommando «Schritt schräg zurück!»

Approximation Schnelle *Approximation* beim Aufsetzen des Fußes geben, dann übergehend in eine beibehaltene Approximation.

Aktionskommando «Stehen (bleiben)!»

Nachstellschritt Das *Bein der Gegenseite zum Standbein führen*. Gleichzeitige Approximation am Standbein, eventuell mit vorausgehendem *Dehnreiz/«Stretch»* in die gleiche Richtung für das adduzierende Bein.

Aktionskommando «Bein heranführen!»

Beachte
- Rumpf in Mittelstellung.
- Wie beim Vor- und Rückwärtsgang auch in kleinere Sequenzen aufteilen, wobei oft ein Vorbereitungskommando benutzt wird.
- Wenn eine isolierte Abduktion beim Seitwärtsgang erwünscht ist, wird keine Elevation / kein Hochziehen des Beckens zugelassen!

▶

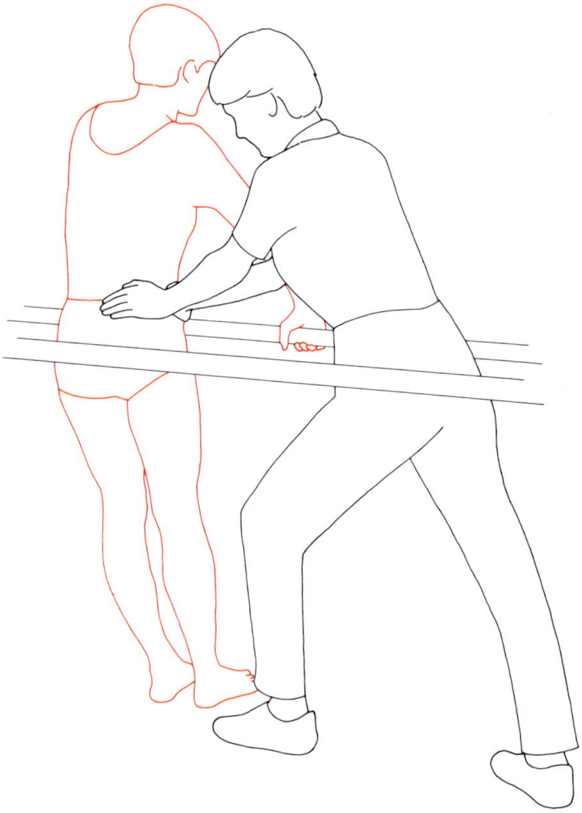

Abb. 6-46: Seitwärtsgang mit Nachstellschritt. *«Stretch»* für *Schritt zur Seite.*

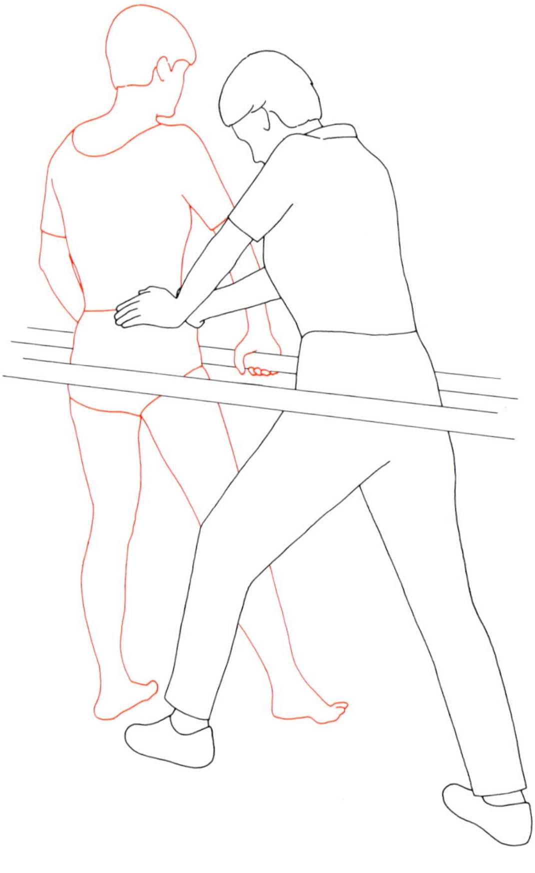

Abb. 6-47: Seitwärtsgang mit Nachstellschritt (Forts.). *Abduktion des Schwungbeines.*

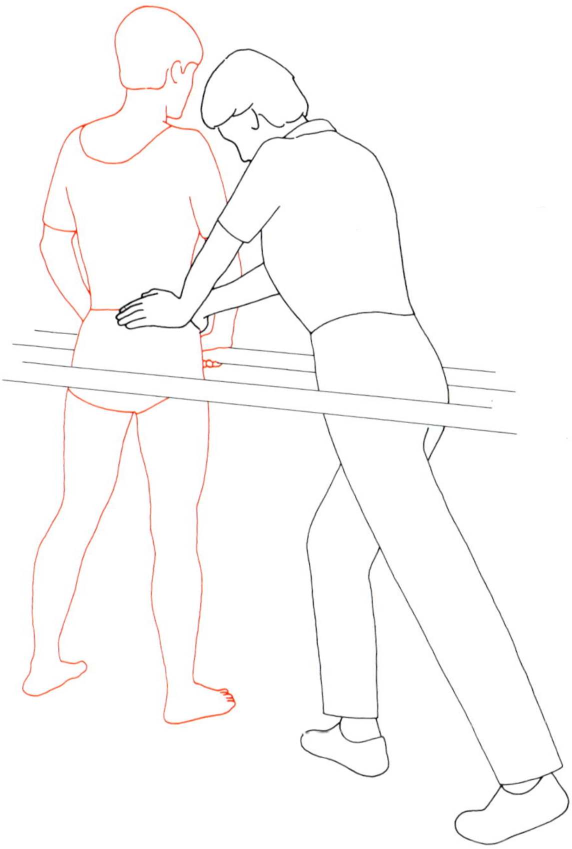

Abb. 6-48: Seitwärtsgang mit Nachstellschritt (Forts.). *Stand auf beiden Beinen vor der Gewichtsverlagerung* zum neuen Standbein.

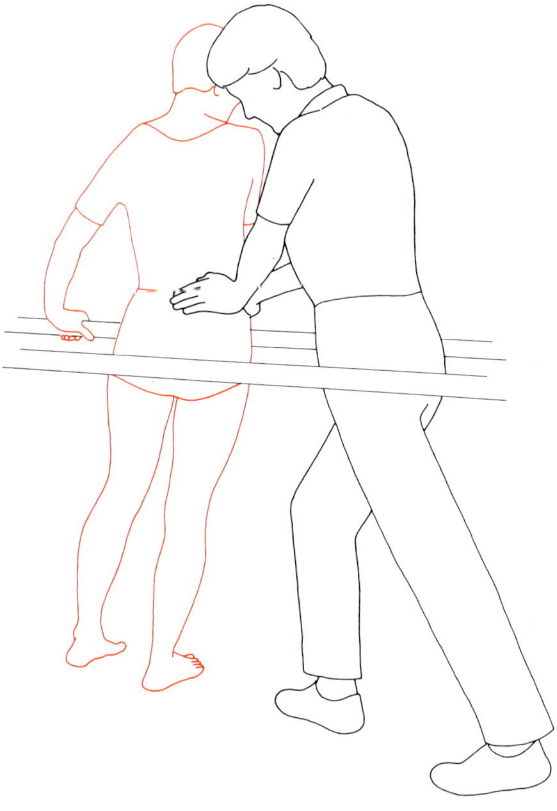

Abb. 6-49: Seitwärtsgang mit Nachstellschritt (Forts.). *Nachstellschritt.* Adduktion des Schwungbeines.

▶

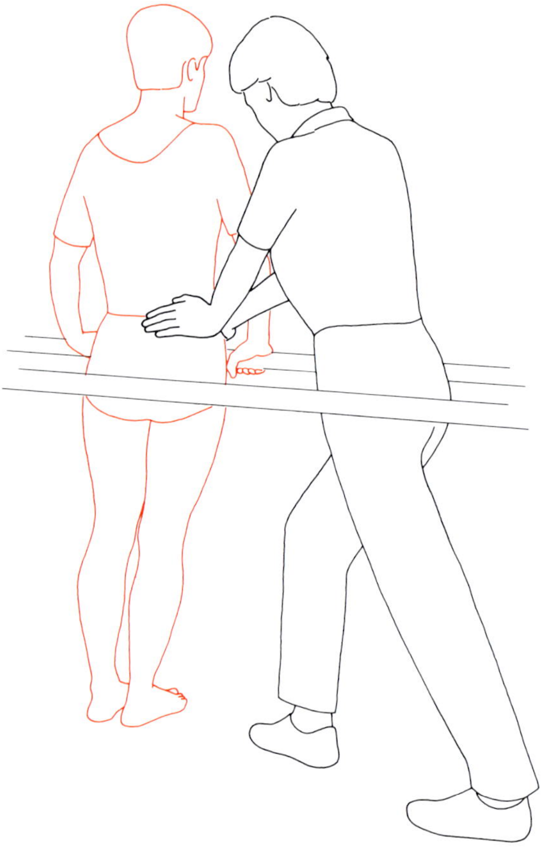

Abb. 6-50: Seitwärtsgang mit Nachstellschritt (Forts.). *Stand auf beiden Beinen.* Stabilisation mit Approximation und Widerstand.

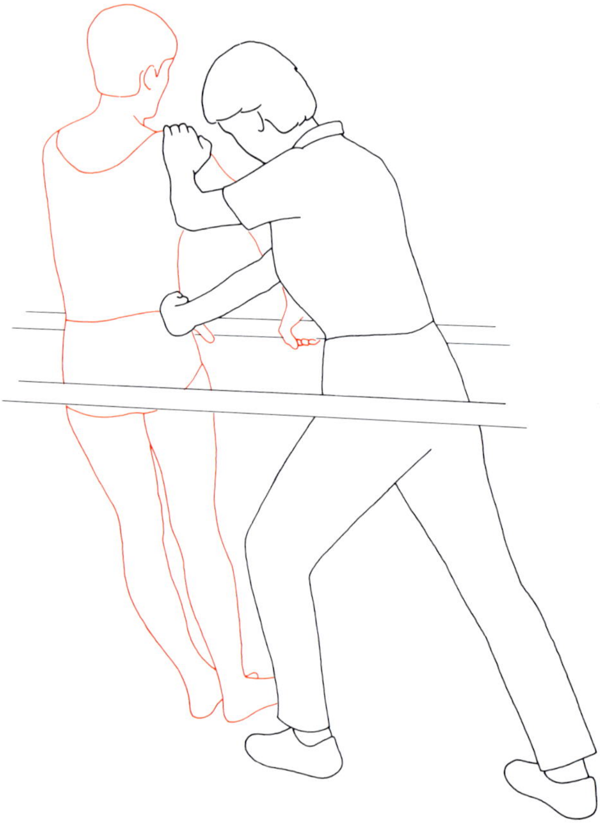

Abb. 6-51: Seitwärtsgang mit Nachstellschritt (Forts.). Ausgangsstellung mit Vordehnung mit *alternativem manuellem Kontakt* an *Becken und Schulter* zur Rumpfkontrolle.

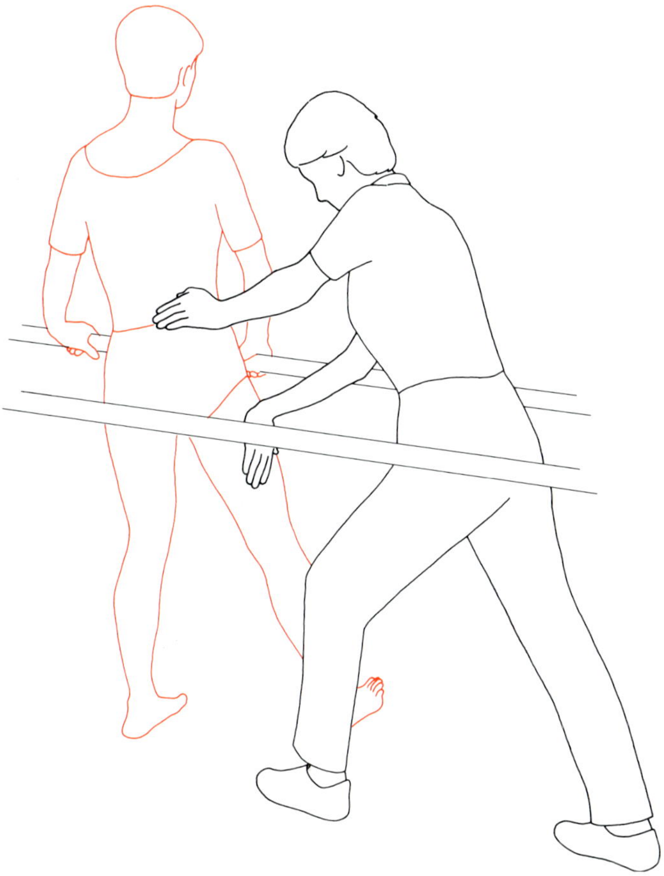

Abb. 6-52: Seitwärtsgang zur Seite mit manuellem Kontakt *seitlich an Becken und Oberschenkel.*

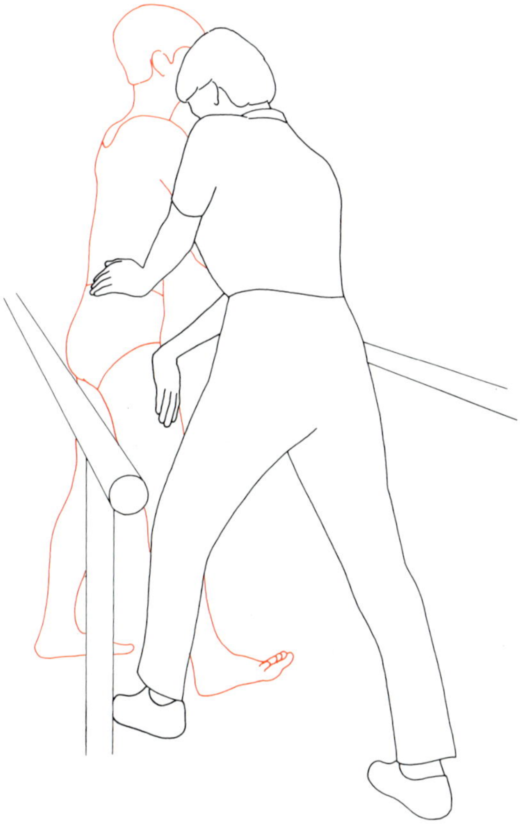

Abb. 6-53: Seitwärtsgang nach vorne mit manuellem Kontakt *vorne an Becken und Oberschenkel.*

►

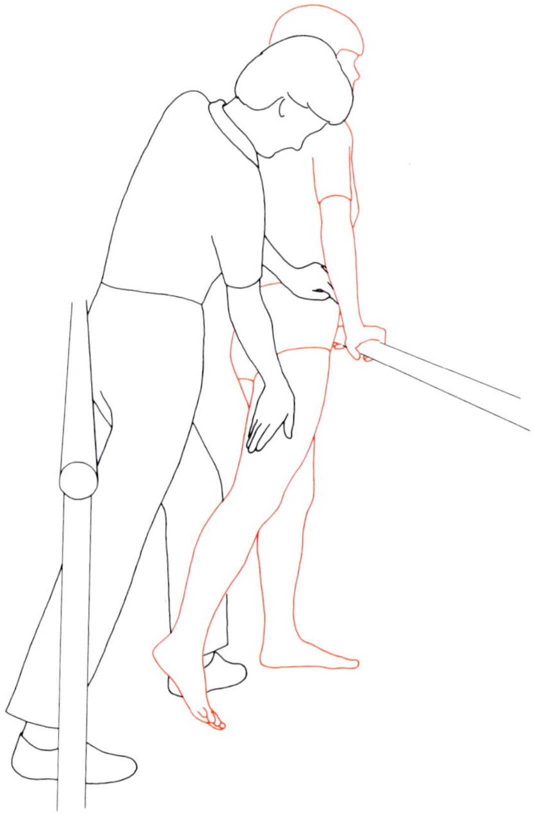

Abb. 6-54: Seitwärtsgang nach hinten mit manuellem Kontakt *hinten an Becken und Oberschenkel.*

2. Seitwärtsgang mit Überkreuzung vorne und hinten («Braiding»)

Beim überkreuzten Gehen wird eine abwechselnde Kombination von Seitwärtsgang nach vorne bzw. hinten beider Beine trainiert.

Ziel Wie beim Seitwärtsgang mit Nachstellschritten, wobei die Kreuzung der Mittellinie im Vordergrund steht. Zusätzlich wird die Rotation des unteren Rumpfes geschult.

Ausgangsstellung *Patient:* Steht im Breitstand seitlich im Barren und hält sich am hinteren bzw. vorderen Holm fest.

Therapeut: Steht abwechselnd diagonal vor oder hinter dem Patienten.

Manueller Kontakt Mit Lumbrikalgriff seitlich vorne und hinten auf dem Beckenkamm.

Ausführung – *Vordehnung und evtl. Dehnreiz/«Stretch» in Richtung posteriore Depression* (linkes Bein).

Aktionskommando «Schritt schräg vor!»

Ausführung (Forts.) – Der Patient macht gegen angepaßten Widerstand einen *Seitwärtsschritt nach vorne* (linkes Bein).
– Das *andere Bein* wird für den Seitwärtsschritt durch *Vordehnung und evtl. Dehnreiz/«Stretch» in Richtung posteriore Depression* vorbereitet. Dann folgt gegen angepaßten Widerstand der *Schritt* zur Seite (rechts).

Aktionskommando «Schritt zur Seite!»

Ausführung (Forts.) – Das linke Bein wird für den Seitwärtsschritt nach hinten durch Vordehnung und evtl. Dehnreiz/«Stretch» in Richtung anteriore Depression vorbereitet. Dann folgt gegen angepaßten Widerstand der Schritt nach hinten.

Aktionskommando «Schritt schräg zurück!»

Ausführung (Forts.) – Das rechte Bein wird nochmals in Richtung anteriore Depression vorgedehnt und gegen Widerstand seitwärts geführt.

Aktionskommando «Schritt zur Seite!»

Ausführung (Forts.) – Die einzeln nacheinander geschulten Schritte zum fließenden Gang zusammensetzen.

Beachte – Rumpf in Mittelstellung!
– Der Therapeut steht abwechselnd schräg vor bzw. schräg hinter dem Patienten.

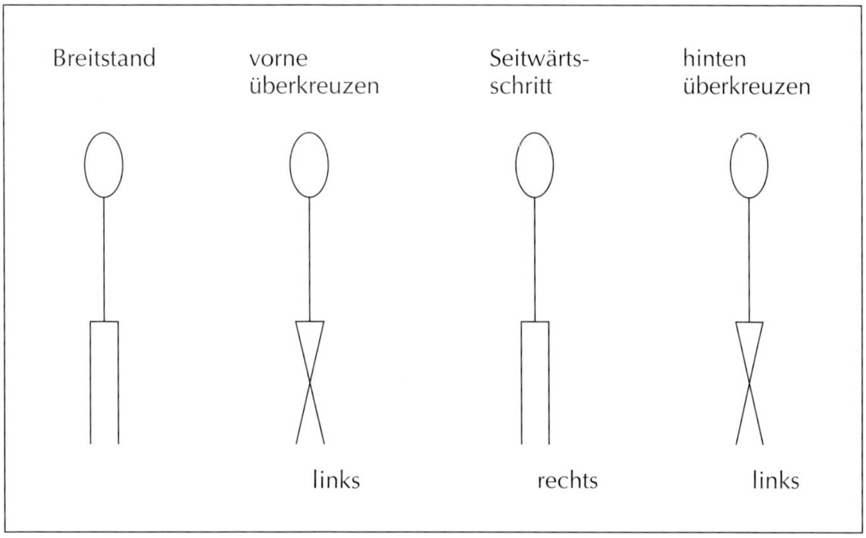

Abb. 6-55: Überkreuzter Gang.

D. Gang mit Gehstütze (Stock)

Ziel

- Verbesserung der Belastung der Gehstütze oder des Stockes.
- Schulung des richtigen Gangmusters mit Belastungshilfe an der Gehstütze oder am Stock.

Anfänglich wird innerhalb des Barrens geübt, mit Steigerung außerhalb des Barrens bei guter Rumpfstabilität. Die praktische Sequenz der Gangschulung für den unilateral betroffenen Patienten wird unter Zusatz der Gehstütze geübt.

Ausgangsstellung

Patient: Steht innerhalb des Barrens und hält sich mit einer Hand am Barren fest. Die Gehstütze wird in der anderen Hand gehalten.

Therapeut: Steht in Schrittstellung vor dem Patienten.
(Alternativ: Hinter dem Patienten bei großen Patienten.)

Manueller Kontakt

Einseitig am Beckenkamm und vorne am Griff der Gehstütze.

Ausführung

- *Stabilisationsübungen im Stand* mit Gehstütze/Stock als Stütze.
- Vorbereitung für die Schwungphase mit *Dehnreiz/«Stretch» am Becken* mit gleichzeitiger Stabilisation der Gehstütze.
- *Vorwärtsgang mit der Gehstütze.* Zuerst wird die Gehstütze nach vorne gegen Widerstand geführt.

Aktionskommando

«Gehstütze vor!»

Ausführung (Forts.)

- Die Beckenhälfte des betroffenen Beines wird in Richtung hinten-unten für die Vordehnung und evtl. Dehnreiz/«Stretch» geführt. Das Bein wird dann gegen Widerstand nach vorne geführt.

Aktionskommando

«Schritt vor!»

Ausführung (Forts.)

- Beim ersten Bodenkontakt werden schnelle Approximation und Widerstand an der betroffenen Beckenhälfte gegeben. Man behält diese verstärkt bei, wenn das nicht betroffene Bein nach vorne geführt wird. Diese Vorwärtsführung kann dann durch Irradiation fazilitiert werden.

Aktionskommando

- «Stehen!» (Approximation Standbein).
- «Weiter vor!» (beibehaltene Approximation bis zur mittleren Standphase des Standbeines).
- «Anderes Bein vor!» (kontralaterales Schwungbein).

Beachte

Wenn der Patient sich auf die Gehstütze lehnt, kann diese erhöht werden, um die Belastbarkeit an der betroffenen Seite zu verbessern.

Gangarten Die Gangarten sind nach dem Schwierigkeitsgrad aufgeführt.

- **Drei-Punkte-Gang:**
  1. Gehstützen vor,
  2. das betroffene Bein vor und
  3. dann das nicht betroffene Bein vor.
- **Vier-Punkte-Gang:**
  1. Eine Gehstütze vor,
  2. das kontralaterale Bein vor,
  3. die andere Gehstütze vor und
  4. das andere Bein vor.
- **Zwei-Punkte-Gang:**
  Variante a): 1. Eine Gehstütze und ein Bein zusammen vor,
  2. andere Gehstütze und anderes Bein zusammen vor.
  Variante b): 1. Gehstützen vor und
  2. beide Beine durch Hüpfen vorbringen.

Steigerung der Gangschulung/ unterschiedliche Umgebungen Nach der Gangschulung im Gehbarren wird außerhalb des Gehbarrens geübt; weitere Steigerungsmöglichkeiten sind:
- außerhalb des Barrens auf dem ebenen Boden;
- unebene Unterlage, z. B. Teppich, Schwelle, Rasen, Kies;
- schiefe Ebene;
- Treppen;
- Bürgersteig, Rampen und Hügel;
- im Gelände.

Beachte Wenn außerhalb des Barrens trainiert wird, müssen die manuellen Reize verringert werden, um den Patienten nicht aus dem Gleichgewicht zu bringen. Aus diesem Grund werden *weniger Dehnreiz/«Stretch» und Widerstand* gegeben. Die *Approximation* kann aber gut benutzt werden, wobei die schnelle und die beibehaltene Approximation fließend ineinander übergehen. ▶

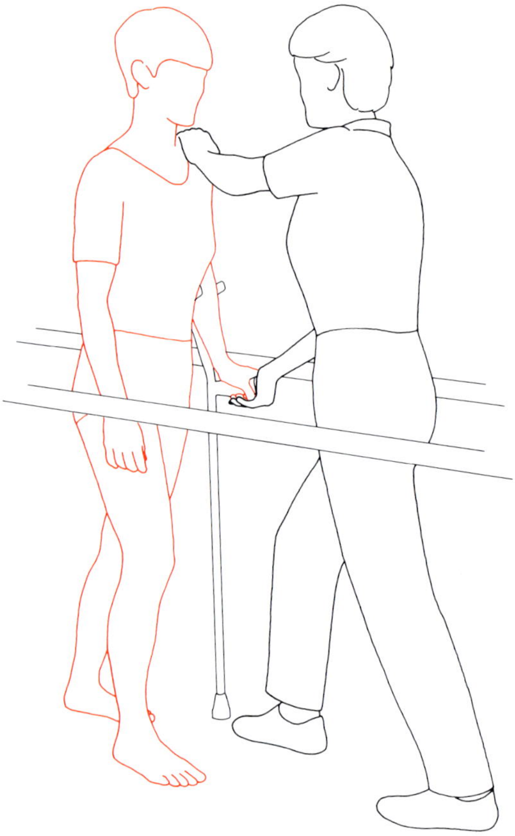

Abb. 6-56: Gang mit Gehstütze. Stabilisation. Manueller Kontakt an der *Gehstütze* und auf der *Schulter.*

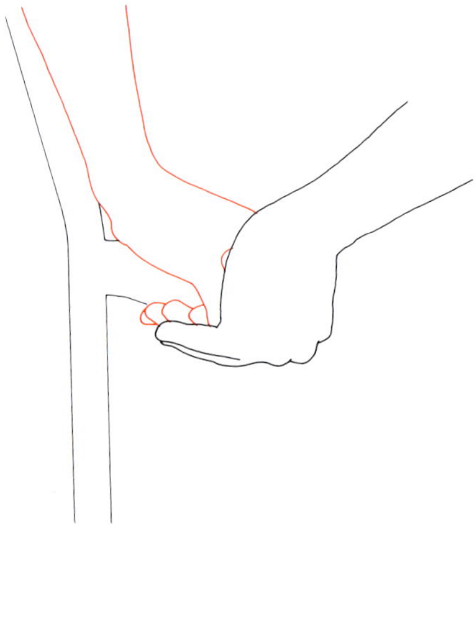

Abb. 6-57: Gang mit Gehstütze (Forts.). Nahaufnahme der *Stabilisation am Griff* der Gehstütze.

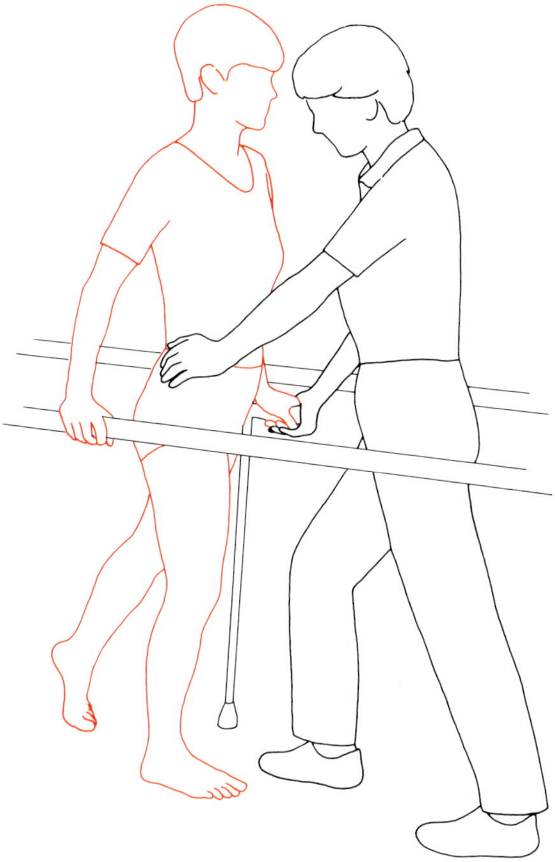

Abb. 6-58: Gang mit Gehstütze (Forts.). Stand mit Gewichtsverlagerung am betroffenen Bein mit Approximation des Beckens. Dadurch wird das kontralaterale Bein während beibehaltener Approximation und Widerstand des Standbeines nach vorne geführt.

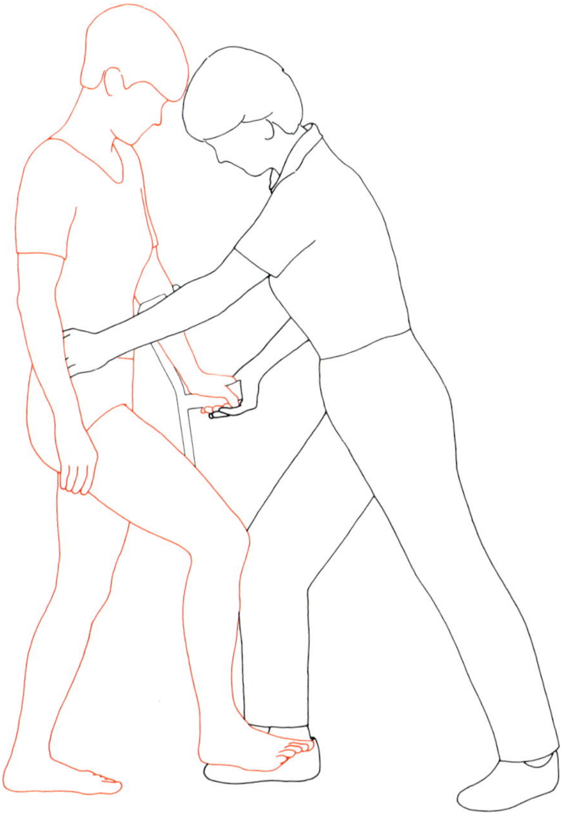

Abb. 6-59: Gang mit Gehstütze (Forts.). Gang *außerhalb des Barrens* mit einer Gehstütze.

E. Treppensteigen

Treppensteigen kann ohne oder mit Gehstützen trainiert werden.

Ausgangsstellung

Patient: Steht am Boden vor der Treppe und hält sich mit einer Hand am Geländer fest. In der anderen Hand evtl. die Gehstütze.

Therapeut: Steht in Schrittstellung diagonal hinter dem Patienten. (Alternativ: Vor dem Patienten stehend, wenn es dem Patienten z.B. mehr Sicherheit gibt.)

Manueller Kontakt

Beidseitig am Beckenkamm.

Ausführung

Stabilisations- und Gleichgewichtsübungen in *verschiedenen Fußstellungen*; Breitstand, Schrittstellung mit einem Fuß auf der Stufe, abwechselnd mit dem nicht betroffenen Fuß bzw. betroffenen Fuß voran.

Aktionskommando

«Halten!», «Stehenbleiben!»

Ausführung (Forts.)

Treppe hinaufgehen:
Die *Gehstütze* zunächst *am Boden* stehen lassen. Die Beckenseite des nicht betroffenen Beines wird passiv in Richtung post. Depr. für die Vordehnung und den evtl. darauf folgenden Dehnreiz/«Stretch» geführt.
Der Patient bewegt sein Becken nach vorne-oben (ant. Elev.) gegen angepaßten Widerstand, hebt das Bein hoch und stellt dabei den Fuß auf die Stufe. Approximation am Becken beim Bodenkontakt geben. Die Gehstütze wird dann, evtl. gegen angepaßten Widerstand, gehoben und auf die Stufe gestellt.
Die Beckenhälfte des betroffenen Beines wird gleichfalls in Richtung post. Depr. für die Vordehnung und evtl. Dehnreiz/«Stretch» geführt. Das betroffene Bein wird auch gegen angepaßten Widerstand gehoben und auf die gleiche Stufe gestellt, wobei Approximation gegeben wird.

Treppe hinuntergehen:
Die Gehstütze zuerst auf die tiefere Stufe stellen, dann das betroffene Bein heben und auf die Stufe stellen. Das nicht betroffene Bein folgt. Man benutze, wenn erforderlich, Vordehnung, Dehnreiz/«Stretch», Widerstand und Approximation.

Beachte

Beim Gehen auf der Treppe Anwendung von:
- Dehnreiz/«Stretch»;
- Approximation;
- *wenig* Widerstand.
- Wenn der Patient eine andere Möglichkeit bevorzugt, die Treppe hinauf und hinunter zu gehen, kann diese natürlich auch probiert werden, mit den zusätzlichen manuellen Reizen, solange es für den Patienten nicht gefährlich ist!
- Wenn möglich, wird nicht mit Nachstellschritten, sondern mit normaler Gangfolge geübt.

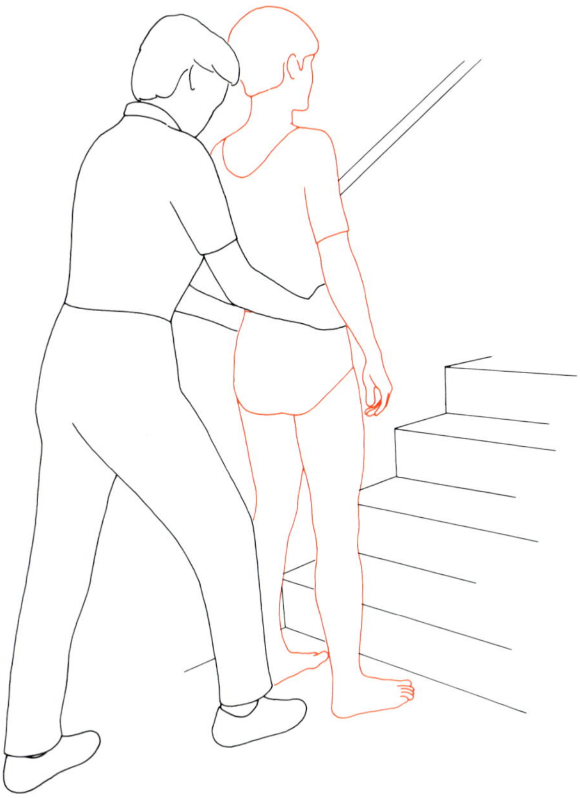

Abb. 6-60: Stabilisation im Breitstand mit Festhalten des kräftigeren Armes am Geländer.

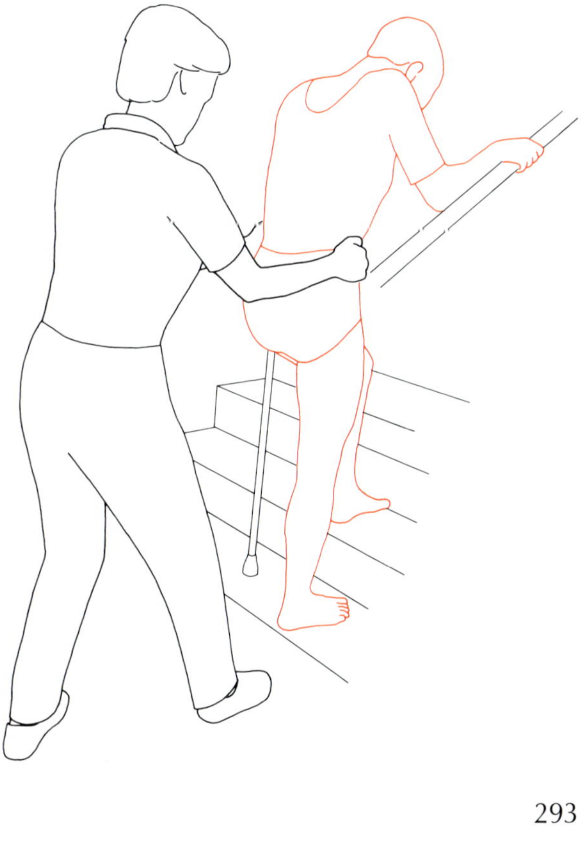

Abb. 6-61: Treppe hinaufgehen mit einer Gehstütze und gleichzeitiger Unterstützung des schwächeren Armes durch das Geländer. Das *kräftigere Bein* wird *zuerst* auf die Stufe gestellt.

►

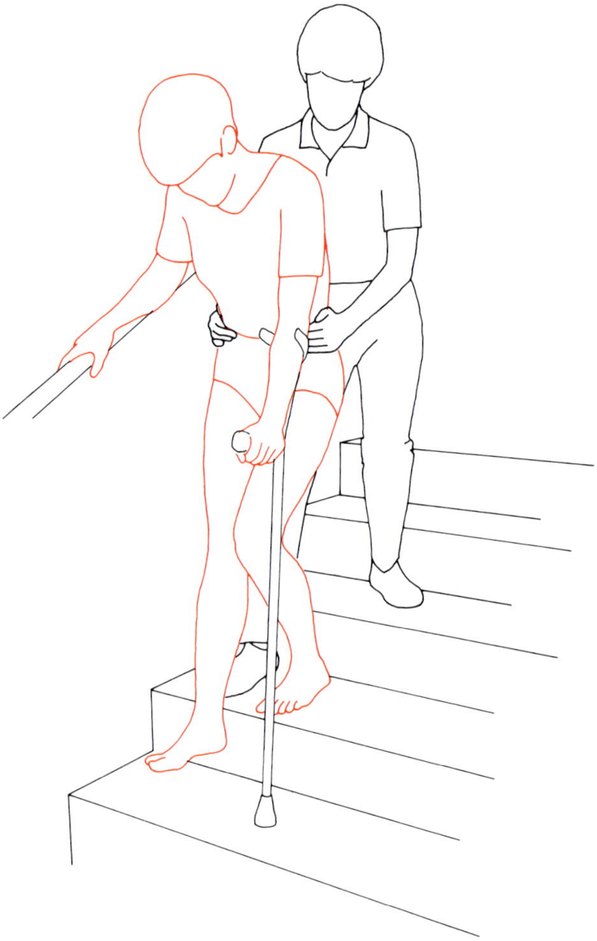

Abb. 6-62: Treppe hinuntergehen mit einer Gehstütze und gleichzeitiger Unterstützung des schwächeren Armes durch das Geländer. Das *betroffene Bein* wird *zuerst* auf die Stufe gestellt. Der *Therapeut steht hinter dem Patienten.*

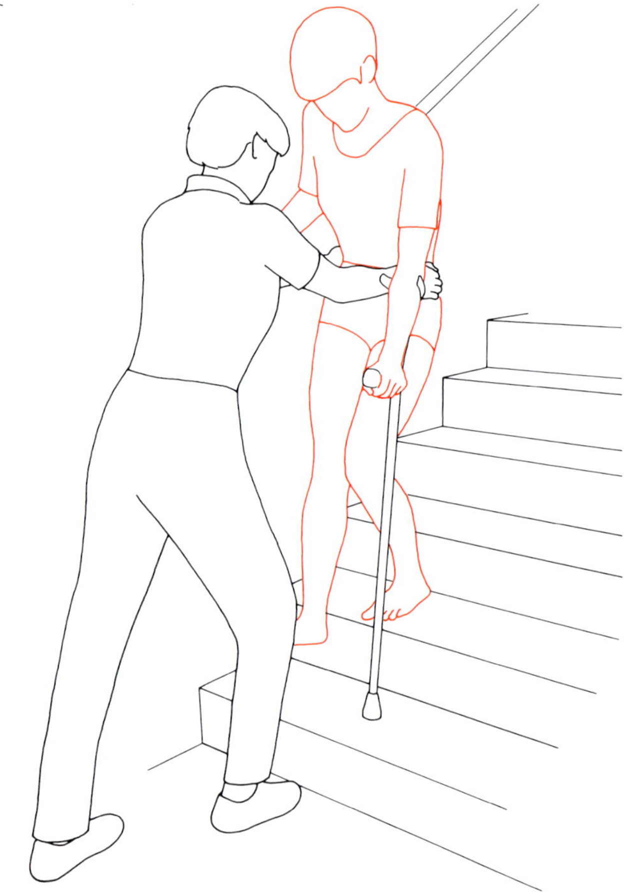

Abb. 6-63: Treppe hinuntergehen (Forts.) mit dem *Therapeuten vor dem Patienten.*

Patientengruppen

Die Einteilung der Patienten nach Art der Betroffenheit und Funktionsstörungen wurde bereits in der theoretischen Einführung dieses Kapitels vorgestellt. Sie wird hier der Übersichtlichkeit halber wiederholt:

1. **Unilateral betroffene Patienten.**
2. **Bilateral betroffene Patienten.**
3. **Rigide Patienten.**
4. **Ataktische Patienten.**
5. **Patienten mit Schmerzen (beim Gehen).**

1. Unilateral betroffene Patienten

(z.B. Amputation, Hüftendoprothese, Hemiparese)

Die praktischen Sequenzen der Gangschulung wurden bereits exemplarisch für den unilateral betroffenen Patienten beschrieben. Die Übungen können für unterschiedliche Patienten benutzt werden, die sowohl eine orthopädische als auch neurologische Symptomatik zeigen, mit Modifikationen der Schwerpunkte des Trainings. Gemeinsam sind aber oft die Schwierigkeiten mit Gewichtsverlagerung, Stabilität, Gleichgewicht und mangelnder Beckenkontrolle. Als Beispiele werden spezielle Gesichtspunkte für den amputierten Patienten beschrieben.

Gesichtspunkte bei amputierten Patienten

Ziel

- Stabilität und Gleichgewicht für das Standbein in der Prothese.
- Standphase verlängern.
- Beckenkontrolle.

Schwerpunkte der Gangschulung

- *Vorbereitung auf der Bank* mit Kräftigung der Muskulatur des nicht amputierten Beines, der Stumpfmuskulatur, des Rumpfes und der oberen Extremitäten.
- Das nicht betroffene *Bein im Stand trainieren*, um einen sicheren Stand während und nach der Prothesenfertigstellung zu schulen.
- Das amputierte Bein evtl. früh im Stand mit einer sog. *«provisorischen Prothese»* auf die Belastung in verschiedenen Fußpositionen mit Stabilisationsübungen, Gewichtsverlagerung und -übernahme und dynamischer Beckenarbeit vorbereiten.
- *Stand und Belastung in der Prothese* mit den gleichen Übungen wie mit einer provisorischen Prothese üben. Die Belastung und die Exten-

sion der Hüft- und Kniegelenke können durch *Approximation, übertriebene Schritthöhe* und *Einbeinstand* gezielt trainiert werden.

Beachte

- Bei *Unterschenkelamputation*: Den Stumpf für die Kniegelenksextension in der Prothese nach hinten drücken.
- Bei *Oberschenkelamputation:* Den Sitzbeinhöcker belasten und «in der Prothese sitzen». Dabei wird die post. Depr. des Beckens betont, was gezielt zur Fazilitation des Gehens geschult werden kann.
  Den Stumpf in der Prothese nach hinten drücken und so die Prothese in Kniegelenksextension blockieren (abhängig von der Konstruktion des Kniegelenkes).
- *Beckenbewegungen beim Gehen* üben (besonders ant. Elev. für die Schwungphase und post. Depr. für die Standphase betonen) und mit Vordehnung, evtl. Dehnreiz/«Stretch», Widerstand und Approximation fazilitieren. (In verschiedene Ausgangsstellungen vorbereiten.)

Gesichtspunkte bei Patienten mit Endoprothesen

Die Schwerpunkte des Trainings sind etwa gleich wie für den amputierten Patienten, nur mit Ausnahme der Approximation und des Einbeinstandes. Wenn der Patient das Bein belasten darf, kann nach Absprache des Arztes und den Richtlinien der Klinik mit Approximation und Training im Einbeinstand angefangen werden.

Beachte

- Vorbereitende Übungen auf der Bank mit Übungen für Bein und Bekken werden mit Rücksicht auf die Luxationsrichtung trainiert. Beckenübungen in der Seitlage werden mit einem Kissen zwischen den Beinen durchgeführt.
- Der Einbeinstand ist mit Vorsicht zu üben; er wird unter Berücksichtigung evtl. kontraindizierter Rotationsbewegungen für das Hüftgelenk durch den proximalen Schwerpunkt/Becken ausgeführt.

2. Bilateral betroffene Patienten

(z.B. beidseitige Amputation der unteren Extremitäten, Frakturen beider Beine, Paraparese)

Diese Patienten haben oft eine ungenügende Stabilität, ein ungenügendes Gleichgewicht und eine verminderte Beckenkontrolle beim Stehen und Gehen.

Ziel Verbesserung der oben stehenden Komponenten des Gehens.

Schwerpunkte der Gangschulung

Ausführung

- *Rollstuhlaktivitäten:* Sehr wichtig, damit der Patient schnell selbständig wird.
- *Trainieren der Armkraft und des oberen Rumpfes.*
- Patient lernt, *Orthesen/Prothesen anzulegen.*
- *Zum Stand hochstemmen* mit Blockierung der Füße.
- *Stabilisation und Gleichgewichtsschulung (evtl. mit hyperextendierten Hüftgelenken, sog. «C-Position»).*

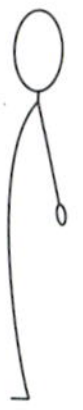

«C-Position» (gilt nur für Patienten mit einer Paraplegie, die diese Stellung brauchen):
Becken vor und Schulter hinter oder über der Körperlängsachse. Der Patient lernt, sich in der «C-Position» zu stabilisieren. Er wird aus dieser Stellung gebracht und muß sie wieder einnehmen. Die Hände können dabei den Barren festhalten und allmählich weggenommen werden.

Manueller Kontakt: Becken, Schulter, Kopf, Hände.

Beachte: Viel Approximation zur Fazilitation des Extensionstonus und der Haltungsreflexe geben.

Ausführung (Forts.)

- *Vorbereitung für die Fortbewegung:* Dynamische Beckenarbeit mit Vor- und Zurückführung der Hände.
- *Fortbewegung mittels folgender Gangarten:*
  a) Zuschwung-Gang/«Swing to» (Vorwärtskommen mittels Hüpfen bis zur Höhe der Hände): Bewegungseinleitung vom Kopf in Flexion.
  b) Durchschwung-Gang/«Swing through» (Vorwärtskommen mittels Hüpfen an den Händen vorbei): Bewegungseinleitung vom Kopf.
  c) Vier-Punkte-Gang: Bewegungseinleitung vom Becken, evtl. mit alternierender Elevation des Beckens. Wenn der M.quadratus lumborum nicht funktioniert, wird die Bewegung von Kopf/Rumpf, die kräftig lateral flektieren, eingeleitet.

3. Rigide Patienten

(z. B. Rigidität, älterer Patient, steifer Patient, Morbus Parkinson)

Diese Patienten haben u.a. Schwierigkeiten mit der Bewegungseinleitung und mit dem Rhythmus beim Gehen. Die Dynamik und die Bewegungsenergie fehlen wie auch die Rotation des Beckens und des Rumpfes und dabei auch die Gegenrotation der Arme/der Armschwung (sog. reziproker Gang). Die Schrittfolge ist verkürzt, die Gehgeschwindigkeit verlangsamt, und der erste Bodenkontakt geschieht oft mit dem ganzen Fuß. Der Richtungswechsel und das Anhalten beim Gehen sind erschwert.

Ziel Verbesserung folgender Komponenten des Gehens:
- Rhythmus und Kontrolle der Beckenbewegungen.
- Bewegungseinleitung.
- Bewegungswechsel und -ende.
- Armschwung.
- Reziproker Gang.

Schwerpunkte der Gangschulung

Der Aufbau der praktischen Übungssequenz für den unilateral betroffenen Patienten wird benutzt mit den Schwerpunkten auf Entspannung, Rhythmus und dynamischen Übungen. Dabei werden vor allem «Rhythmische Bewegungseinleitung», «Langsame Umkehr» oder eventuell «Wiederholter Dehnreiz/‹Repeated Stretch›» angewandt, um u.a. die Bewegungseinleitung, den Bewegungswechsel und das Bewegungsende zu fazilitieren.
Die Behandlung folgt, wenn möglich, *außerhalb des Barrens*, da die Patienten sich im beengten Raum eingeschränkt fühlen können.

Ausgangsstellung *Patient:* Steht in Breitstand oder Schrittstellung außerhalb des Barrens.

Therapeut: Steht in Schrittstellung diagonal vor dem Patienten. (Alternativ: Hinter dem Patienten stehend, besonders wenn der Therapeut den Patienten von vorne behindern sollte.)

Manueller Kontakt Am Beckenkamm.
(Alternativ: Am Tuber ischiadicum, um das Anheben des Beines und die Einleitung des Vorwärtsganges zu fazilitieren.)

Ausführung
- *Schulung der Beckenbewegungen:* Die Bewegung anteriore Elevation wird zuerst passiv, dann aktiv unterstützt und aktiv gegen zunehmenden Widerstand mit Hilfe der Technik «Rhythmische Bewegungseinleitung» durchgeführt.

Vorbereitungs-/ Aktionskommando
- «Das Becken von mir bewegen lassen!» (Ziel: Entspannung).
- «Ein wenig nachhelfen!» (Ziel: aktiv unterstützte Bewegung).
- «Noch mehr nachhelfen/vorschieben!» (Ziel: aktive Bewegung, evtl. gegen zunehmendem Widerstand).

Ausführung (Forts.)
- Die aktive Bewegung des Beckens kann dann mit Vordehnung und evtl. Dehnreiz/«Stretch» zusätzlich fazilitiert werden.

Aktionskommando «Eins – zwei – drei – *vor!*»
(Bei «1 – 2 – 3»: Wiederholte Vordehnung in post. Depr., gefolgt von passiver/aktiver ant. Elev.
Bei «Vor»: Evtl. Dehnreiz/«Stretch», wonach das Becken aktiv vorgeschoben wird.)

Ausführung (Forts.)
- *Schulung des Vorwärtsganges:* Hierbei kann der gleiche Vorgang wie oben beschrieben verwendet werden, mit der Schrittfolge als Zusatz.

Vorbereitungskommando
Wie oben, und fügen Sie hinzu: «Schritt vor!»

Aktionskommando
«Eins – zwei – drei – *Schritt vor!*»
(Bei «1 – 2 – 3»: Wiederholte Vordehnung in post. Depr.
Bei «Schritt vor»: Evtl. Dehnreiz/«Stretch» und Schritt nach vorne.)

Ausführung (Forts.)
- *Anhalten* und *Richtungswechsel üben:* Man benutzt bei diesen beiden Übungen die *Approximation*.
- *Armschwung* fazilitieren: Der manuelle Kontakt kann an den Schultern sein, um den Armschwung mit Widerstand beim Gehen zu unterstützen.
- *Reziproker Gang:* Die Gegenbewegung von Becken und Schultergürtel fazilitieren. Diese Übungen im Stand und beim Gang können auf der Bank oder im Sitzen gut vorbereitet werden.

Beachte
- Beim Vorwärtsgang kann der Therapeut hinter dem Patienten auf einem Hocker mit Rollrädern sitzen, um durch eine Beckenaufrichtung die Extension der Hüftgelenke mit den Unterarmen zu unterstützen (siehe Abb. 6-33).
- Die Gangschulung mit Übungen auf der Matte, der Bank oder dem Hocker vorbereiten.

4. Ataktische Patienten

Diese Patienten haben entweder Störungen der Koordination oder der Sensibilität durch Schäden der zentralen Koordination und der propriozeptiven afferenten Information. Alle Patienten haben Funktionsstörungen des Kleinhirns oder der aufsteigenden Bahnen des Rückenmarks.
Die Kontrolle der (proximalen) Bewegungen und des Haltungsgleichgewichts sowie der Stabilität bei Stand und Gang fehlt.
Das Gangbild ist oft unsicher, wackelig und breitbeinig mit unterschiedlicher Schrittlänge und fehlender Becken- und Rumpfrotation. Die Schwungphase ist schlenkernd mit herabgesetzter Koordination der Bewegungen in Hüft-, Knie- und Fußgelenk. Der Fuß wird dadurch zu hoch gehoben und in der Standphase mit einem Klatschen unkontrolliert aufgesetzt.
In der Standphase ist das Körpergewicht oft nach hinten auf die Ferse verlagert; die Zehen sind dabei ohne Bodenkontakt und nach oben gezogen, was die Stabilität und das Gleichgewicht in der Standphase verringert. Durch die mangelnde Stabilität in der Standphase fehlt auch die Extension der Hüftgelenke, und die Kniegelenke werden überstreckt.

Ziel
- Stabilisation.
- Gleichgewichtsschulung.
- Gewichtsverlagerung bei beibehaltener Rumpfstabilität.
- Kontrollierte Beckenbewegungen.
- Veränderung des Schwerpunkts in der Standphase und dadurch besserer Bodenkontakt mit den Zehen.
- Fazilitation der Hüftgelenksextension.
- Fazilitation der Knieflexion.

Schwerpunkte der Gangschulung

Der Aufbau der praktischen Übungssequenz für den unilateral betroffenen Patienten wird mit Schwerpunkten auf Stabilisation (statische Muskelarbeit) und Bewegungskontrolle (dynamische Muskelarbeit) benutzt. Dazu werden die entsprechenden Techniken und Behandlungsvorgänge angewandt.
Der Patient soll möglichst barfuß laufen, um die proprio- und exterozeptive Stimulation zu verstärken und um dem Therapeuten das Beobachten des Zeheneinsatzes zu erleichtern.

Ausführung
- *Stabilisations- und Gleichgewichtsübungen* im Stand in unterschiedlichen Fußpositionen. Anfänglich mit breiter Unterstützungsfläche, welche später verringert wird.
  Der manuelle Kontakt wird an Becken, Schultern und Kopf einzeln oder in Kombination untereinander gegeben.
  Die Betonung liegt auf der *statischen Muskelarbeit,* kombiniert mit viel *Approximation.* Die Behandlungsverfahren und die Techniken, die für dieses Training gut geeignet sind, sind die «Stabilisierung», die «Stabilisierende Umkehr» und die «Rhythmische Stabilisation».
- *Gewichtsverlagerung* im Stand in unterschiedliche Fußpositionen gegen dynamischen Widerstand als Vorbereitung für den Vorwärtsgang üben. Führen Sie die Übungen bei stabilem Rumpf aus.
- *Schulung von kontrollierten Beckenbewegungen:* Die Technik der «Rhythmischen Bewegungseinleitung» kann z. B. hierbei benutzt werden.
- *Verlagerung des Gewichtes vorwärts in der Standphase,* was einen verbesserten Bodenkontakt der Zehen ergibt.
  Die Zehenflexoren können auch separat für besseren Bodenkontakt fazilitiert werden:
  a) Eventuell zur Stimulation der kurzen und langen Zehenflexoren Eis anwenden (Eisball aus Eisflocken oder Eiswürfeln) (Abb. 6-64).
  b) Aktive, isolierte, dynamische Muskelarbeit der Zehenflexoren gegen angepaßten Widerstand in verschiedenen Ausgangsstellungen: (im Liegen), im Sitzen und im Stand (Abb. 6-65).
  c) Kombination der dynamischen Muskelarbeit der Zehenflexoren mit Approximation des Beckens im Stand (Abb. 6-66).

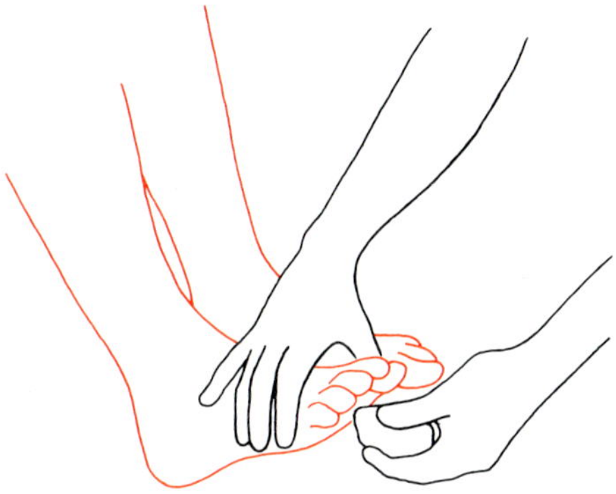

Abb. 6-64: Stimulation der Zehenflexoren mit Eis.

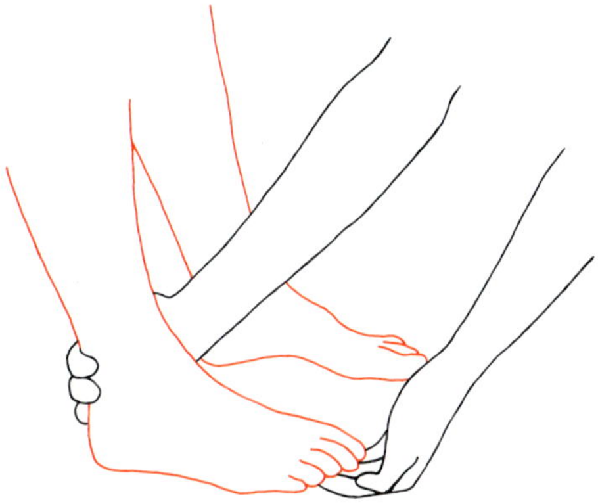

Abb. 6-65: Aktive dynamische Muskelarbeit der Zehenflexoren.

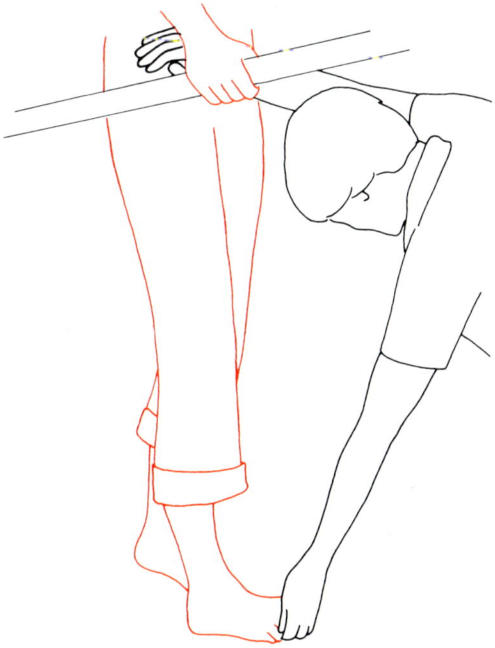

Abb. 6-66: Aktive Arbeit der Zehenflexoren in Kombination mit Stabilisationsübungen und Approximation im Stand.

– *Fazilitation der Extension der Hüftgelenke beim Gehen:*

Vorbereitende Maßnahmen auf der Bank

– Evtl. Vorbereitung mit Entspannung und Dehnung des M. tensor fasciae latae oder der Hüftgelenksflexoren, die durch den breitbeinigen Gang verkürzt sein können.
Technik: z.B. – Anspannen–Entspannen/«Contract–Relax»;
– Halten–Entspannen/«Hold–Relax».

– Kräftigung der manchmal geschwächten Hüftextensoren.
Technik: z.B. – Wiederholte Kontraktionen;
– Langsame Umkehr.

Übungen im Stand und im Gang

– Extension/Hyperextension der Hüftgelenke im Einbeinstand üben.
– Betonung der «übertriebenen Schritte» mit extra hohen Schritten beim Vorwärtsgang.
– Therapeut sitzt auf einem Hocker mit Rollrädern hinter dem Patienten und verstärkt durch den Druck der Unterarme die Aufrichtung des Beckens und dadurch die Extension der Hüftgelenke (siehe Abb. 6-33).
– Rückwärtsgang mit Betonung der Hyperextension (großer Schritt).

5. Patienten mit Schmerzen (beim Gehen)

(z.B. Arthritis, lumbale Schmerzen, nach Knie- und Hüftgelenksoperationen)

Patienten mit Schmerzen haben manchmal ein verändertes Gangmuster. Sie haben oft einen stockenden Gang durch die verminderte Stoßdämpfung der Fuß- und Kniegelenke nach Bodenkontakt. Auch das Abrollen im Fußgelenk in der späteren Standphase kann herabgesetzt sein.

Ziel Verbesserte Stoßdämpfung bei der Belastung.

Schwerpunkte der Gangschulung

Die praktische Übungsfolge für den unilateral betroffenen Patienten wird mit folgenden Zusätzen angewandt:

– Evtl. *Vorbereitung auf der Bank* mit dem Behandlungskonzept, weit weg vom Schmerz mit der Aktivität anzufangen (evtl. in Kombination mit Eis!) (siehe Kapitel 2, S. 56f.).
– *Entlastung* mit Gehhilfen.
– *Hilfsmittel* zur Schmerzherabsetzung.
– *Betonung der Bewegungen in Fuß- und Kniegelenk.* Das *Abrollen* des Fußes wird übertrieben, um die Belastung der anderen Gelenke zu vermindern und den Gang weicher zu machen. Die Aufwärtsbewegung des Körpers wird durch die vermehrten Zehen- und Fußgelenksbewegungen betont. Die Übungen für die übertriebenen Zehen- und Fuß-

bewegungen können in Schrittstellung innerhalb des Barrens vorbereitet werden.
- *Keine Approximation* bei Stabilisations- und Gangübungen, wenn diese Schmerzen auslösen!
- Betonung des *reziproken Ganges* mit Gegenrotation von Becken- und Schultergürtel. (***Beachte:*** Vorsicht bei Kreuzschmerzen!)
- Evtl. «*Abrollhilfe*» mittels Fersen- und Sohlenerhöhungen oder einer Abrollrampe im Schuh (siehe «Praktische Hilfsmittel»).
- Evtl. Stoßdämpfung durch *weiche Sohle* oder *Fersenerhöhung* im Schuh unterstützen.

Praktische Hilfsmittel

Häufig werden bei der PNF-Gangschulung *Orthesen* verschiedener Art, *nach Bedarf des Patienten*, verwendet, um die *Stabilität der Gelenke* während der Gangschulung zu gewährleisten. Nach Ansicht von MARGARET KNOTT wird durch die Anwendung solcher Orthesen oder Hilfsmittel eine positive Einstellung des Patienten zur Gangschulung gefördert, da er schon früh seine Reserven für das Gehen ausnützen kann. Die Verwendung der Hilfsmittel wird dann nach Möglichkeit im Verlauf der Behandlung abgebaut.

1. **Gehhilfen** (Gehstütze, Stock).
2. **Orthesen**.
3. **Fersen- und Sohlenerhöhung**.

1. Gehhilfen

Die Gehhilfen sollten dem Patienten eine zusätzliche äußerliche Stabilität und einen besseren Halt geben. Das Gleichgewicht wird durch die vergrößerte Unterstützungsfläche beim Gehen unterstützt, und die untere Extremität wird entlastet. Wichtig ist, das Hilfsmittel richtig zu *belasten* und *optimal einzusetzen*, damit es tatsächlich für den Patienten eine Hilfe darstellt.

Um die Unterstützungsfläche zu vergrößern und Sicherheit zu gewährleisten, gibt es unterschiedliche Gehhilfsmittel. Diese können z. B. sein:
- Stock.
- Unterarmstützen.
- Achselstützen (selten verwendet wegen des Druckes in der Achselhöhle).
- Drei- oder vierbeinige Gehhilfen (dreibeinige können unsicher sein).
- Gehhilfe mit Rädern (z. B. Rollator, Gehwagen).

Die Wahl der Gehhilfen ist abhängig vom Zustand des Patienten (z. B. Grad der Stabilität, Breite der Unterstützungsfläche etc.).

Abbau der Gehhilfe, wenn der Patient eine Verbesserung der Stabilität erreicht hat und eine Verringerung der Unterstützungsfläche ertragen kann.

Die Übungsbehandlung mit den Gehhilfen beginnt im Barren mit Stabilisationsübungen für den Rumpf. Die dynamischen Übungen für das Bekken werden im Breitstand und in Schrittstellung geübt, gefolgt vom Vorwärtsgang.

Die praktische Übungssequenz mit Steigerung wurde unter «Gang mit Gehstützen» (S. 288ff.) beschrieben.

2. Orthesen

Eine Orthese gibt dem Patienten äußerliche *Stabilität* und *Sicherheit*. Diese können die Gangschulung wesentlich erleichtern und den Patienten schneller von manueller Hilfe *unabhängig* machen.
Eine Orthese stabilisiert instabile Gelenke, wodurch die *Approximation* und der *Widerstand* in der Gangschulung besser eingesetzt werden können, als wenn die Gefahr des Umknickens vorliegen würde. Dadurch kann die Irradiation von der kräftigeren Muskulatur durch vermehrten Widerstand in die durch die Orthese stabilisierte schwächere Muskulatur zur Anwendung kommen.
Die Orthese wird vorwiegend während der Gangschulung getragen. Allmählich wird auch, wenn möglich, ohne Orthese trainiert. Die äußerliche Unterstützung wird langsam abgebaut.
Die Wahl der Orthese ist abhängig von Art, Lokalisation und Schweregrad der Funktionsstörung und sollte erst nach einer genauen Ganganalyse folgen.
Wegen der großen Auswahl der Orthesen, der Unterschiede der Herstellung und neuer Produktentwicklungen werden nur einige Prinzipien ohne weitere Benennung der Orthesen beschrieben.

Fußorthese

Indikation
- Instabilität des Fußgelenkes.
- Instabilität des Kniegelenkes.
- Parese des M. quadriceps oder der Unterschenkelmuskulatur (die Orthese stabilisiert hier den Fuß in Mittelstellung, um eine Streckung des Kniegelenkes in der mittleren Standphase zu erreichen).
- Tonuserhöhung.

Knieorthese

Indikation
- Instabilität des Kniegelenkes bei stabilem Hüftgelenk.
- In Verbindung mit einer Fußorthese, wenn diese nicht genügend Stabilität gibt.
- Hyperextension des Kniegelenkes, vorwiegend $> 15°$.

Ganzbeinorthese

Indikation Wenn die oben genannten Orthesen nicht genügend Stabilität geben.

Hilfe beim Standtraining: Gürtel am Barren

Einen Gürtel hinter den Hüftgelenken und einen Gürtel vor den Kniegelenken quer am Barren anbringen. Dies kann eine provisorische Stütze sein.

Indikation Bei großer Instabilität im Stand ohne Orthese oder evtl. zusätzlich zu einer Ganzbeinorthese.

3. Fersen- und Sohlenerhöhung

Diese können bei unterschiedlichen Gelegenheiten angewandt werden. Sie können zuerst provisorisch verwendet werden, um bei positiver Auswertung permanent am oder im Schuh auf- oder eingebaut zu werden.

Fersenerhöhung

Indikation
- Genu recurvatum, um das Kniegelenk durch die Plantarflexion des Fußgelenkes in leichte Flexion zu bringen.
- Chondromalacia patellae mit Genu recurvatum.
- Zehengang, um den Fersenkontakt zu fazilitieren und den Tonus in M. triceps surae reflektorisch herabzusetzen.

Fersen- und Sohlenerhöhung

a) An der betroffenen Seite.
b) An der nicht betroffenen Seite.

Zunächst provisorische lange Holzbretter (unterschiedlicher Höhe) im Gehbarren probieren, um festzustellen, auf welcher Seite und in welchem Ausmaß eine Erhöhung nötig ist – und wie diese sich auf das Gangbild auswirkt.

a) An der betroffenen Seite

Indikation
- Beckenschiefstand derselben Seite.
- Beinlängendifferenz (man korrigiert ab min. 1–1,5 cm).
- Schmerzen, z. B. lumbal (man probiert auch auf der nicht betroffenen Seite den besten Effekt aus). Nur temporäre Hilfe!

b) An der nicht betroffenen Seite

Indikation Z. B. Paresen oder Schmerzen, die die Schwungphase des betroffenen Beines erschweren.

Andere Sohlen oder Schuheinlagen

- **Laterale Schuherhöhung** bei Varusinstabilität, z. B. bei Peronäusparese.
- **Mediale Schuherhöhung** bei Valgusinstabilität, z. B. bei Kniegelenksbeschwerden.
- **Weiche Sohlen oder Fersen** als Schuheinlage für die Stoßdämpfung, z. B. bei Schmerzen in den unteren Extremitäten oder im lumbalen Rücken.
- **Abrollrampe im Schuh**, um die Abrollphase zu fazilitieren, z. B. bei Schmerzen in den unteren Extremitäten oder im Lumbalbereich des Rückens.
  Diese können auch *an* den Schuhen angebracht werden, z. B. bei den speziell gefertigten Holzschuhen, den sog. «Rockers» (Rancho Los Amigos Hospital, USA).

KAPITEL 7
Selbsthilfetraining/«ADL»

Übersicht

Schwerpunkte der Behandlung beim Selbsthilfetraining/«ADL»

Vorbereitende Übungen
Funktionsanalyse

Praktische Ausführung

1. Aktivitäten im Bett
2. «Transfers»
3. Rollstuhlaktivitäten
4. Fazilitation der oro-fazialen Funktionen

Schwerpunkte der Behandlung beim Selbsthilfetraining/«ADL»

Vorbereitende Übungen
Funktionsanalyse

Definition von «ADL» Funktionelle Aktivitäten des täglichen Lebens («Activities of Daily Living»).

Ziel *Selbständigkeit* und *Unabhängigkeit* des Patienten im täglichen Leben, je nach seinen individuellen Voraussetzungen.

Funktionelle Aktivitäten werden geschult, um Stabilität, Gleichgewicht, Bewegungsausmaß, Kraft, Koordination und Wahrnehmung zu fördern, und dadurch das obenstehende Ziel zu erreichen.

Vorbereitende Übungen für das Selbsthilfetraining

- **Mattentraining**
  (Das Selbsthilfetraining wird durch vorbereitende Übungen auf der Matte funktionell unterstützt, z.B. die Beckenhebung/«Brücke» und das Rollen für das Drehen im Bett.)
- **Gangschulung**
  (Beispielsweise Aktivitäten im Sitzen, z. B. im Rollstuhl; Stabilisation im Stand.)
- **Training auf der Bank**
  (Gezielte Schulung der Muskeln, die für die funktionellen Aktivitäten gebraucht werden, z.B. Flexion-Adduktion-Außenrotation mit Flexion des Ellenbogengelenks an der oberen Extremität zur Erleichterung des Essens.)

Techniken und Behandlungsverfahren beim Selbsthilfetraining/«ADL»

Ziel	**Technik/Behandlungsverfahren** (Kap. 3)
– Stabilisation (in einer Stellung, bevor eine Bewegung ausgeführt wird)	– Stabilisierung – Stabilisierende Umkehr – Rhythmische Stabilisation (sog. statische Umkehr)
– Bahnung/Bewegungsanlaß (den Körperteil durch die erwünschte Aktivität führen/unterstützen oder die Aktivität mit Dehnreiz/«Stretch» einleiten)	– Rhythmische Bewegungseinleitung – Wiederholte Kontraktionen: A. Dehnreiz/«Stretch» auf vorgedehnter Muskulatur B. Dehnreiz/«Stretch» auf kontrahierter Muskulatur
– Kräftigung/Koordination (Widerstand gegen die erwünschte Aktivität, zur Kräftigung) (Wiederholung der Aktivität, um Kontrolle, Schnelligkeit, Koordination, Ausdauer, Geschmeidigkeit und Sicherheit der Bewegungen zu erreichten und um «motorische Programme» wiederherzustellen)	– Kombinationen dynamischer Muskelarbeit – Langsame Umkehr (sog. dynamische Umkehr) – Wiederholte Kontraktion: A. Dehnreiz/«Stretch» auf vorgedehnter Muskulatur B. Dehnreiz/«Stretch» auf kontrahierter Muskulatur – Betonte Bewegungsfolge
– Entspannung (Aktive Muskelarbeit mit nachfolgender Phase der Inhibition wird für die Entspannung und Dehnung tonuserhöhter oder verspannter Muskulatur ausgenützt.)	– Anspannen–Entspannen – Halten–Entspannen

Funktionsanalyse

Wie bei anderen funktionellen Aktivitäten, z.B. Mattentraining und Gangschulung, sind die Untersuchung und die Funktionsprüfung *vor, während* und *nach* der Behandlung auch beim Selbsthilfetraining sehr wichtig. Hierdurch können *Fern- und Nahziele* gesetzt und *Behandlungserfolge* festgestellt werden. Außerdem können optimale individuelle manuelle Maßnahmen für Fazilitation und Inhibition gefunden werden.

Ziel

- Status des Patienten im Vergleich «jetzt – später».
- Bessere Motivierung des Patienten dadurch, daß er sich seiner Fortschritte selbst bewußt wird.
- Aufrechterhaltung der Motivation des Therapeuten trotz evtl. nur geringer Fortschritte des Patienten.
- Sammeln von Erfahrungen, die evtl. zum Nutzen anderer Patienten angewendet werden können.
- Untersuchung der Wirkungen krankengymnastischer Maßnahmen.

Die Funktionsanalyse kann folgendes beinhalten:

- Ausführung der *Funktion:*
  Durchführung der Aktivität beschreiben (=Wie ?):
  Selbständig; unterstützt; nicht möglich.
  (Z.B. Aktivitäten im Bett: das Drehen, Zum-Sitzen-Kommen, Fortbewegung an der Bettkante.)
- Gebrauch von *Hilfsmitteln* (=Welche ?):
  Technische Hilfsmittel, Personenhilfe.
- Beurteilung des *Gleichgewichtes* in verschiedenen Positionen, die für die jeweilige Funktion notwendig und wichtig sind.
- Ausführung des *«Transfers»*:
  Durchführung des «Transfers» (=Wie? Wieviel Hilfe wird gebraucht?):
  Selbständig; unterstützt; nicht möglich.
  (Z.B. über die Seite, Becken zuerst, Beine zuerst, mit Hilfsmittel.)
- Beurteilung der *Rollstuhlaktivitäten* (=Welche Hilfe wird gebraucht?):
  Selbständig; unterstützt; nicht möglich.
  (Z.B. Umgang mit Bremse, Fußstützen und Armstützen; Fahren und Drehen.)
- Beurteilung der *oro-fazialen Funktionen.* (Z.B. Eßfunktion, Auge, Mimik, Sprechen.)

Praktische Ausführung

Übersicht mit Beispielen für Selbsthilfeaktivitäten

1. Aktivitäten im Bett
Z. B. Drehen im Bett, Hinsetzen auf der Bettkante, Fortbewegung an der Bettkante, An- und Ausziehen im Bett.

2. «Transfers»
Z. B. Rollstuhl – Bett/Hochmatte, – Toilette, – Dusche, – Badewanne, – Auto, – Boden.

3. Rollstuhlaktivitäten
Schnelle Unabhängigkeit im Rollstuhl ist für Patienten, die diesen brauchen, sehr wichtig. Die Funktionen, die erarbeitet werden, sind u. a.: Bremse betätigen, Fußstützen hoch- und herunterklappen, Armstützen an- und aufsetzen. Handhabung des Rollstuhls; Fahren und Drehen auf ebenem, schrägem und unebenem Boden, Schwellen und Bürgersteigen.
Die Prinzipien dieses Trainings sind im Zusammenhang mit der Gangschulung in Kapitel 6 beschrieben worden.

4. Fazilitation der oro-fazialen Funktionen
Das Gesicht, der Kiefer, der Mund, die Zunge, die Larynx werden hierbei mit Hilfe der PNF-Grundprinzipien, -Techniken und -Behandlungsverfahren fazilitiert, evtl. mit zusätzlicher Stimulation durch Eis.

Andere wichtige Maßnahmen können z. B. sein:
- Schulung der Rumpfstabilität,
- Schulung der oberen Extremitätenmuster (z. B. Flexion-Adduktion-Außenrotation),
- Schulung der Kopf-Nackenmuster, inklusive Nackenstabilität,
- Schulung der Atmung.

Beachte Jeder Patient hat seine eigenen spezifischen *Voraussetzungen, Möglichkeiten* und *Bedürfnisse,* um die Aktivitäten auszuführen, die ihm ein möglichst selbständiges Leben gestatten. Beim Selbsthilfetraining ist es wichtig, darauf Rücksicht zu nehmen und die Aktivitäten dem Patienten *individuell* anzupassen, damit er seine Reserven optimal ausnutzen kann.

Praktische Übungsteile für das Selbsthilfetraining werden im folgenden nicht im einzelnen beschrieben, da die Ausgangsstellungen und Übungsabläufe individuell unterschiedlich sind. Es wird deshalb mit Hilfe von *Abbildungen* eine *Übersicht in Beispielen* vorgestellt.

Das Funktionstraining wurde teilweise schon bei den funktionellen Aktivitäten im Kapitel 5 («Mattentraining») und Kapitel 6 («Gangschulung») detailliert vorbereitet und beschrieben.

1. Aktivitäten im Bett

A. Drehen im Bett.
B. An- und Ausziehen im Bett.

A. Drehen im Bett

Das Drehen kann über die Rotation mit *Rumpfflexion* bzw. Rumpfextension erreicht werden (siehe Abb. 7-1 bis 7-7).
Die Bewegung wird zunächst mit den *kräftigeren* Körperteilen des Patienten durchgeführt. Diese Aktivität kann durch das Rollen auf der Matte (Kap. 5) oder auf der Bank (Kap. 4) vorbereitet werden.
Das *Becken* muß eventuell zusätzlich *gehoben* und auf *die Seite gelegt* werden können, um eine optimale Ausgangsposition für das Drehen einzunehmen. Diese Beckenhebung/«Brücke» ist auch für andere Aktivitäten sehr wichtig, z. B. für das An- und Ausziehen im Bett und für das Benutzen der Bettpfanne.

Die Abbildungen zeigen das Drehen über die Rumpfflexion nach rechts.

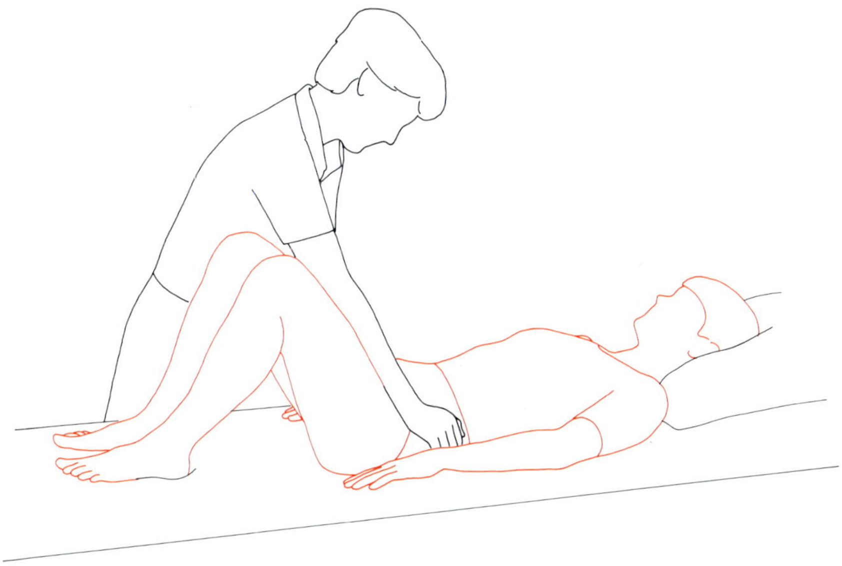

Abb. 7-1: Drehen im Bett mit *Beckenhebung*. Ausgangsstellung: Rückenlage mit manuellem Kontakt am Becken. ▶

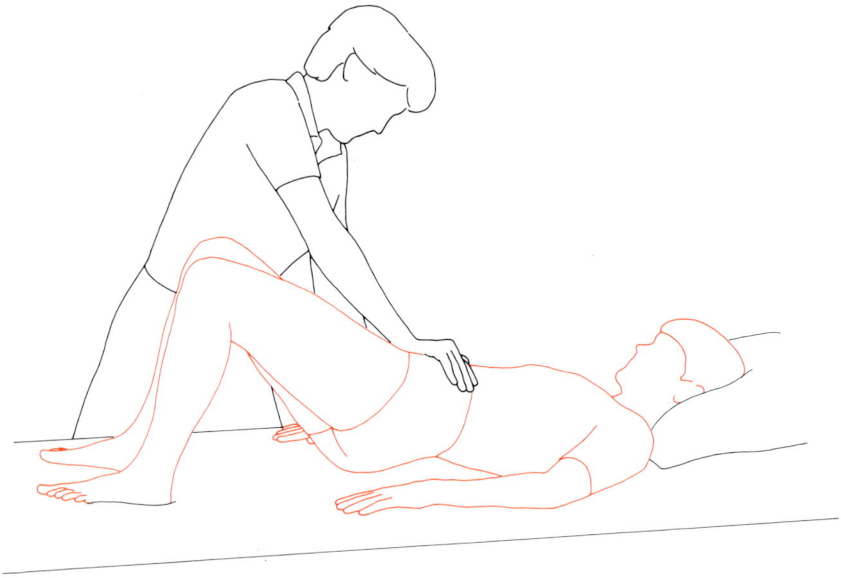

Abb. 7-2: Drehen im Bett mit *Beckenhebung* (Forts.). Der Patient hebt das Becken gegen Widerstand nach links-oben (ant. Elev.).

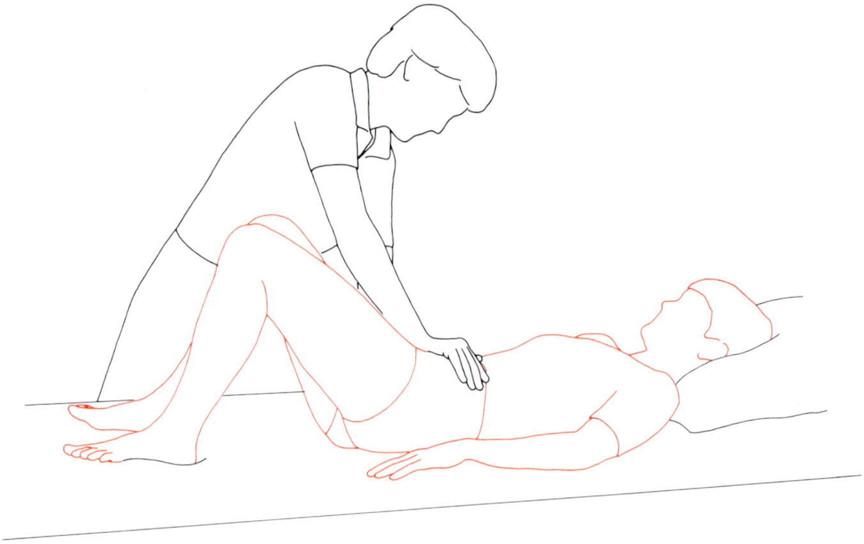

Abb. 7-3: Drehen im Bett mit *Beckenhebung* (Forts.). Das Becken wird *exzentrisch* gegen Widerstand am Becken nach links-unten seitlich gelegt.

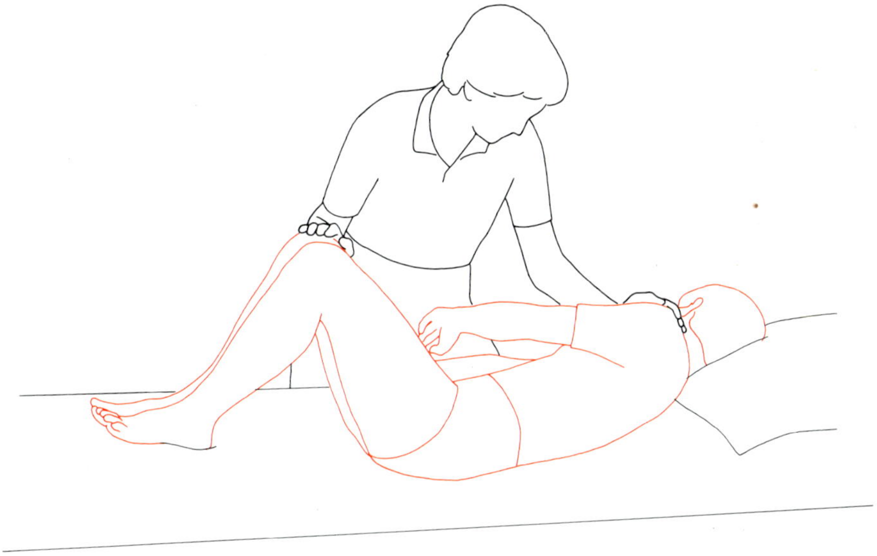

Abb. 7-4: Drehen im Bett. Mit dem Becken in optimaler Ausgangsstellung wird das Drehen über die *Rumpfflexion* mit Widerstand an der Schulter (ant. Depr.) und am Oberschenkel (Flex.-Add.-AR) bis in die *Seitlage* weitergeführt.

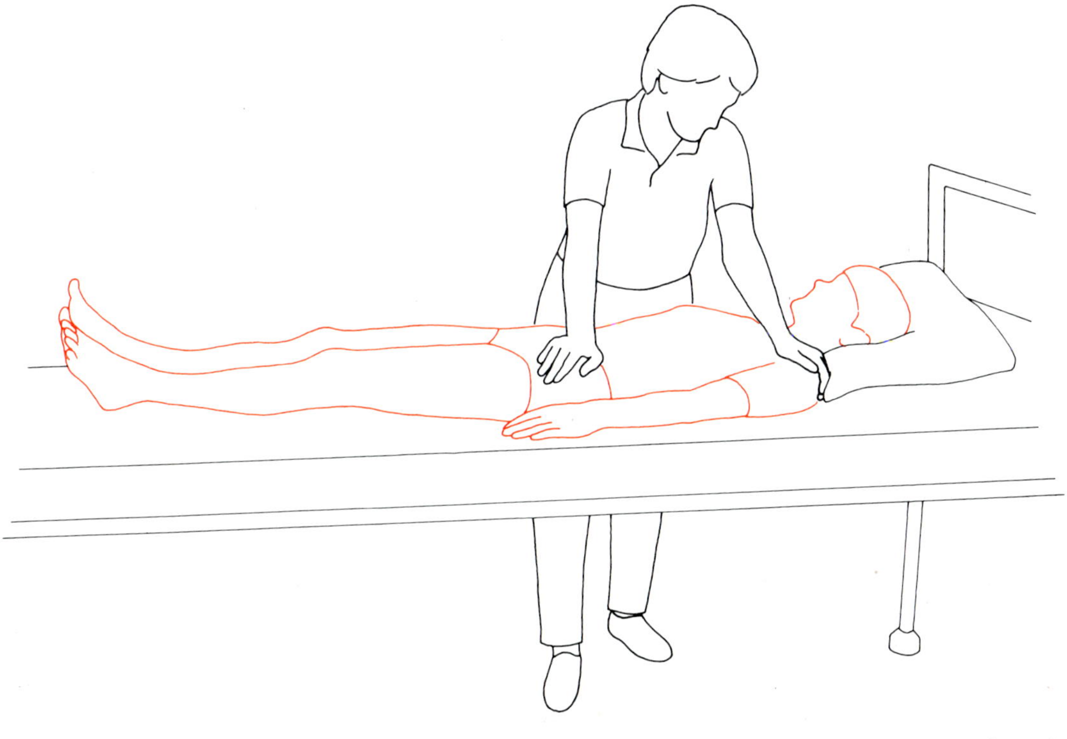

Abb. 7-5: Drehen im Bett mit «*Massenflexion*». Ausgangsstellung für anteriore Depression des Schulterblattes und anteriore Elevation des Beckens. ▶

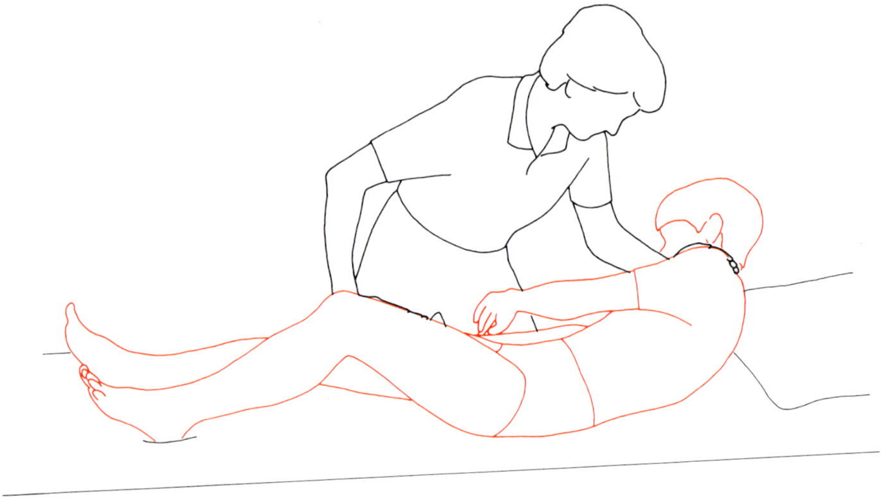

Abb. 7-6: Drehen im Bett über die *Rumpfflexion mit Rotation*. Weiterführung des Drehens mit Widerstand gegen anteriore Depression des Schulterblattes und Flexion des Oberschenkels als alternativer manueller Kontakt.

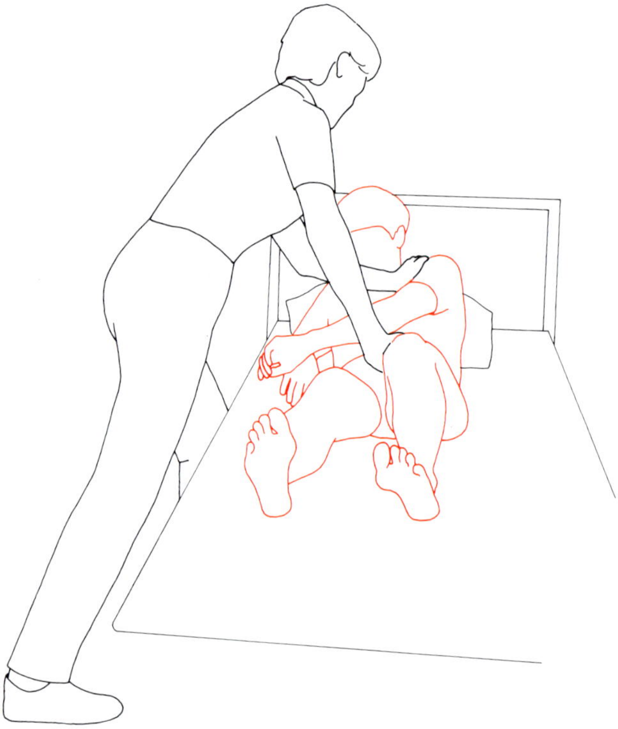

Abb. 7-7: Weiterführung des **Drehens im Bett zum Sitzen** über die *Rumpfflexion mit Rotation nach rechts und Flexion der gleichseitigen unteren Extremität*. Widerstand gegen anteriore Depression des Schulterblattes und Flexion des Oberschenkels.

B. An- und Ausziehen im Bett

Das An- und Ausziehen kann durch Führung und Widerstände fazilitiert werden.
Die Rumpfstabilität, die Dehnfähigkeit der Ischiokruralmuskulatur, die Kraft der Hüftextensoren und der unteren Rumpfmuskulatur sind wichtige Faktoren für diese Aktivitäten.

Einige Beispiele werden in den Abbildungen gegeben.

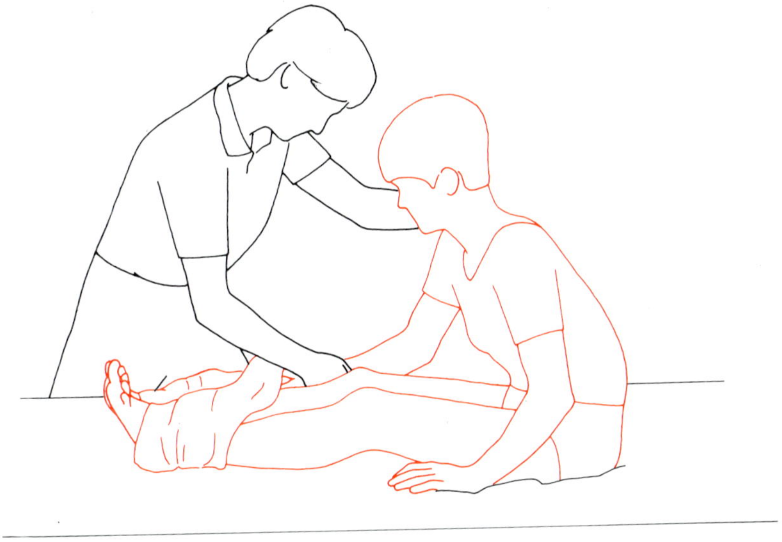

Abb. 7-8: Hosen im Bett anziehen. *Rumpfstabilisation* im Langsitz mit Approximation und Widerstand an der Schulter bei gleichzeitigem Widerstand distal am Unterarm gegen das Hochziehen der Hosen. Die Aktivität fördert gut die Dehnungsfähigkeit der Ischiokruralmuskulatur.

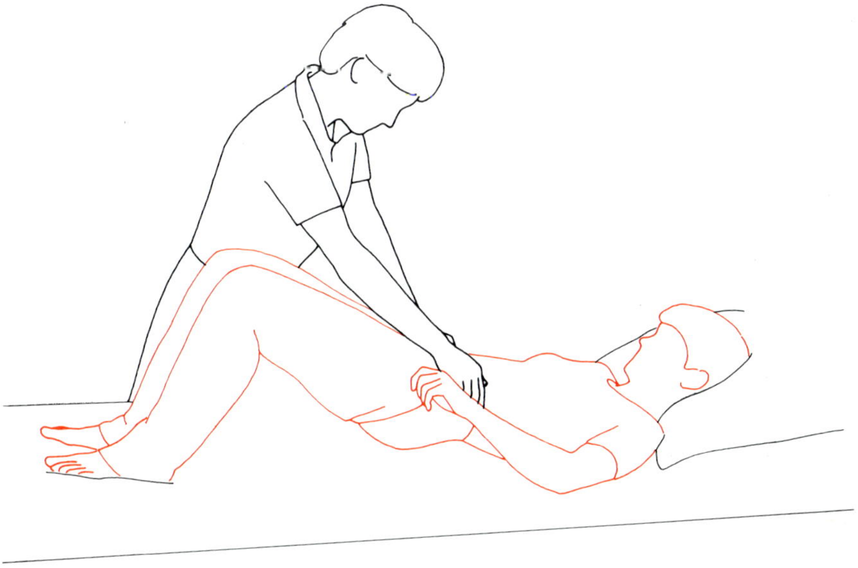

Abb. 7-9: Hosen im Bett anziehen (Forts.). *Beckenhebung* gegen Widerstand bei gleichzeitigem Hochziehen der Hosen.

2. «Transfers»

A. Vom Rollstuhl zum Bett/zur Hochmatte («Highmat»).
B. Vom Rollstuhl zur Toilette.

a) Für den unilateral betroffenen Patienten
b) Für den bilateral betroffenen Patienten

Zu a) Möglichkeiten des «Transfers»:
- «Transfer» *mit Drehung, ohne daß der Patient steht.*
- «Transfer» über den *Stand mit Drehung.*

Entweder kann die betroffene Seite oder die nicht betroffene Seite dem Bett zugewandt sein. Man probiert aus, was für den Patienten am besten geeignet ist! Dies gilt auch für die «Transfers» zu Toilette, Dusche, Bad und Auto.

Zu b) Der «Transfer» wird *im Sitzen* vorgenommen.
Für den bilateral betroffenen Patienten kann auch der Rollstuhl nahe am Kopfende schräg an der Bettkante stehen. Die Beine können entweder vor oder nach dem «Transfer» auf das Bett gehoben werden, d. h. der «Transfer» erfolgt im Langsitz oder Sitzen.
Ein *Rutschbrett* kann diese Aktivität für Patienten mit schlechtem Gleichgewicht erleichtern (z. B. Querschnittsgelähmte, MS-Patienten oder bilateral amputierte Patienten).
Bei dem «Transfer» vom Rollstuhl zum Bett/zur Hochmatte oder einem neuen anderen Sitzplatz sollte zur Erleichterung des «Transfers» das Bett oder die Hochmatte in der gleichen Ebene oder niedriger als der Rollstuhl sein. Das gleiche gilt umgekehrt beim «Transfer» zurück in den Rollstuhl.

Der «Transfer», wie er in den Abbildungen 7-16 bis 7-18 beschrieben ist, gilt für alle «Transfers» zu einem Sitzplatz, der sich etwa auf gleicher Ebene mit dem Rollstuhl befindet wie z. B. Toilette, Auto, Dusch-Sitz etc.; dann aber mit herunterhängenden Beinen.

A. Vom Rollstuhl zum Bett/zur Hochmatte

Für den unilateral betroffenen Patienten wird der «Transfer» zunächst mit der kräftigeren Seite über die betroffene Seite durchgeführt. Dies bedeutet, daß der Rollstuhl nahe und schräg zum Bett gestellt wird.
Für den bilateral betroffenen Patienten wird der «Transfer» im Langsitz mit einem Rutschbrett durchgeführt.

Beachte Die Beispiele des «Transfers» zum Bett können auch beim «Transfer» vom Rollstuhl zur Hochmatte benutzt werden.

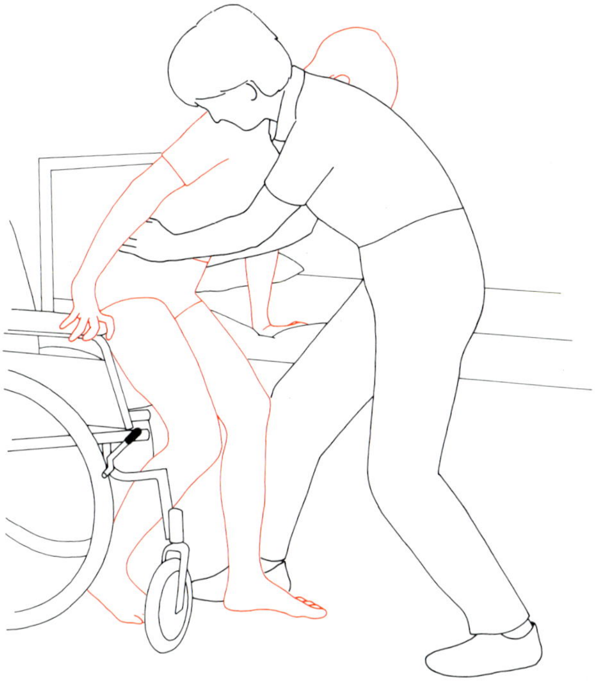

Abb. 7-10: «Transfer» vom Rollstuhl zum Bett/unilateral betroffener Patient. Über die betroffene Seite mit Drehung, ohne daß der Patient stehen muß. *Hochstemmen* mit Widerstand am Bekkenkamm. Der Patient stützt sich, wenn möglich, mit den Händen an der Armstütze des Rollstuhls und am Bett. Das *betroffene Bein* evtl. mit «Cross-Blokking» stabilisieren (siehe auch Kapitel 6).

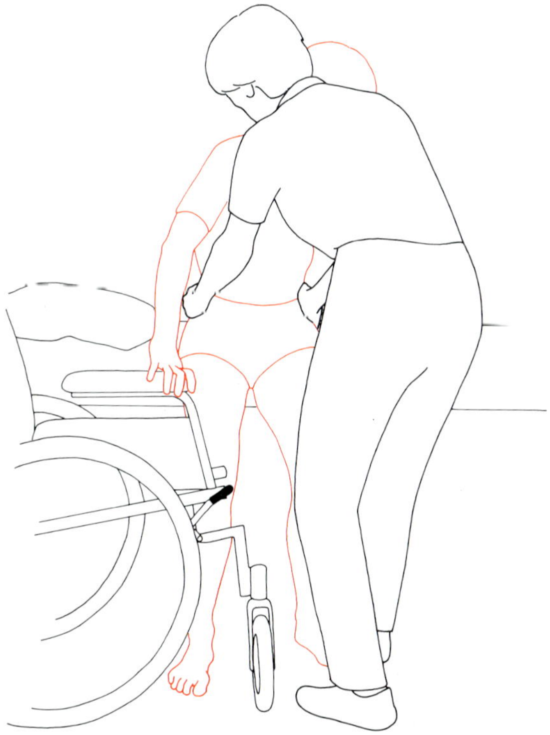

Abb. 7-11: «Transfer» vom Rollstuhl zum Bett/unilateral betroffener Patient. Über die betroffene Seite mit Drehung, ohne daß der Patient stehen muß (Forts.). Hinsetzen auf die Bettkante. Widerstand wird, wenn möglich, am Becken gegen *exzentrische Muskelarbeit* gegeben.

►

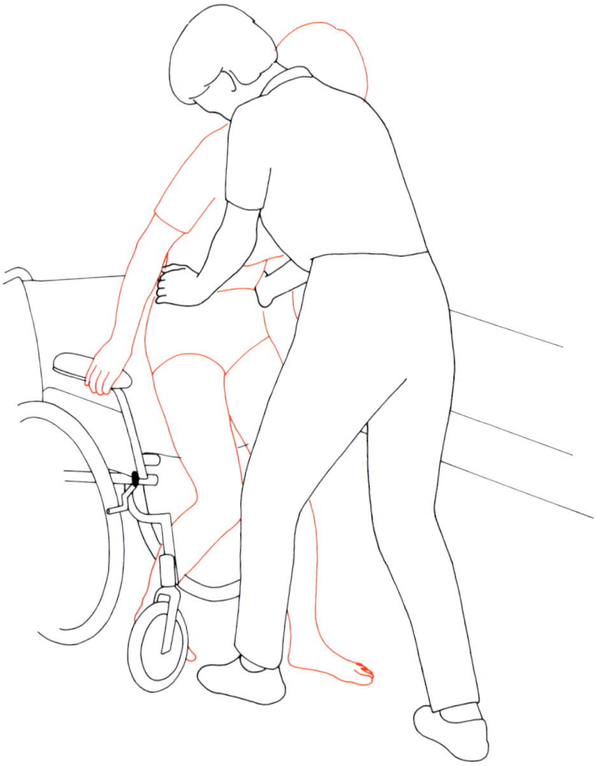

Abb. 7-12: «Transfer» vom Rollstuhl zum Bett/unilateral betroffener Patient. Über den Stand mit der nicht betroffenen Seite am Bett. Hochstemmen in den Stand mit Widerstand am Becken.

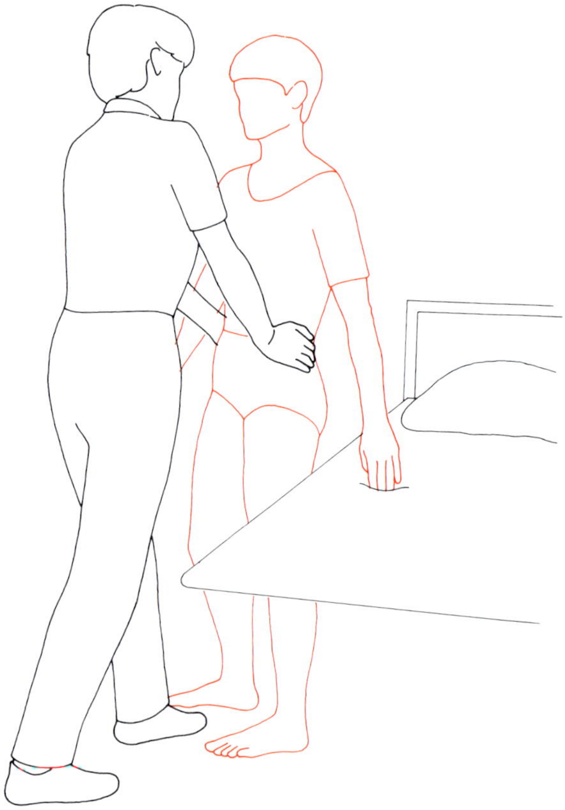

Abb. 7-13: «Transfer» vom Rollstuhl zum Bett/unilateral betroffener Patient. Über den Stand mit der nicht betroffenen Seite am Bett (Forts.). *Stabilisation im Stand* mit Approximation und Widerstand am Becken.

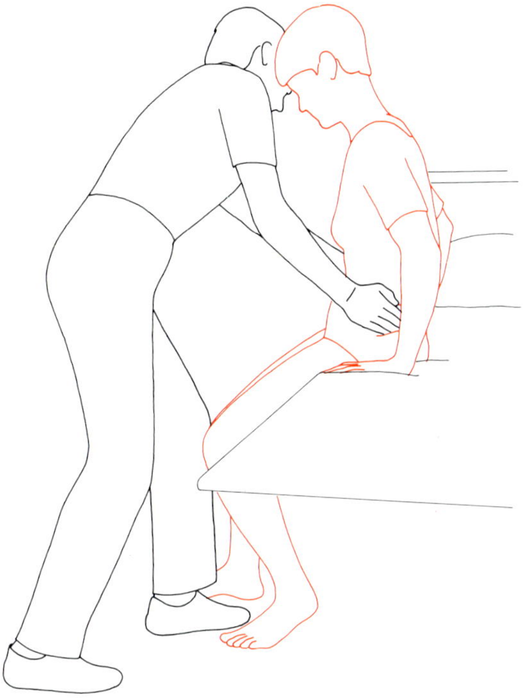

Abb. 7-14: «Transfer» vom Rollstuhl zum Bett / unilateral betroffener Patient. Über den Stand mit der nicht betroffenen Seite am Bett (Forts.). Der Patient *setzt sich* auf der Bettkante hin. Widerstand wird am Becken gegeben – *exzentrische* Muskelarbeit.

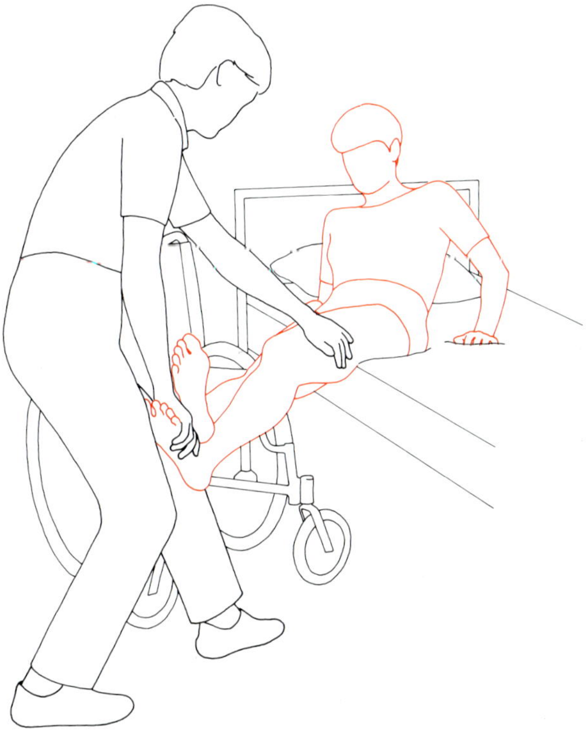

Abb. 7-15: «Transfer» vom Rollstuhl zum Bett / unilateral betroffener Patient (Forts.). Die Beine können danach überkreuzt zur Unterstützung des betroffenen Beines gegen Widerstand im Bett gehoben werden. Manueller Kontakt am Oberschenkel und am Fuß.

►

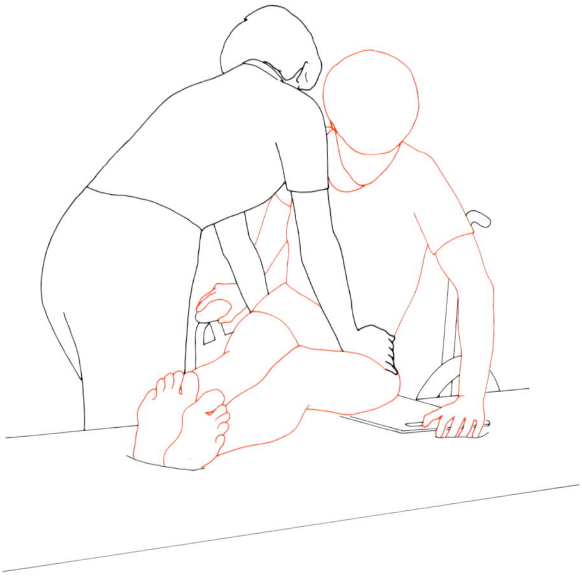

Abb. 7-16: «Transfer» vom Rollstuhl zum Bett mit Rutschbrett / bilateral betroffener Patient. Die linke Seite des Beckens wird passiv in Richtung post. Depr. geführt; die rechte Seite in Richtung ant. Elev. In den gleichen Richtungen vordehnen, evtl. Dehnreiz geben. (Dieser «Transfer» fordert eine gute Dehnfähigkeit der Ischiokruralmuskulatur.)

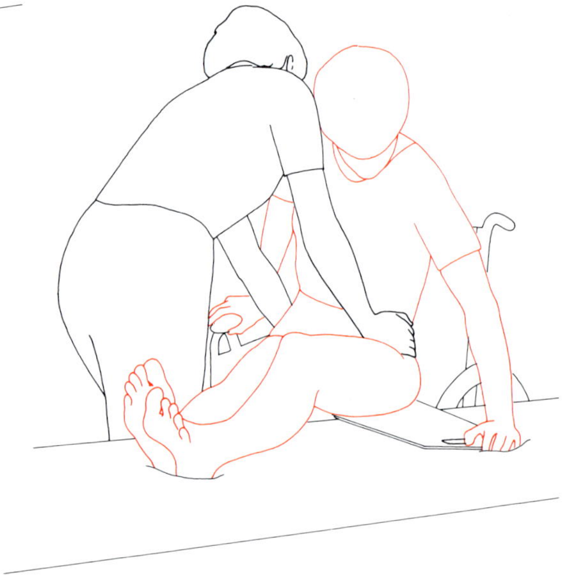

Abb. 7-17: «Transfer» vom Rollstuhl zum Bett mit Rutschbrett / bilateral betroffener Patient (Forts.). Der Patient führt mehrere Male eine ant. Elev./post. Depr., wenn möglich gegen Widerstand, aus und bewegt sich so mit Hilfe des Rutschbrettes vom Rollstuhl zum Bett. Dabei stützt der Patient sich auch rechts und links mit den Händen ab.

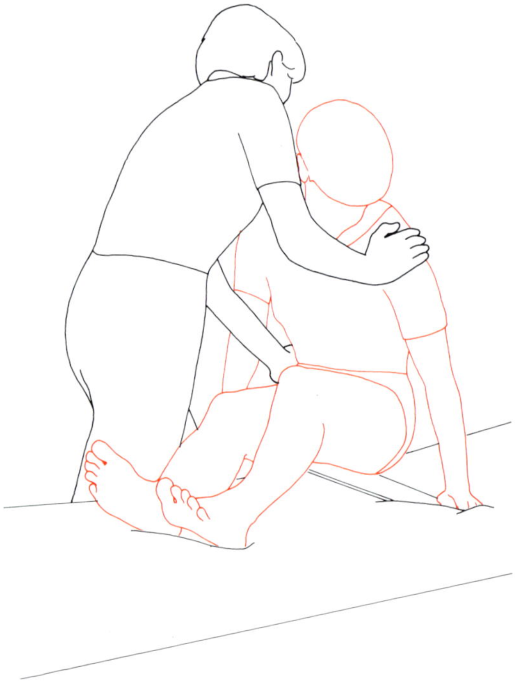

Abb. 7-18: «Transfer» vom Rollstuhl zum Bett mit Rutschbrett / bilateral betroffener Patient (Forts.). *Stabilisation* der Armabstützung im Bett bei gleichzeitiger Führung und evtl. angepaßter Widerstand an der gegenseitigen Beckenhälfte. (Bei dieser Übung kann auch durch die vermehrte Muskelarbeit des Rumpfes eine Irradiation für die Muskulatur der unteren Extremitäten erreicht werden.)

B. Vom Rollstuhl zur Toilette

Die Abbildungen zeigen das Vorüben des «Transfers» im Gymnastikraum für unilateral betroffene Patienten mit Rollstuhl, Barren und transportablem Toilettenstuhl oder Stuhl mit Armstützen und Rückenlehne. Der Barren wird als Unterstützung für das Gleichgewicht im Stand benutzt, was der Wand in der Toilette entspricht.
Selbstverständlich kann diese Übung auch direkt im Toilettenraum durchgeführt werden.

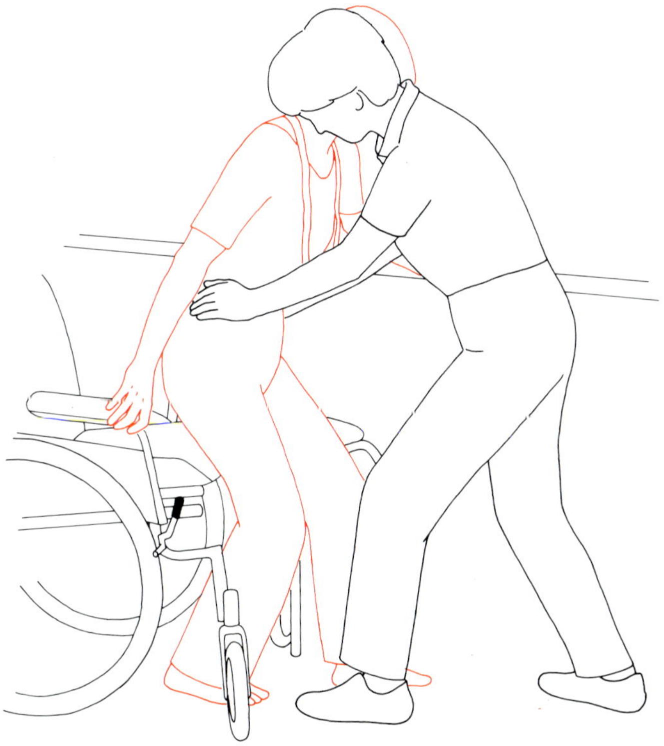

Abb. 7-19: «Transfer» vom Rollstuhl zur Toilette über den Stand. Beim *Hochkommen vom Rollstuhl zum Stand* wird Widerstand am Becken gegeben. Der Patient stemmt sich hoch, hält sich am Barren/Griff fest und stützt sich, wenn möglich, an der Armstütze ab. ►

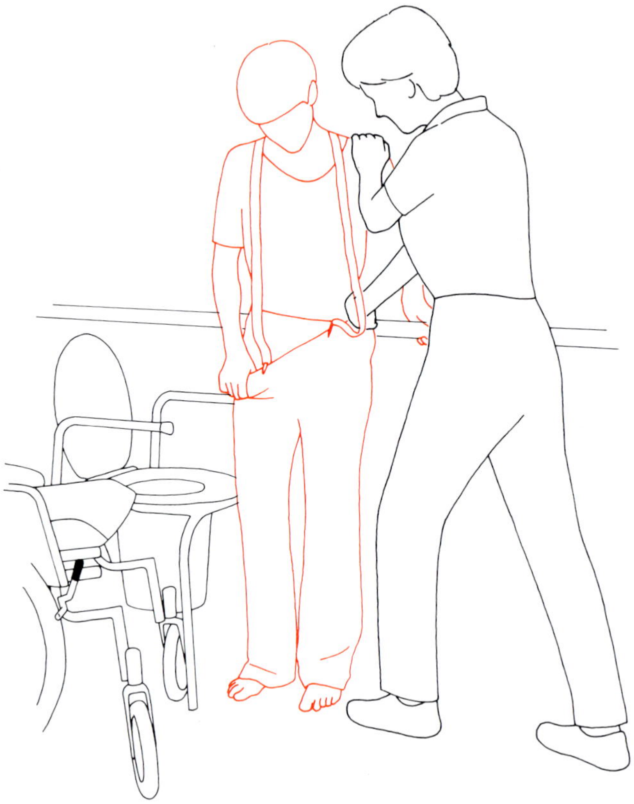

Abb. 7-20: «Transfer» vom Rollstuhl zur Toilette (Forts.). *Stabilisation im Stand* mit Approximation und Widerstand an Becken und Schulter zur Fazilitation der Standstabilität beim Stand.
Der Patient kann sich mit dem Rükken oder mit der Seite gegen den Barren/die Wand lehnen. Beim Ausziehen der Hose im Toilettenraum wird die Hose durch ein Gummiband mit z. B. «Clips» an beiden Enden gehalten und am zu weiten Herunterfallen gehindert.

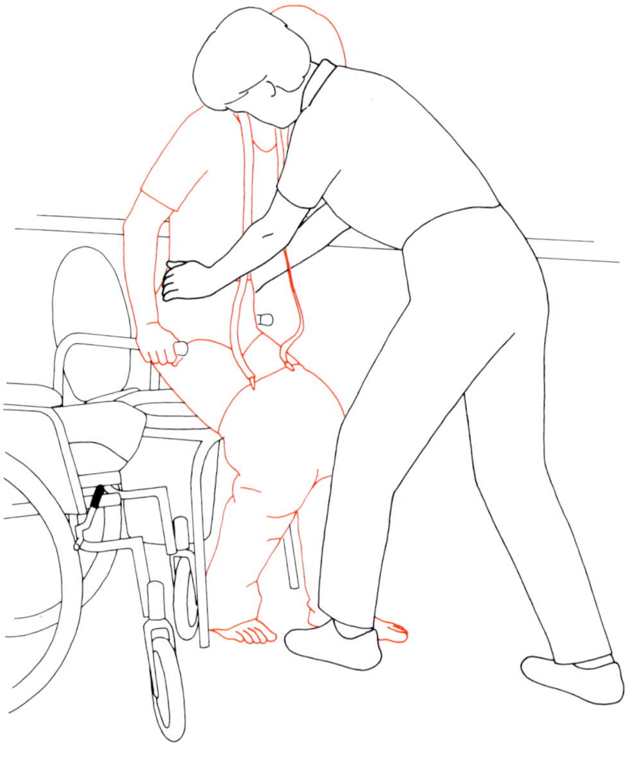

Abb. 7-21: «Transfer» vom Rollstuhl zur Toilette (Forts.). *Hinsetzen auf der Toilette* mit Widerstand vorne am Beckenkamm – *exzentrische* Muskelarbeit. Der Patient hält sich am Barren/Griff fest und stützt sich, wenn möglich, an der Armstütze des Toilettenstuhls ab.

3. Rollstuhlaktivitäten *

Schnelle Unabhängigkeit im Rollstuhl ist für Patienten, die diesen brauchen, sehr wichtig, damit sie sich nicht, was Beweglichkeit bzw. Transport anbelangt, von der Hilfe anderer abhängig fühlen. Die Funktionen, die erarbeitet werden, sind u. a.:

– Bremsen zu- und aufmachen.
– Fußstützen hoch- und herunterklappen.
– Rollstuhl auf gleiche/ungleiche Ebene fahren und drehen, über Schwellen und Bürgersteige fahren.

Die Prinzipien dieses Trainings wurden schon im Zusammenhang mit der praktischen Folge der Gangschulung in Kapitel 6 beschrieben.

4. Fazilitation der oro-fazialen Funktionen

Das Gesicht, der Kiefer, der Mund, die Zunge und der Kehlkopf werden hierbei mit Hilfe der PNF-Grundprinzipien, -Techniken und -Behandlungsverfahren fazilitiert, evtl. mit zusätzlicher Stimulation durch Eis. Ziel ist es, Funktionen wie z. B. Mimik, Blick, Öffnen/Schließen des Mundes, Kauen, Schlucken und Sprechen zu verbessern.

Andere wichtige Maßnahmen können z. B. sein:
– Schulung der *Rumpfstabilität.*
– Schulung der *oberen Extremitätenmuster* (Flex.-Add.-AR).
– Schulung der *Kopf-Nackenmuster.*
– Schulung der *Atmung.*

---

*Siehe auch Kapitel 6.

Anhang

Glossar

Afferent: Zum Körperzentrum hin (bezieht sich auf Nervenimpulse).

Agonist/«Prime Mover»: Der arbeitende Muskel. (Der Muskel, der für die erwünschte Bewegungsrichtung statisch oder dynamisch aktiviert wird.)

Antagonist: Der Muskel, der dem Agonist entgegenwirkt. (Der der gewünschten Bewegungsrichtung entgegengesetzt wirkende Muskel.)

Anterior: Vorne.

Approximation: Kompression in Richtung der Gelenkflächen.

Autogene Inhibition/Hemmung: Siehe Inhibition.

Behandlungsverfahren: Ein Verfahren, das mehrere Grundprinzipien oder klassische PNF-Techniken benutzt (eventuell miteinander kombiniert).

Bewegungsdiagonalen: Schräg-rotatorische funktionelle Grundbewegung.

Bewegungsmuster: Dreidimensionale Grundbewegungen der PNF. Vier Bewegungsmuster bilden zwei steile bzw. enge Bewegungsdiagonalen. Jede Bewegungsdiagonale besteht aus je zwei Grundmustern für Extension und für Flexion.

Bilateral: Beidseitig.

Bilateral, asymmetrisch: Beide Arme/Beine/Schulterblätter gleichzeitig, aber in unterschiedlichen Bewegungsmustern bewegen.

Bilateral, reziprok: Beide Arme/Beine/Schulterblätter gleichzeitig in entgegengesetzten Richtungen bewegen; entweder symmetrisch reziprok oder asymmetrisch reziprok (siehe auch reziprok).

Bilateral, symmetrisch: Beide Arme/Beine/Schulterblätter gleichzeitig in gleichen Bewegungsmustern bewegen.

«Chopping»: Oberes Rumpfmuster, zusammengesetzt aus beidseitigen asymmetrischen* Flexionsmustern der oberen Extremitäten in Kombination mit Kopf-Nacken-Flexion. (*Ausnahme: Der umgreifende Arm zeigt ein umgewandeltes Muster, da er in Supination den leitenden Arm greift und diesem in der Bewegung folgt.)

Dehnreiz: Siehe «Stretch».

Depression: hier: Bei Scapula- und Beckenmuster Bewegungsrichtung nach unten.

Distal: Rumpffern.

Dynamisch exzentrische Muskelarbeit: Spannungsentwicklung im Muskel während einer Verlängerung des Muskels.

Dynamisch konzentrische Muskelarbeit: Spannungsentwicklung im Muskel während einer Verkürzung des Muskels.

Effektor: Erfolgsorgan.

Efferent: Vom Körperzentrum weg (bezieht sich auf Nervenimpulse).

Elevation: hier: Bei Scapula- und Beckenmuster Bewegungsrichtung nach oben.

Exitation: Anregung.

Extensorenreflex, gekreuzter: Die Aktivierung der Flexoren einer Seite entspricht einer Inhibition der Extensoren der gleichen Seite. Auf der kontralateralen Seite ist es umgekehrt; die Flexoren werden inhibiert und die Extensoren aktiviert.

Exterozeptoren: Rezeptoren in Haut, Auge, Ohr und den Gleichgewichtsorganen.

Fazilitation: Förderung und Erleichterung.

«Groove»: Spur (diagonales Bewegungsmuster).

«Handle»: Hebel.

Inhibition: Hemmung und Entspannung.

Inhibition, autogene: Eigenhemmung des Muskels durch die Sehnenspindel zur Spannungskontrolle des Muskels (Schutz gegen Überdehnung des Muskels).

Inhibition, reziproke: Hemmung des Antagonisten durch Aktivierung des Agonisten.

«Initial Stretch»: Erster Dehnreiz am Anfang des Bewegungsweges.

Ipsilateral: Auf derselben Seite.

Irradiation/«Overflow»: Ausbreitung der ankommenden Reize.

Isometrische Muskelkontraktion: Siehe statische Muskelarbeit.

Isotonische Muskelkontraktion: Siehe dynamisch exzentrische und dynamisch konzentrische Muskelarbeit.

Kinesiologie: Bewegungslehre.

Kokontraktion: Gleichzeitige/simultane Aktivierung des Agonisten und dessen Antagonisten.

Kommando: Verbaler Stimulus.

Kontraktion: Verkürzung des Muskels.

Kontralateral: Auf der gegenüberliegenden Seite.

Koordination: Zentrale Steuerung der Motorik; Zusammenspiel zwischen peripheren afferenten und zentralen efferenten Impulsen. – Zusammenspiel zwischen Mobilität und Stabilität.

«Lifting»: Oberes Rumpfmuster, zusammengesetzt aus beidseitigen asymmetrischen* Extensionsmustern der oberen Extremitäten in Kombination mit Nackenextension. (*Ausnahme: Der umgreifende Arm zeigt ein umgewandeltes Muster, da er in Supination den leitenden Arm greift und diesem in der Bewegung folgt.)

Lumbrikalgriff: Grundgriff in der PNF-Behandlung: Flexion in den Metakarpophalangeal-Gelenken und Extension in den distalen und proximalen Interphalangeal-Gelenken.

Mobilität: Beweglichkeit (Fähigkeit der Muskulatur, die Bewegung eines knöchernen Hebelarmes um eine Gelenkachse zu kontrollieren oder auszuführen).

Motorische Einheit: Eine Vorderhornzelle und ihr Axon/Ausläufer sowie die Muskelfasern, die sie versorgt.

Motorische Programme: Z. B. das Gang-Programm. Durch die Aktivierung auf spinaler Ebene und zentrale Impulse werden entwicklungsbedingt angelegte motorische Programme abgerufen. Diese spinale Aktivität wird vom Hirnstamm gesteuert.

Muskeleigenreflex: Sog. Dehnungsreflex/«Stretchreflex». Die Muskelspindel ist der Rezeptor. Der Stimulus ist Längenänderung/Muskeldehnung. Das sensible Neuron ist die IA-Afferenz. Die Antwort ist eine Muskelkontraktion.

Nachpotentiale/«After Discharge»: Weiterlaufende Impulse nach Entladung der Vorderhornzelle.

«Pivot»: Drehpunkt.

Posterior: Hinten.

Posturale Reflexe: Haltungsreflexe.

Posturaler Tonus: Haltetonus der Muskulatur. – Unwillkürliche aufrechterhaltende Grundspannung der Muskulatur, d. h. automatische Einstellung des Muskeltonus, um Gleichgewicht und Symmetrie unabhängig von der Ausgangsstellung aufrechtzuerhalten.

«Prime Mover»: Siehe Agonist.

Propriozeptoren: Geweberezeptoren in Muskeln, Sehnen, Bandapparat und Gelenken.

Proximal: Rumpfnah.

«Quick Stretch»: Kurzer, schneller Dehnreiz. Siehe auch «Stretch».

Reiz: Stimulus.

«Restretch»: Erneuter «Stretch», d. h. alle auf den «Initial Stretch» folgenden Dehnreize. – Möglichkeiten:
- Wiederholung des «Initial Stretch» auf den vorgedehnten Muskel.
- Wiederholter Dehnreiz auf den arbeitenden Muskel während des gesamten Bewegungsweges.

Rezeptor: Aufnahmeorgan für Sinnesreize (siehe auch Exterozeptoren, Propriozeptoren).

Reziprok: Entgegengesetzt.

Reziproke Bewegung: Die gleichen Extremitäten oder Schulterblätter zur selben Zeit in entgegengesetzte Richtungen bewegen.

Reziproke Bewegung, asymmetrisch: Die gleichen Extremitäten in unterschiedlichen Bewegungsmustern zu selben Zeit in entgegengesetzte Richtungen bewegen.

Reziproke Bewegung, symmetrisch: Die gleichen Extremitäten in den gleichen Bewegungsmustern zu selben Zeit in entgegengesetzten Richtungen bewegen.

Reziproke Inhibition/Hemmung: Siehe Inhibition.

Stabilität: Fähigkeit der Muskulatur, eine bestimmte Gelenkstellung oder Körperposition einzuhalten.

Statische Muskelarbeit: Spannungsentwicklung im Muskel bei fast gleichbleibender Muskellänge.

Stimulus/Stimulation: Reiz.

«Stretch»: Dehnreiz; kurze, schnelle, passive Verlängerung eines Muskels, der schon unter Spannung steht (siehe auch «Initial Stretch», «Restretch».

«Stretch-Reflex»: Dehnreflex/Muskeleigenreflex. Siehe auch Muskeleigenreflex.

«Sukzessive Induktion»: Der Agonist ist nach einer Kontraktion und Entspannung des Antagonisten in einem Zustand, in dem eine optimale Förderung der Kontraktion möglich ist.

Summation: Addition der Reize.

Summation, spatiale / räumliche: Unterschiedliche unterschwellige Reize, die fast gleichzeitig an verschiedene Stellen gegeben werden, können sich addieren und eine Exitation /Anregung der motorischen Neurone verursachen.
Summation, temporale /zeitliche: Verschiedene unterschwellige Reize, die innerhalb einer bestimmten Zeit gegeben werden, können sich addieren; daraus erfolgt eine Exitation der motorischen Neurone.
Synergisten: Zusammenwirkende Muskeln; d. h. Muskeln, die für eine erwünschte Aktivität zusammenarbeiten.
Taktiler Reiz: Berührungsreiz, manueller Kontakt.
«Tap»: Dehnreiz, «Stretch».
«Tension»: Spannung im Muskel.
«Tight»: Gespannt, straff.
«Timing»: Zeitliche Abstimmung der Muskelaktionsfolge:
Normale Bewegungsfolge: Beim Kind: proximal nach distal. Beim Erwachsenen: distal nach proximal.
Bewegungsfolge bei PNF: Gleichzeitige Aktivierung aller Muskeln in einem Bewegungsmuster, obwohl die distale Muskelkomponente sichtbar zuerst arbeitet.
Betonte Bewegungsfolge / «Timing for emphasis»: Möglichkeit der Veränderung der Muskelaktivität mit Hilfe von bestimmten kräftigeren Bewegungsanteilen (dadurch werden die schwächeren Bewegungsanteile durch «Irradiation/Overflow» unterstützt).
Tonus: Grundspannung im Muskel.
Traktion: Zug (d.h. Entfernen der Gelenkflächen voneinander).
Unilateral: Einseitig.
Vordehnung: Dehnstellung; alle am Bewegungsmuster oder an der Aktivität beteiligten Muskeln werden vom Therapeuten vorgedehnt oder in Dehnstellung gebracht.
Widerstand: Die Kraft, die einer Bewegungsrichtung entgegengesetzt wird. – Angepaßter / optimaler Widerstand bei:
dynamischer Muskelarbeit; größtmöglicher Widerstand mit gleichzeitiger Zulassung voller Beweglichkeit in einer weich fließenden koordinierten Art;
statischer Muskelarbeit; größtmöglicher Widerstand, ohne daß die Haltearbeit des Patienten unterbrochen wird.

Literaturverzeichnis

Angel, R. W., Eppler, W. G. Jr.: Synergy of contralateral muscles in normal subjects and patients with neurologic disease. Arch Phys Med 48:233–239, 1967.

Bartmes-Kohlhaussen, B.: PNF – ein Grundelement der Krankengymnastik. Krankengymnastik 10:530–541, 1979.

Beckers, D., Buch, M: PNF in der Praxis. Springer-Verlag, Berlin-Heidelberg, 1988.

Blakely, R. L., Palmer, L.: Analysis of shoulder rotation accompanying a proprioceptive neuromuscular facilitation approach. Phys Ther Aug; 66(8):1244–7, 1986

Chan, C.: Neurophysiological basis underlying the use of resistance to facilitate movement. Physiotherapy Canada, april:87–92, 1959.

Cerny, K.: Pathomechanics of stance. Clinical concepts of analysis. Phys Ther 64:1851–1859, 1984.

Cornelius, W., Ebrahim, K., Watson, J., Hill, D.: The effects of cold application and modified PNF stretching techniques on hip joint flexability in college males. Research Quaterly for Exercise and Sport 63:311–314, 1992.

de Jersey, M. C.: An approach to the problems of orofacial dysfunction in the adult. Australian Journal of Physiotherapy, Vol XXI, No 1, March:5–10, 1975.

Duncan, P.: The effect of a prior quadriceps contraction on knee flexor torque in normal subjects and multiple sclerosis patients with spastic paraparesis. Physiotherapy Practice 3:11–17, 1987.

Dusterhaus-Minor, M.: Proprioceptive neuromuscular facilitation and the aproach of Rood. Proceedings of the II-STEP Conference, USA, 1990.

Eberhardt, H. D., Inman V. T., Bresler, B.: The principal elements in human locomotion. In: Human Limbs & Their Substitutes, Klopteg PE & Wilson PD (ed). McGraw-Hill Book Co., Inc 1954.

Etnyre, B. R., Abraham, L. D.: Gains in range of ankle dorsiflexion using three popular stretching techniques. Am Phys Med 1986 Aug; 65(4):189–96.

Etnyre, B. R., Abraham, L. D.: H-reflex changes during static stretching and two variations of proprioceptive neuromuscular facilitation techniques. Electroencephalogr Clin Neurophysiol 1986 Feb; 63(2):174–9.

Etnyre, B., Lee E.: Comments on proprioceptive neuromuscular facilitation stretching techniques. Research Quaterly for Exercise and Sport 58: 184–188, 1987.

Fujita, M., Nakumura, R.: The effect of PNF position of the uper extremity on rapid knee extension. Tohoku J Exp Med 1986 Sep; 150(1): 31–5.

Gahery, Y., Massion, J.: Co-ordination between posture and movement. Trends in Neuro Sciences (4): 199–202, 1981.

Gellhorn, E.: Patterns of muscular activity in man. Arch Phys Med 28: 568–574, 1947.

Gellhorn, E.: Proprioception and the motor cortex. Brain 72: 35–62, 1949.

Gordon, J.: Assumptions underlying physical therapy intervention: Theoretical and historical perspectives. In: Carr, J., Sheperd, R., Gordon. J., Gentile, A. M., Helo, J.: Movement Science: Foundations for physical therapy in rehabilitation. Heinemann physiotherapy, London, 1987.

Griffin, J. W.: Use of proprioceptive stimuli in therapeutic exercise. Phys Ther 54 (10): 1072–1079, 1974.

Guymer, A. J.: The neuromuscular facilitation of movement. In PAIN, Management and Control in Physiotherapy: 55–70. Ed: Wells, E., Framton, V., Bowsher, D. Heinemann Physiotherapy. London, 1988.

GUYTON, A.: Organ Physiology. Structure and function of the nervous system. W. B. Sanders Co. Philadelphia, London, Toronto, 1976.
HAGBARD, K. E.: Spinal withdrawal reflexes in human lower limb. J Neurol, Neurosurg, Psychiat 23: 222–227, 1960.
HARDY, I., JONES, D: Dynamic flexibility and proprioceptive neuromuscular facilitation. Research Quaterly for Exercise and Sport 57: 150–153, 1986.
HARRIS, F. A.: Facilitation techniques in therapeutic exercise. Kap. 3. Therapeutic Exercise. Editor: Basmajian V. Williams and Wilkins, Baltimore, 1978.
HELLEBRANDT, F. A., PARRISH, A. M., HOUTZ, S. J.: Cross education. The influence of unilateral exercise on the contralateral Limb. Arch of Phys Med 28: 76–85, 1947.
HELLEBRANDT, F. A.: Influence of alternate and reciprocal exercise work capacity. Arch. of Phys Med 32: 766–776, 1951.
HELLEBRANDT, F. A.: Influence of bimanual exercise on unilateral work capacity. Journal of applied Physiology 4: 136–144, 1951.
HELLEBRANDT, F. A.: Physiological effects of simultaneus static and dynamic exercise. Am Journal of Phys Med 35: 106–117, 1956.
HELLEBRANDT, F. A.: Application of the overload principle to muscle training in man. Intern Rew Phys Med & Rehab 37: 278–283, 1958.
HELLEBRANDT, F. A., WATERLAND, J. C.: Expansion of motor patterning under exercise stress. Am J Phys Med 41: 56–66, 1962.
HOESSLY M.: Use of eccentric contraction of muscle to increase range of movement in the upper motor neurone syndrome. Physiotherapy Theory and Practice 7: 91–101, 1991.
HUMPHREY, T. L., HUDDLESTON, O. L.: Applying facilitation technics to self-care training. Phys Ther Rev 38 (9): 605–609, 1958.
HUTTON, R.: Neuromuscular basis of stretching exercises. Strength and Power in Sport, Kapitel 2C. Edited by Komi P. V., Blackwell Scientific Publications, Oxford 1992.
INMAN, V. T., RALSTON, H. J., TODD, F.: Human Walking. MD Williams & Wilkins, Baltimore 1981.
JOHANSSON, C. A., KENT, B. E., SHEPARD, K. F.: Relationship between verbal command volume and magnitude of muscle contraction. Phys Ther 63 (8): 1260–1265, 1983.
KABAT, H.: Studies on neuromuscular dysfunction XII: New concepts and techniques of neuromuscular reeducation for paralysis. Perm Found Med Bull 8 (3): 121–143, 1950.
KABAT, H.: Analysis and therapy of cerebellar ataxia and asynergia. Arch Neurol Psychiatry, 375–382, 1955.
KABAT, H.: Central mechanisms for recovery of neuromuscular function. Science 112: 23–24, 1960.
KABAT, H.: Proprioceptive facilitation in therapeutic exercise. Kapitel 13 in Therapeutic Expercise (2nd ed). Editors: Licht S, Johnson E.W., Waverly Press Inc., Baltimore, 1961.
KABAT, H., KNOTT, M.: Proprioceptive facilitation technics for treatment of paralysis. Phys Ther Rev 33 (2): 53–64, 1953.
KABAT, H., MC LEOD, M., HOLT, C.: The practical application of proprioceptive neuromuscular facilitation. Physiotherapy, april: 87–92, 1959.
KABAT, H., MC LEOD, M., HOLT, C.: Neuromuscular dysfunction and treatment of corticospinal lesions. Physiotherapy 45: 251–257, 1959.
KAPANDJI, A.: The Physiology of the Joints, Vol. 3. The Trunk and the Vertebral Column. 2nd ed., Churchill Livingstone 1978.
KNOTT, M.: Report of a case of Parkinsonism treated with proprioceptive facilitation technics. Phys Ther Rev 37: 229, 1957.
KNOTT, M.: Neuromuscular facilitation in the treatment of rheumatoid arthritis. Journal of the Am Phys Ther Ass 44: 737–739, 1964.
KNOTT, M.: In the groove. Phys Ther Vol 53, Nr. 4 april: 365–372, 1973.
KNOTT, M., BARUFALDI, D.: Treatment of whiplash injuries. The Phys Ther Review 41: 573–577, 1961.

KNOTT, M., MEADS, S.: The use of ice in the treatment of joint restriction, spasticity and certain types of pain. Unpublished handout, Kaiser Foundation Rehabilitation Center, Vallejo, USA

KNOTT, M., MEAD, S.: Facilitation techniques in lower extremity amputations. The Phys Ther Review 40: 587–589, 1956.

KNOTT, M., VOSS, D. E.: Proprioceptive Neuromuscular Facilitation, patterns and techniques (2nd ed). NY Hoeber Medical Division. Harper & Row, New York, 1968.

KNOTT, M., TOUSSAINT, D.: The use of wall pulleys with mat activities. Phys Ther Rev 35: 477–483, 1955.

KNUTSSON, E.: Proprioceptive Neuromuscular Facilitation. Scand J Rehab Med, Supplement 7: 106–112, 1980.

LEVINE, M. G., KABAT, H.: Cocontraction and reciprocal innervation in volontary movement in man. Science 116 (Aug): 115–118, 1952.

LEVINE, M. G., KABAT, H.: Patterns of volontary movement in man. Arch Phys Med & Rehab, Nov: 691–697, 1953.

LEVINE, M. G., KABAT, H., KNOTT, M., VOSS, D. E.: Relaxation of spasticity by physiological technics. Arch Phys Med 35 (April): 214–223, 1954.

LOOFBOURROW, G. N., GELLHORN, H.: Proprioceptively induced reflex patterns. Am J Physiol 154: 433–438, 1948.

LOOFBOURROW, G. N., GELLHORN, E.: Proprioceptive modification of reflex patterns. J Neuro Phys 12: 435–446, 1949.

LUCAS, R. C., KOSLOW, R.: Comparative study of static, dynamic and proprioceptive neuromuscular facilitation stretching techniques on flexibility. Percept Mot Skills, Apr. 58 (2): 615–8, 1984.

MARKOS, P. D.: Ipsilateral and contralateral effects of proprioceptive neuromuscular facilitation techniques on hip motion and electromyographic activity. Phys Ther 59 (11): 1366–1373, 1979.

MEISSNER, L.: PNF und Sport. Krankengymnastik 32: 733–740, 1980.

MIGLIETTA, O.: Electromyographic characteristics of clonus and influence of cold. Arch Phys Med Rehabil 45: 508–512, 1964.

MIGLIETTA, O.: Evaluation of cold in spasticity. Am J Phys Med 41: 148–151, 1962.

MOORE, J. C.: Excitation overflow: an electromyographic investigation. Arch Phys Med Rehab 56: 115–120, 1975.

MOORE, M., HUTTON, R.: Electromyographic investigation of muscle stretching techniques. Medicine and Science in sports and exercise, Vol. 12, No. 5: 322–329, 1980.

MOORE, M., KUKULKA C. G.: Depression of Hoffmann reflexes following volontary contraction and implications for proprioceptive neuromuscular facilitation therapy. Phys Ther 71: 321–329, 1991.

MORRIS, S., SHARPE, M.: PNF revisited. Physiotherapy Theory and Practice vol 9, no 1: 43–51, 1993.

MULDER, T.: A process-oriented model of human motor behavior: Toward a theory-based rehabilitation approach. Phys Ther 71: 157–164, 1991.

MURRAY, M. P., DROUGHT, A. B., KORY, R. C.: Walking Patterns of Normal Men. JBJS (Journal of Bone and Joint Surgery). 46–A (2): 335–360, 1964.

MURRAY, M. P., KORY, R. C., SEPTIC, S. B.: Walking Petterns of normal women. Arch Phys Med & Rehab (Nov.): 637–650, 1970.

MURRAY, M. P., WOOD, A. A., SEPTIC, S. B.: Normal postural stability and steadiness: quantitative assessment. JBJS (Journal of Bone and Joint Surgery) 57 (A): 510–516, 1975.

NASHNER, L. M.: Adapting reflexes controlling the human posture. Exp Brain Res. (26): 59–72, 1976.

NASHNER, L. M.: Fixed patterns of rapid postural responses among leg muscles during stance. Exp. Brain Res (30): 13–24, 1977.

NASHNER, L. M., WOOLACOTT, M.: The organization of rapid postural adjustments of standing humans. An experimental-conceptual model. In: Posture and Movement. Editors: Talbott RE, Humphrey DR, New York Raven Press 1979.

NASHNER, L. M.: Balance adjustments of humans perturbed while walking. J Neurophysiol 44 (4): 650–664, 1980.
NASHNER, L. M.: Adaptation of human movement to altered enviroments. Trend in NeuroSciences (5): 358–361, 1982.
NELSON, A. G., CHAMBERS, R. S., MCGOWN, C. M., PENROSE, K. W.: Proprioceptive neuromuscular facilitation versus weight training for enhancement of muscular strenght and athletic performance. JOSPT (Journal of Orthopedics and Sports Physical Therapy) (7): 250–253, 1986.
NELSON, K., CORNELIUS, W.: The relationship between isometric contraction duration and improvement in shoulder joint range of motion. Journal of Sports Med and Phys Fitness 31: 385–388, 1991.
NORKIN, C., LEVANGIE, P.: Joint structure and funcion, a comprehensive analysis. Kapitel 11: Posture und Kapitel 12: gait. F. A. Davis Company, Philadelphia, 1983/1986.
OESTERNIG, L., ROBERTSON, R., TROXEL, R. HANSEN, P.: Differential responses to proprioceptive neuromuscular facilitation (PNF) stretch techniques. Medicine and Science in Sports and Exercise 22: 106–111, 1990.
OLSON, J. E., STRAVINO, V. D.: A review of cryotherapy. Phys Ther 52 (8): 840–853, 1972.
PERRICONE, G., GRANATA, C., MERLINI, L.: Proprioceptive neuromuscular facilitation in paralysis of the anterior serratus. Chir Orsani Mov 1980 Nov–Dec; (6): 775–7.
PERRY, J., HISLOP, H. F. (ed): The mechanics of walking, a clinical interpretation. In: Principles of Lower-Extremity Bracing. Am Phys Ther Ass, APTA, Washington, 1967.
PERRY, J.: Kinesiology of Lower Extremity Bracing. Clin. Orthop. July–Aug 1974, Vol 102: 18–31.
PIERCY, J.: The place of facilitation in non-neurological problems. Physiotherapy 59: 2–8, 1973.
PINK, M.: Contralateral effects of upper extremity proprioceptive neuromuscular facilitation patterns. Phys Ther 61 (8): 1158–1162, 1981
PORTNEY, I. G., SULLIVAN, P. E., BACHELDER, M. E.: Analysis of exercise overflow to preferred and non-preferred limbs. Phys Ther 64: 749, 1984. Abstract WCPT.
PRENTICE, W. E. Jr.: An electromyographic analysis of the effectiveness of heat or cold and stretching for inducing relaxation in injured muscle. J Orthop Sports Phys Ther 3: 133–140, 1982.
QUIN, C. E.: Observation on the effects of proprioceptive neuromuscular facilitation techniques in the treatment of hemiplegia. Rheumatol Phys Med 1971 Nov; 11 (4): 186–92.
RODGERS, M., CAVANAGH, P.: Glossary of Biomechanical Terms, Concepts and Units. Physiocal Therapy, Vol. 64, Nr. 12, Dec 1984: 82–98.
ROY, M. A., SYLVESTRE, M., KATCH, F. I., KATCH, V. L., LAGASSE, P.: Proprioceptive facilitation of muscle tension during unilateral and bilateral knee extension. Intern J of Sports Med 11: 289–292, 1990.
SABBAHI, M. A., POWERS, W. R.: Topical anesthesia; a possible treatment method for spasticity. Arch Phys Med Rehab 62: 310–314, 1981.
SADY, S. P., WORTMAN, M., BLANKE, D.: Flexibility training: ballistic, static or proprioceptive neuromuscular facilitation? Arch Phys Med Rehabil 1982 Jun; 63 (6): 261–3.
SCHMIDT, R.: Fundamentals of Neurophysiology (3rd ed.). Springer-Verlag, New York 1978. (Rev. 1984). Deutsche Originalausgabe: Grundriß der Neurophysiologie.
SCHMIDT, R.: Fundamentals of Sensory Physiology. Springer-Verlag, New York 1978. (Rev. 1986). Deutsche Originalausgabe: Grundriß der Sinnesphysiologie. Heidelberger Taschenbücher, Band 136, 1977.
SCHUNK, M. C.: Electromyographic study of the peroneus longus muscle during bridging activities. Phys Ther 62 (7): 970–975, 1982.

SHELLOCK, F. G., PRENTICE, W. E.: Warming up and stretching for improved performance and prevention of sports-related injuries. Sports Med 1985 Jul–Aug: 2 (4): 267–78.

SHERRINGTON, C.: The integrative action of the nervous system. Yale University Press, New Haven. (1909). 2nd ed., 1947. Reprinted 1961.

SHUMWAY-COOK, A., WOOLLACOTT, M. H.: The growth of stability: postural control from a developmental perspective. J Motor Behavior 17 (2): 131–147, 1985.

SINGH, M., KARPOVICH, P.: Effect of eccentric training of agonists on antagonistic muscles. Journal of applied Physiology, 23: 742–745, 1967.

SUDEN-WEICKMANN, A. TUM: Kryotherapie in der Orthopädie – Praktische Anwendung in der Krankengymnastik. Vortrag. Z. Krankengymnastik (KG) 32, Nr. 2, 1980.

SULLIVAN, P. E., MARKOS, P. D., MINOR, M. A. D.: An Integrated Approach to Therapeutic Exercise, theory and clinical application. Reston VA Reston Publishing Co., 1982. Deutsche Übersetzung von L. Ozarcuk. SUIIIVAN, P. E., MARKOS, P. D., MINOR, M. A. D.: PNF – Ein Weg zum therapeutischen Üben. Propriozeptive neuromuskuläre Fazilitation: Therapie und klinische Anwendung. Gustav Fischer Verlag, Stuttgart 1985.

SULLIVAN, P. E., PORTNEY, L. G.: Electromyographic activity of shoulder muscles during unilateral upper extremity proprioceptive neuromuscular facilitation patterns. Phys Ther 60 (3): 283–288, 1980.

SUTHERLAND, D. H., COOPER, L., DANIEL, D.: The role of the ankle plantar flexors in normal walking. JBJS (Journal of Bone and Joint Surgery) 62–A (3): 354–363, 1980.

TANIGAWA, M. C.: Comparison of the Hold-Relax procedure and passive mobilization on increasing muscle length. Phys Ther 52 (7): 725–735, 1972.

TODD, J.: Facilitation of movement av taught at Vallejo. Physiotherapy 59: 415–419, 1973.

VOSS, D. E.: Proprioceptive neuromuscular facilitation. NUSTEP. AM J Phys Med, 46: 838–899, 1967.

VOSS, D. E.: Everything is there before you discover it. Phys Ther 62: 1617–1624, 1982.

VOSS, D. E., IONTA, M., MYERS, B.: Proprioceptive neuromuscular facilitation, patterns and techniques (3rd ed.). Harper & Row, Philadelphia 1985. Deutsche Übersetzung von A. Berlin: VOSS, D. E., IONTA, M., MYERS, B.: Propriozeptive Neuromuskuläre Fazilitation, Bewegungsmuster und Techniken. 4., neubearbeitete deutsche Auflage. Gustav Fischer Verlag, Stuttgart 1988.

VOSS, D. E., KNOTT, M., KABAT, H.: The application of neuromuscular facilitation of shoulder disabilities. Phys Ther Rev 33: 536–541, 1953.

WADDINGTON, P. J.: Proprioceptive neuromuscular facilitation techniques and plasticity. Physiotherapy, vol 70, august, no 8: 295–296, 1984.

WATERLAND, J. C., HELLEBRANDT, F. A.: Involontary patterning associated with willed movement performed against progressively increasing resistance. Am J Phys Med 43: 12–30, 1964.

WILKINSON, A.: Stretching the truth. A review of the literature on muscle stretching. Australian Physiotherapy, 38: 283–287, 1992.

WELLOCK, L.: Development of bilateral muscular strength through ipsilateral exercise. Phys Ther Review vol 38: 10.

Register

BUCHTIPS

Voss/Ionta/Myers
Propriozeptive Neuromuskuläre Fazilitation
Bewegungsmuster und Techniken
4., völlig neubearb. deutsche Aufl. 1988. XX, 376 S., 227 Abb., 15 Tab., geb. DM 98,- (Mengenpreis für Endbezieher ab 20 Expl. je DM 88,-)

Sullivan/Markos/Minor
PNF - Ein Weg zum therapeutischen Üben
Propriozeptive neuromuskuläre Fazilitation: Therapie und klinische Anwendung
1985. XVI, 318 S., 299 Abb., geb. DM 74,-

Lehnert-Schroth
Dreidimensionale Skoliose-Behandlung
Eine Krankengymnastische Spezialmethode zur Verbesserung von Rückgratverkrümmungen. Atmungs-Orthopädie System Schroth
4., erw. Aufl. 1991. XIV, 327 S., 624 Abb. mit über 1000 Einzeldarstellungen, geb. DM 78,-
Das Besondere der dreidimensionalen Skoliosebehandlung wird anhand einer bebilderten Gegenüberstellung der zweckmäßigen und unzweckmäßigen Skolioseübungen genau beschrieben. Typische Problemfälle und deren spezielle Behandlung werden ebenfalls besprochen. Statistische Resultate runden das erfolgreiche Werk ab.

Funke
Krankengymnastik bei Koxarthrose
1994. Etwa 250 S., 260 Abb., kt. etwa DM 58,-
Erfahrene Therapeuten befassen sich in diesem Band mit der krankengymnastischen Behandlung bei Koxarthrose (degenerative Erkrankung des Hüftgelenks). Ausgehend von dem differenzierten Befund aus ärztlicher und krankengymnastischer Sicht werden die verschiedenen krankengymnastischen Techniken, Methoden und Behandlungsansätze aufgezeigt und die jeweiligen Besonderheiten der Behandlung verdeutlicht.

Kuprian
Sport-Physiotherapie
2., neubearb. u. erw. Aufl. 1990. XX, 532 S., 545 Abb., geb. DM 98,-
Die umfassende, praxisnahe und verständliche Darstellung sportphysiotherapeutischer Grundlagen und Anwendungen wird ergänzt durch eine Schilderung trainings- und wettkampfbegleitender Maßnahmnen.

Dittel
Schmerzphysiotherapie
Lehr- und Handbuch des Neuromedizin-Konzepts
1992. XII, 401 S., 551 Abb., 11 Tab., geb. DM 98, (unverbindliche Preisempfehlung)

SEMPER BONIS ARTIBUS
GUSTAV FISCHER

Preisänderungen vorbehalten